本书由国家哲学社会科学规划办、湖南省哲学社会科规划办、长沙学院、湖南省卫生经济与信息学会资助出版

中国城市社区精神卫生服务质量评价

刘飞跃 著

社会科学文献出版社
SOCIAL SCIENCES ACADEMIC PRESS (CHINA)

前　言

当今社会，随着生活节奏的加快和工作压力的增大，精神健康问题日益凸显，已成为影响我国经济社会发展的重要公共卫生问题和社会问题。精神障碍作为一种慢性病，具有病因复杂、病程长、健康损害和社会危害严重等特点，其预防、治疗和康复工作的重要性不言而喻。在此背景下，作为精神卫生服务工作的前沿阵地——城市社区，其精神卫生服务质量的提升显得尤为关键。近年来，随着国家政策的不断倾斜和社区卫生服务体系建设的逐步推进，我国城市社区精神卫生服务取得了显著进展。然而，与快速增长的服务需求相比，社区精神卫生服务在资源分配、服务内容、服务质量等方面仍存在诸多不足。因此，构建一套科学、全面、可操作的服务质量评价体系，对于促进社区精神卫生服务的持续改进具有重要意义。本书旨在通过深入剖析我国城市社区精神卫生服务的现状，构建科学合理的服务质量评价体系，为提升城市社区精神卫生服务质量提供理论支持和实践指导。

本书在编写过程中，查阅了大量的中外学术论文、专著和相关案例，并随机抽样调查了位于我国东部、中部、西部地区的上海、湖南和广西地区 18 岁以上的患者、居民和社区精神卫生专业人才共计 950 人，以深入了解他们对精神卫生服务质量的诉求和政策期盼。其中，对于精神或意识长期处于混沌状态的患者，由其家属或监护人代替填写问卷或进行口述史调查，了解其在接受精神卫生服务过程中的心理感受、行动方式、遭遇困境，以及对政府、社会支持的期盼。在编写过程中，团队成员深入社区一线，广泛收集第一手资料，确保了本书内容的真实性和实用性。

本书的特色和创新主要体现在三个方面。一是超越了以往精神卫生服务质量评价的单纯医学视角，立足吉登斯的结构化理论，构建了融精神卫生服务医疗技术干预质量和社会保障干预质量于一体的评价指标体系，这不仅实现了研究视角上的创新，还为精神卫生服务质量评价提供了参考。二是提出了精神卫生服务主要包括医疗技术干预和社会保障干预两个方面。其中，医疗技术干预是指从医学技术视角对精神障碍患者实施的各种医学性防治与康复措施或手段的总和；社会保障干预则是指从社会支持视角对精神障碍人群采取的各种社会性防治与康复措施或手段的总和。三是提出了导致我国城市社区精神卫生服务质量长期在低位徘徊的影响因素，既包括精神卫生医疗服务所涉及的人力、物力、财力、信息等资源，也包括精神卫生社会保障服务所涉及的相关政策、监管机制和精神卫生服务文化等。

诚然，本书尽管有所创新且获得国家社科基金结题鉴定的良好等次，但仍存在某些瑕疵，主要表现在：一是调研数据可能还不能完全反映问题的全貌，这既可能与问卷设计本身的不完善有关，也可能与被调研者的主观认识差异有关；二是在指标体系设计上，可能没有充分考虑地区的经济水平、基础条件、精神卫生服务水平等方面存在的差异，从而导致评价结果可能存在一定的偏差。但我们仍然相信，本书的出版将为我国城市社区精神卫生服务质量的提升提供重要的参考和借鉴。同时，我们也期待更多的学者和专家能够关注这一领域的研究，共同推动我国基层精神卫生事业的繁荣发展。

目 录

第一章 精神卫生问题的研究进展与研究方案 / 1
  一 精神卫生问题与精神卫生服务工作 / 1
  二 国内外研究进展及评述 / 3
  三 研究方案设计 / 15

第二章 城市社区精神卫生服务质量评价的理论基础与技术支持 / 19
  一 核心概念界定 / 19
  二 精神卫生服务质量评价的理论依据 / 28
  三 精神卫生服务质量评价的技术支持 / 34

第三章 西方发达国家精神卫生服务质量评价实践经验借鉴 / 40
  一 西方国家精神卫生服务的历史演变简述 / 40
  二 西方发达国家精神卫生服务质量评估实践 / 42
  三 西方发达国家的实践经验借鉴 / 55

第四章 我国城市社区精神卫生服务供需现状 / 60
  一 精神卫生服务供给情况 / 60
  二 精神卫生服务需求现状 / 75

第五章　我国城市社区精神卫生服务质量评价指标体系构建 / 81

一　我国城市社区精神卫生服务质量评价指标体系构建的
基本原则 / 81

二　我国城市社区精神卫生服务质量评价指标的初步定性设计 / 83

三　我国城市社区精神卫生服务质量评价指标的定量筛选 / 92

四　指标权重的确定 / 101

第六章　我国城市社区精神卫生服务整体质量评价 / 107

一　研究目的 / 107

二　研究设计与实施 / 107

三　研究方法 / 109

四　研究结果 / 112

五　结论与建议 / 151

第七章　我国城市社区精神卫生服务质量的地区差异分析 / 153

一　调查地区城市社区精神卫生服务发展现状 / 153

二　调查地区城市社区精神卫生服务质量评价 / 167

第八章　我国城市社区精神卫生服务质量的相关影响因素分析 / 209

一　精神卫生医疗服务构成要素对我国城市社区精神卫生服务
质量的影响 / 209

二　社会保障构成要素对我国城市社区精神
卫生服务质量的影响 / 217

第九章　提升我国城市社区精神卫生服务质量的对策与路径 / 229

一　建立城市社区精神卫生服务长效筹资机制 / 229

二　健全城市社区精神卫生服务人才队伍建设机制 / 233

三　优化城市社区精神卫生服务供给机制 / 237

四　加强和完善城市社区精神卫生服务的设施建设 / 241

五　强化城市社区精神卫生服务文化建设 / 243

六　健全城市社区精神卫生服务制度建设 / 245

附　录 / 249

参考文献 / 260

后　记 / 268

第一章 精神卫生问题的研究进展与研究方案

一 精神卫生问题与精神卫生服务工作

在当代社会,精神卫生问题已成为重大的公共卫生问题和突出的社会问题。但是,在神灵主义医学模式占统治地位的中世纪,由于人们对精神疾病的认知被宗教和神学束缚,所以,精神疾病并没有引起人们的重视。直到西方工业革命后,生物医学模式,尤其是"生物-心理-社会"医学模式的兴起和发展,精神疾病才不再像中世纪时期那般神秘,精神卫生问题才引起了包括国家在内的各个社会主体的重点关注,精神卫生成为健康和福祉的重要组成部分[①]。然而,在过去的几十年,全球大多数国家居民的精神健康没有像躯体健康一样得到明显改善(躯体健康改善的主要表现为死亡率下降、居民平均寿命延长)。世界卫生组织(World Health Organization,WHO)报告的数据显示,截至2019年底,全球共有约9.5亿精神障碍患者(每8人中有1人),其中最常见的焦虑症患者3.01亿人、抑郁症患者2.8亿人、躁郁症患者4000万人、精神分裂症患者2400万人(每300人中有1人)、进食障碍患者1400万人(其中包括儿童和青少年300万人)、破坏性行为障碍和反社会型人格障

---

① 世界卫生组织. 2013—2020年精神卫生综合行动计划[EB/OL]. https://www.who.int/ncds/prevention/zh/.

碍患者 4000 万人①，由此产生的疾病负担居全球疾病负担的第二位。为改善这一状况，世界卫生组织提出了一系列改善计划和政策建议，其中，WHO 在第六十六届世界卫生大会上审议通过的《2013—2020 年精神卫生综合行动计划》明确提出了该时期的整体目标和具体目标。其中，整体目标是"促进精神健康，预防精神疾患，提供照护，加强恢复，促进人权并降低精神障碍患者的死亡率、发病率和残疾发生率"。具体目标则包括四个方面，在"加强精神卫生的有效领导和管理"方面，要求到 2020 年，80%的国家根据国际和区域人权文书制定和更新精神卫生政策或计划，50%的国家制定和更新精神卫生法律；在"以社区为基础的环境中提供全面、综合和符合需求的精神卫生与社会照护服务"方面，则要求到 2020 年严重精神疾患的服务覆盖面增加 20%；在"实施精神卫生促进和预防战略"方面，则要求到 2020 年，80%的国家至少具有两个正常运行的国家多部门精神卫生促进和预防规划，各国的自杀率下降 10%；在"加强精神卫生信息系统、证据和研究"方面，要求到 2020 年，80%的国家每两年通过其国家卫生和社会信息系统收集并报告至少一套精神卫生核心指标。WHO 的这一计划为世界各国尤其是我国的精神卫生服务工作指明了前进的方向。

在世界卫生组织的指导下，我国精神卫生服务工作虽于近几年取得了显著成效，但精神疾病的高患病率和由此造成的疾病负担仍是困扰我国精神卫生事业发展的头号问题。黄悦勤教授团队于 2012 年承担、2015 年完成的研究项目——"中国精神卫生调查精神障碍疾病负担及卫生服务利用"（简称"中国精神卫生调查"，China mental health survey，CHMS）的调查结果显示，我国各类精神障碍疾病的 12 月患病率高达 9.32%，终生患病率则高达 16.57%。其中，患病率排在精神障碍疾病前三位的病种依次为焦虑障碍（12 月患病率为 4.98%，终生患病率为 7.57%）、心境障碍（12 月患病率为 4.06%，终生患病率为 7.37%）和

---

① 世界卫生组织. 精神障碍 [EB/OL]. https://www.who.int/zh/news-room/fact-sheets/detail/mental-disorders.

酒精药物使用障碍（12月患病率为1.94%，终生患病率为4.67%）。如果按终生患病率计算，意味着我国现有2.4亿精神障碍患者，其中，焦虑障碍患者1040余万人，心境障碍患者1046余万人，酒精药物使用障碍患者642余万人（黄悦勤等，2019）。因精神疾病造成的疾病负担占我国疾病总负担的25%左右，远远超过原排名第一的心脑血管和癌症类疾病。为有效解决上述问题，我国学界和实践界围绕精神卫生服务领域中的药物开发、资源配置、政策法规、服务质量等内容展开了全方位研究。其中，精神卫生服务质量评价在近几年被学界和实践界作为重点研究的领域，但从已有研究成果来看，对精神卫生服务质量的评价仍然没有突破传统评价模式的藩篱。因此，如何挣脱精神卫生服务质量传统评价模式的束缚，并使之更加科学化、合理化等，是当前亟须解决的问题。

二 国内外研究进展及评述

（一）国内外研究进展

1. 国外研究进展

在国外，有关精神卫生服务评价的研究与实践起步较早，成果较丰。从已有研究成果看，主要集中在评价内容、评价方法及其应用方面。

（1）评价内容

国外对精神卫生服务质量的评价主要侧重于精神卫生医疗服务结果和精神卫生政策执行结果两个方面。其中，精神卫生医疗服务结果评价指标包括发病率或死亡率、残疾率或残障率和精神疾病患者的需要程度等[1]，精神卫生政策执行结果评价指标包括患者享有适中生活水平的权利、享有最高标准的身体和心理健康的权利、行使法律行为能力的权利、免于剥削与暴力和融入社区的权利等[2]。

---

[1] Wood P. The international classification of impairments, disabilities and handicaps of the World Health Organization [J]. Springer Berlin Heidelberg, 1990.

[2] Basu D. WHO quality rights tool kit: Assessing and improving quality and human rights in mental health and social care facilities [J]. Indian Journal of Medical Research, 2014.

此外，国外对精神卫生服务质量的评价内容还包括对精神障碍患者个体需要的评定和对精神卫生服务系统的评定。其中，对精神障碍患者个体需要的评定主要采用 WHO-AIMS2.2 和 Camberwell 评价量表[①]中的相关指标，包括治愈与康复的情况、生存质量和生活的幸福指数等；对精神卫生服务系统的评定，则考虑五个方面的内容（即系统的完整性、整合程度、可及性、公平性和可接受性）。同时，有学者建议对政策或计划的评价要围绕政策制定、实施过程和结果三个阶段展开[②]。

（2）评价方法及其应用

从国外对精神卫生服务质量评价的方法看，主要包括 Meta 分析、随机对照试验研究、准实验研究和非实验性的描述研究。其中，有学者运用准实验研究法比较了以社区为基础的服务和以住院为基础的服务治疗严重急性精神病性障碍的效果[③]；也有学者针对精神分裂症患者，采用社区外展服务同密集型家庭教育相结合的方法进行了一项随机对照试验[④]。更有学者指出用上述四种研究方法评价精神卫生服务质量，得出的不同类型工具的有效性具有差异，并建议研究者在评价方法选择上进行综合考虑[⑤]。

2. 国内研究进展

在国内，对精神卫生服务质量评价的研究虽然起步较晚，但亦积累了一定的成果，这些成果与国外的评价指向差不多，主要集中在评价内容、评价方法及工具的应用方面。

（1）评价内容

国内对精神卫生服务质量的评价内容主要包括对国家或地方的政策

---

① Phelan M, Slade M, Thornicroft G, et al. The Camberwell Assessment of Need: The validity and reliability of an instrument to assess the needs of people with severe mental illness [J]. The British Journal of Psychiatry, 1995, 167 (5): 589-595.

② 引自 WHO 网站。

③ Dean C, Phillips J, Gadd E M, et al. Comparison of community based service with hospital based service for people with acute, severe psychiatric illness [J]. BMJ Clinical Research, 1993, 307 (6902).

④ MacFarlane W, Dushay R, Stasny P, et al. A comparison of two levels of family-aided assertive community treatment [J]. Psychiatric Service, 1996, 47 (7).

⑤ Geddes J R, Harrison P J. Closing the gap between research and practice [J]. British Journal of Psychiatry the Journal of Mental Science, 1997, 171 (1).

法规、精神卫生防治机构防治技术以及对患者家庭干预及其他社会干预结果质量的评价。

①对国家或地方精神卫生服务政策法规的质量评价

自新中国成立以来,在世界卫生组织的指导下,我国不间断地制定和修订了部分精神卫生服务政策及精神卫生法规,在一定程度上促进了我国精神卫生服务事业的发展和社会的和谐稳定。有学者指出,当前中国精神卫生服务质量的明显提高和精神卫生事业的显著发展,得益于政府有关精神卫生政策的出台与实施[①]。其中,中央补助地方卫生经费重性精神疾病管理治疗项目的实施,不仅使国内重性精神疾病患者的肇事率从基线的4.8%下降到0.5%、肇祸率从基线的1.5%下降到0,而且使精神卫生服务的半径拓展到了平均74公里,精神卫生服务队伍扩大了7倍[②]。《精神卫生法》的实施,使精神病院自愿就诊和住院人数得到了大幅度提升,从侧面证明了这是一部高质量的法律[③]。尽管如此,仍有学者指出,这些从精神卫生政策法规结果质量出发的研究还存在诸多问题。如栗克清等在分析1949~2009年我国精神卫生服务及其政策时就指出,在强化社区精神卫生服务机构建设进而替代看管式精神病医院、将精神卫生服务纳入大卫生体系、将精神卫生服务与初级卫生保健有机结合等方面,由于没有明确的制度安排和有效的政策措施,我国精神卫生服务质量和整体绩效低下[④];狄晓康和肖水源亦指出,由于大部分地方性精神卫生条例在精神疾病患者自愿入院、自愿治疗、非自愿入院、非自愿治疗、就业等方面的具体规定较少,现有法规条例的执行效果难以达到预期[⑤]。诚然,这些分析似

---

① 马弘,刘津,于欣.中国近十年重要精神卫生政策的发展与解读[J].中国心理卫生杂志,2009,23(12).
② 马弘,刘津,何燕玲,等.中国精神卫生服务模式改革的重要方向:686模式[J].中国心理卫生杂志,2011,25(10).
③ 唐宏宇.《精神卫生法》实施3周年[J].心理与健康,2016(4).
④ 栗克清,孙秀丽,张勇,石光.中国精神卫生服务及其政策对1949—2009年的回顾与未来10年的展望[J].中国心理卫生杂志,2012,26(5).
⑤ 狄晓康,肖水源.我国大陆地区六部地方性精神卫生条例内容的评估[J].中国心理卫生杂志,2012,26(1).

乎均触及精神卫生政策法规的结构质量，但根据吉登斯的结构化理论，这里的结构仅涉及法规的内部结构要素，并没有涉及外部结构要素如政策法规制定者、制定机构和其他社会要素，对决定精神卫生政策法规质量的关键要素之一——过程质量（包括政策制定与实施的过程质量）的评价则完全被忽视。所以，国内对精神卫生政策法规质量评价的研究与实践还缺乏全面性和系统性。

②对精神卫生防治机构防治技术的质量评价。

精神卫生防治机构，是指针对精神疾病、心理疾病、心理健康进行研究、治疗与康复的专业组织，包括精神卫生防治监管部门、精神病专科医院、综合医院的精神病专科门诊、社区卫生服务中心（站）、心理咨询中心等。现有研究与实践对这些机构的服务质量评价，主要集中在管理服务与技术服务两个方面。一是对管理服务的结果质量评价。该方面的评价指标主要包括病情控制、肇事率、检出率、经济负担、覆盖率等。有研究通过对重症精神病人管理前后的肇事肇祸等级进行评估后认为，医院-社区一体化防治康复管理模式能有效控制精神障碍患者病情，降低肇事肇祸率[1][2]。也有研究认为，综合防治模式不仅可以提高重性精神障碍患者的检出率和防治康复措施的覆盖率，而且对控制患者病情、恢复患者社会功能和减轻患者的家庭经济负担等方面有较为显著的效果[3]。但更多研究表明，社区管理和主动性社区治疗（assertive community treatment，ACT）相结合的管理模式既能减少患者的住院次数和天数，减轻患者的病情，又可以改善治疗团队与患者的关系，提升患者的社会功能和生活质量，稳定患者在社区居住的天数[4]。此外，有少部分研究认为，个案管理模式虽然能有效改善出院患者的精神症状

---

[1] 王凯，李丽红，宋平，等．深圳市重性精神疾病医院-社区一体化防治康复管理模式效果分析［J］．实用预防医学，2010，17（1）．
[2] 袁福红，刘书莲，张少军．对贫困精神疾病患者实行医院-社区一体化管理模式的效果调查［J］．中国保健营养（中旬刊），2014，24（2）．
[3] 韦波，陈强，冯启明，等．广西少数民族农村社区重性精神障碍综合防治模式的实践与效果评价［J］．中国全科医学，2012，15（22）．
[4] 高慧，闫妍，张櫈．改良主动性社区治疗模式［J］．中国健康心理学杂志，2015，23（9）．

和生活技能[1][2]，但由于该管理模式外化形式多种多样，因此，其质量取决于所应用的疾病病种、场所和机构[3]；还有研究认为，封闭式管理不仅易导致患者及其家人的病耻感，而且会加重患者病情，加剧患者社会功能退化，开放式管理则与之恰恰相反[4][5][6]。二是对技术服务的结果质量评价。该方面的评价指标包括睡眠及认知功能、生活及情感表达能力、自我护理能力、社会功能、复发率、病死率以及病人的经济负担等。有研究认为，认知行为治疗技术在治疗抑郁症、精神分裂症、焦虑症、惊恐症、强迫症等方面的效果均十分显著[7][8][9][10][11]；作业疗法则可有效改善精神障碍患者的认知功能、生活及情感表达能力，改善患者的自卑心态和提高其自我护理能力[12][13]；无论是器质性还是非器质性精神疾病患者，改良的森田疗法对其药物依赖、行为退化、社会适应能力及生活自理能

---

[1] 施亮华，王桂梅. 个案管理模式对重性精神疾病患者出院后康复效果的影响 [J]. 2014, 20 (7).
[2] 罗永仕，付敏红，刘洪光，等. 个案管理在养老机构痴呆老人社会工作中的应用——以广西社会福利院为例 [J]. 广西师范学院学报（哲学社会科学版），2015, 36 (4).
[3] 丁玥，张红，白月玲，宋东伟. 现代医院健康照顾的科学模式——个案管理模式 [J]. 当代医学，2009 (3).
[4] 徐莉，陈连洲，郭细先. 住院方式对慢性精神分裂症患者社会功能的影响 [J]. 全科医学临床与教育，2012, 10 (1).
[5] 李超，李金宛，孙敏勇. 长期住院慢性精神分裂症患者社会功能缺陷分析 [J]. 华夏医学，2010, 23 (2).
[6] 何香娟. 开放式管理对慢性精神分裂症患者康复疗效的影响 [J]. 护理与康复，2010, 1 (5).
[7] 蒋锋. 省级精神专科医院医疗质量综合评价指标体系研究 [D]. 北京：北京协和医学院，2019.
[8] 许若兰. 论认知行为疗法的理论研究及应用 [J]. 成都理工大学学报（社会科学版），2006, 14 (6).
[9] 樊伊楠，姜文海，赵希武，彭龙颜. 行为认知治疗技术对抑郁焦虑患者的长期疗效分析 [J]. 中国医药导报，2015, 12 (10).
[10] 闵海瑛，王玲，施美丽，等. 认知治疗技术在精神科临床心理护理中的运用及效果评价 [J]. 临床医学研究与实践，2016, 1 (10).
[11] 单丽艳，张丽华，康贝贝. 认知行为疗法的研究进展 [J]. 黑龙江医药科学，2011, 34 (5).
[12] 宋元成. 作业疗法对慢性精神分裂症患者院内康复研究 [J]. 中国医学创新，2014, 26 (11).
[13] 石云. 优质护理对精神分裂症患者生活质量的效果观察 [J]. 中国卫生标准管理，2015, 33 (6).

力等方面的改善均要优于传统的康复疗法[1][2][3]。此外，还有少数针对放松疗法、艺术疗法、针灸疗法、电休克疗法等技术的结果质量评价。不难发现，这些研究均缺乏对过程质量的评价。

③对患者家庭干预及其他社会干预效果的评价。

我国尽管已建立了相对完善的精神卫生服务体系，一些精神疾病患者也得到了应有救治，但由于我国人口众多，再加上精神疾病的发病率高，人们对精神疾病的认知水平较低，病耻感严重，所以，真正接受正规医学治疗的患者人数不到实际患病人数的1/3，大部分患者只是被动地接受家庭干预和社会干预。对两者的质量评价指标主要包括病情稳定性、药物依从性、复发率、生活质量和社会功能恢复程度等。其中，在家庭干预的质量评价方面，张明廉等认为，家庭干预比药物治疗更有利于改善患者的精神症状和生活质量，提高患者治疗和服药的依从性，有助于稳定患者病情、降低复发率和恢复社会功能[4][5][6]；邱传谦等亦认为，在维持原抗精神病药物不变的基础上结合家庭干预，既可改善患者的社会功能，又可有效提高患者在精神健康、自我评估、工作能力、人际关系、家务和生活自理、夫妻关系、经济状况和认知功能等方面的评分[7][8]；江长旺等学者认为，家庭干预能快速、有效地减少社区精神分裂症患者的攻击行为并减轻攻击行为的严重程度，能有效改善患者家庭对

---

[1] 侯凤莲，梁翠娥. 森田疗法对社交恐怖症的康复效果评价 [J]. 齐鲁护理杂志，2006，12（5）.

[2] 张勇辉，黄芹，温云辉. 改良森田疗法治疗抑郁症对照观察 [J]. 中国健康心理学杂志，2011，19（3）.

[3] 毛富强，曾艳. 1988—2012年中国森田疗法应用研究综述 [A]. 见：中国森田疗法学术大会暨天津市心理卫生协会学术年会：中国第九届森田疗法学术大会论文集 [C]. 2012.

[4] 张明廉，袁国桢，倪素琴，等. 家庭干预对精神分裂症患者临床疗效的对照研究 [J]. 中国神经精神疾病杂志，2006（6）.

[5] 谢文娇，谢朔，肖育卿，等. 家庭干预对精神分裂症患者治疗依从性及社会功能的影响 [J]. 中国实用护理杂志，2013，29（22）.

[6] 张丽，于兰，詹来英，等. 以家庭为中心的干预对稳定精神分裂症患者病情及提高照料者心理健康的影响 [J]. 中华护理杂志，2008（12）.

[7] 邱传谦，曾昭祥，李志成. 医生实施家庭干预对社区精神分裂症患者社会功能及生活质量的影响：半年随访评估 [J]. 中国临床康复，2005（12）.

[8] 李莹，贾金鼎，张明松. 家庭心理干预对首发精神分裂症患者社会功能、家庭环境及复发率的影响 [J]. 中国临床康复，2004，8（2）.

患者的关怀度，提高患者的生活质量，改善患者的精神症状，减少患者的住院时间，降低其对药物的不良反应等[1]；崔凤琢等学者认为，社区家庭护理干预能有效提高患者遵从医嘱的行为能力和自护能力，降低发病率和医疗费用，改善患者的家庭环境，促进患者社会功能恢复，提高患者的生活质量[2][3]。在其他社会干预的质量评价方面，陈彬等认为，心理社会干预可以改善患者的症状，减轻病情，加深患者对精神疾病的了解，改善家庭对病人的态度，提高患者的社会功能（如自我护理能力、责任心、计划性、社交能力等）[4]。黄永梅等学者则从社会工作介入个案管理前后的评分研究中发现，患者在 PSP（个人与社会表现量表）和 SDSS（社会功能缺陷筛选量表）上的评分尽管没有达到正常水平，但两者均有较为明显的改善，尤其是患者在 SSRS（社会支持量表）上的评分获得了更为显著的提高，这表明社会工作介入重性精神病个案管理的效果明显[5][6][7]。

（2）评价方法及工具的应用

国内对精神卫生服务质量评价主要采用准实验研究、随机对照试验研究和非实验性的描述研究等方法；使用的研究工具相对较多，主要包括《国际疾病分类第十次修订本》（即 ICD-10）、《中国精神疾病分类方案与诊断标准第二版》（即 CCMD-2-R）、《中国精神障碍分类与诊断标准（第三版）》（即 CCMD-3）、临床疗效总评量表（CGI）、简明精神

---

[1] 江长旺，朱春燕，陶云海，等.社区精神分裂症患者暴力行为家庭干预效果评价［J］.中国公共卫生，2014，30（5）.
[2] 崔凤琢.社区精神病患者家庭护理干预的效果评价［J］.临床护理杂志，2005，4（6）.
[3] 杨锃，郑宏.社会服务评估研究——以基于复元理念的精神康复服务参与式评估为例［J］.华东理工大学学报（社会科学版），2018，33（4）.
[4] 陈彬，张仁川，陈纯.心理社会干预对慢性精神分裂症社会功能康复的效果［J］.福建医药杂志，2004，26（2）.
[5] 温亮云，刘冬霞，李莹莹.家庭护理干预对精神分裂症患者提高生活质量的效果研究［J］.内蒙古中医药，2010，86（11）.
[6] 刘树升，李文杰，林镇祥，王善澄.心理社会干预对社区精神病患者的康复作用［J］.中国康复，1997（4）.
[7] 黄永梅，梁润娣，柯咏坚，等.社会工作介入重性精神病个案管理的效果研究［J］.中国全科医学，2016，19（16）.

病评定量表（BPRS）、生活质量评估量表（QOLS）及汉密尔顿抑郁量表（HAMD）等。

①精神卫生服务质量评价方法。

第一，随机对照试验研究。

随机对照试验研究是将研究对象进行随机分组，对不同组实施不同的干预，或者一组实施干预一组不实施干预，进而对结果进行对照的一种研究方法。该方法在质量评价研究中的优点有五个：一是可以防止评价者的选择性偏移；二是两组的可比性好；三是显著性检验合理且统计方法简单；四是研究对象明确；五是对于短程单个干预的评价研究特别适合。缺点有两个：一是需要的样本量大，研究周期长；二是样本（即病人）纳入与排除标准相对模糊，样本的代表性较差。在该方法的应用方面，何梅等针对依从性治疗对精神疾病患者用药效果的影响开展随机对照试验，得出依从性治疗能有效提高精神疾病患者的服药依从性，提高患者的社会功能[1]。陈刚伟认为，放松治疗技术可显著改善患者的阴性症状和日常生活能力，有助于患者社会功能、生活质量等的提高[2]。何丽婵等针对工作式管理的质量评价表明，工作式管理能有效激发患者的工作潜能，提高生活自理能力和降低护理成本[3]。杜明君使100例抑郁症患者分别服用奥氮平和帕罗西汀，该药效评估的随机对照试验结果表明，相对于帕罗西汀，奥氮平对于症状改善的时间更短，用药安全性更高[4]。

第二，准实验研究。

准实验研究是指在较为自然的情况下，对非随机安排的原始群体进行实验处理的一种研究方法。该方法具有三大特点：一是不能完全控制

---

[1] 何梅，杨冰香，陈晓莉. 依从性治疗对精神疾病患者服药依从性及临床效果的系统评价［J］.中国循证医学杂志，2016，16（2）.

[2] 陈刚伟. 放松治疗技术对康复期精神分裂症的康复影响［J］.医学信息，2011，24（6）.

[3] 何丽婵，苏珊娜，谢灵玉，等. 工作式管理对恢复期流浪精神病病人康复效果的影响［J］.护理研究，2016，30（17）.

[4] 杜明君. 奥氮平治疗伴精神病症状抑郁症的效果及副作用分析［J］.世界临床医学，2016，10（8）.

研究条件，在某些方面降低了控制水平；二是实验结果较容易与现实情况联系，增强了现实性；三是研究对象选择易产生偏移。为提高控制水平和减少对研究对象的选择偏移，评价者往往对研究对象（比较组和被比较组）进行倾向得分匹配（PSM）。配对主要有两类：一是个体配对，二是群组配对。前者主要是对研究对象的个体特征进行比较，以求尽可能达成一致，后者尽管也要求群体特征达成一致，但没有个体配对严格，只要求大体相似就可以了。张鸿燕等人采用该研究方法评价了可变剂量帕利哌酮缓释片治疗非急性期精神分裂症的疗效与安全性[1]。尽管这是一个采用非随机的、单组和为期12周的多中心开放性临床研究，但是在研究对象方面严格规定了纳入、排除与退出标准（即在人口学特征、用药特征等方面已尽最大可能达成一致），所以，其所得出的研究结果——能显著改善患者的精神症状，且见效快、安全性高——具有一定可信度。除此之外，徐彩勤的研究亦属于此种类型的研究设计，其在人口学特征相似的试验社区内，比较了以传统社区管理为基础的服务和以"社区-民警-家庭"三位一体综合管理为基础的服务对治疗精神分裂症患者的效果，认为实施后者干预的患者不仅在人际关系、社交能力、心理状态等方面能得到较大改善，而且患者复发率明显降低，生活质量明显优于前者[2]。

第三，非实验性的描述研究。

这里的非实验性的描述研究是指利用常规检测记录或通过专门调查和实验室检查获得数据资料，按不同地区、不同时间及不同人群特征进行分组，对疾病或健康状态在人群中的分布情况加以描述，提出病因假设与线索的一种研究方法。该方法尽管事先不设计预期目标、不确定自变量和因变量，但在研究开始前需确定观察内容和变量。万杰等对在山东省济宁市精神病防治院住院的精神分裂症患者的研究即属于非实验性

---

[1] 张鸿燕，郝晓楠，王雪芹，等. 帕利哌酮缓释片治疗非急性期精神分裂症疗效及安全性的开放性研究[J]. 中华精神科杂志，2012（1）.
[2] 徐彩勤. 社区-民警-家庭三位一体综合管理模式对精神分裂症患者的管理效果研究[J]. 中国初级卫生保健，2014，28（5）.

的描述研究①。这是一个旨在评估精神卫生康复护理的前瞻性研究，其从环境、生理、心理、社会家庭和舒适度等人性化护理视角对患者的临床症状、心理健康水平和满意度或舒适度进行评估。研究认为，人性照护既是现代"生物-心理-社会"医学模式的新发展，又是探寻精神卫生照料常规评估中临床、社会、经济、文化等因素间复杂关系的一个有力工具。

②精神卫生服务质量评价工具。

据统计，国内关于精神卫生服务质量评价的工具尽管已多达几十种，但由于评价者的研究目的与侧重点不同，其所选择的评价工具及评价指标存在较大差异。近年来，使用较多的评价工具主要有国外和国内的精神障碍分类与诊断标准手册、家庭功能评定量表（Family Assessment Device，FAD）、社会功能缺陷筛选量表（Social Disability Screening Schedule，SDSS）、日常生活能力量表（Activity of Daily Living Scale，ADL）、临床疗效总评量表（Clinical Global Impression，CGI）、生活质量评估量表（Quality of Life Scale，QOLS）、阳性和阴性精神症状评定量表（Positive and Negative Syndrome Scale，PANSS）和治疗副反应量表（Treatment Emergent Symptom Scale，TESS）等。其中，郭田荣、赵金英采用简明精神病评定量表（Brief Psychiatric Rating Scale，BPRS）和社会功能缺陷筛选量表（SDSS）对男女重症精神病患者在同一病区住院的护理管理效果进行评估，结果显示，在相同药物治疗的情况下，患者行为和住院天数得到明显改善与缩短，尤其是在异性面前，患者的社会功能缺陷淡化显著②。李雪晶等将符合ICD-10诊断的患者作为研究对象，采用阳性和阴性精神症状评定量表（PANSS）、护士用住院患者观察量表（Nurses' Observation Scale for Inpatient Evaluation，NOSIE）、症状自评量表（Symptom Checklist90，SCL-90）、工作环境评估量表（Workplace-

---

① 万杰，郭勇，李遵清．人性照护理论在精神分裂症患者康复应用中的效果评价［J］．中国康复医学杂志，2008，23（4）．
② 郭田荣，赵金英．重症精神病患者男女同病区的护理管理及效果分析［J］．护理进修杂志，2010，25（12）．

Based Assessment，WBA）以及心理社交功能评估表对35例精神疾病患者的康复质量进行评估，结果显示，精神医疗团队介入康复治疗可使患者的精神病症状、心理健康水平、人际关系、工作能力以及社会功能得以改善[1]。陈梓朗等则采用威斯康星卡片分类测验（Wsiconsin Card Sorting Test，WCST）、自知力与治疗态度问卷（Insight and Treatment Attitude Questionnaire，ITAQ）、缺陷感量表（Feelings of Inadequacy Scale，FIS）、BPRS、SDSS以及ADL等评价工具，评价了慢性精神分裂症患者进行社区综合康复的改善效果。研究结果显示，观察组干预后的各项评分均优于对照组，这证明社区综合康复模式对患者认知功能和身心康复的改善效果显著[2]。此外，郭红利、姚丰菊等学者利用CCMD-3、Krawiecka症状量表、Morningside康复状态量表（MRSS）、FAD、QOLS和SLICLS-C对社区精神卫生服务系统提供的服务及其对患者的康复、生存质量、经济负担以及日常生活的影响进行了评估[3][4]。

（二）研究评述

国内对精神卫生服务质量评价的研究，尽管已形成了一个与国外相似的以国家或地方政策、医疗服务机构的治疗与康复技术、家庭与社会干预为主要内容的研究图谱，但是，该图谱的内在缺陷比较明显，具体表现在四个方面。一是研究视角单一化。已有研究大多局限于医学干预视角，从社会干预尤其是医学干预与社会干预相结合视角的研究则十分少见，即使有少量相关方面的研究[5][6]，仍没有很好地厘清各种变量与评价指标之间的

---

[1] 李雪晶，郭轶，胡建平，等．精神医疗团队对精神病人康复服务的效果研究［J］．齐齐哈尔医学院学报，2015，36（11）．
[2] 陈梓朗，肖箮南，蔡守彬，冯锦红．社区综合康复模式对慢性精神分裂症患者的疗效评估［J］．临床医学工程，2016，23（7）．
[3] 郭红利，崔奎友，陶玉芬，等．社区综合性精神康复措施对精神分裂症患者的康复作用［J］．中国神经精神疾病杂志，2009，35（7）．
[4] 姚丰菊，吕路线，秦志华，等．点对点精神卫生技术服务社区干预效果分析［J］．中国全科医学，2014，17（19）．
[5] 范晓倩，李冰，栗克清．精神分裂症患者主动式社区干预模式的卫生经济学评价［J］．精神医学杂志，2015，28（4）：311-313．
[6] 黄玉海，赵宝龙，施永斌，等．社区与住院精神分裂症卫生经济学对照研究［J］．临床精神医学杂志，2002（5）：263-264．

关系，从而使评估的信度不高。二是评价内容的偏移化严重。根据吉登斯的结构化理论，对精神卫生服务的质量评价，既要包含服务内容的结果质量，又要包含与结果质量紧密相关的结构质量与过程质量。然而，遗憾的是，现有研究只是把服务内容的结果质量评价作为重点。三是评估工具的非本土化。已有研究大多套用国际通用的评估量表进行评价，而立足中国本土化评估工具开展的研究较为罕见，即使有研究者构建了评估量表或评价模式等工具，但相关工具的信度与效度缺乏有力的证据支持。四是研究设计的严谨性不足。精神卫生服务质量评价研究需要平衡内部和外部变量的效度，内部变量的效度虽然可以通过检验特殊干预效果的随机对照试验来满足，但是外部变量的效度很难通过随机对照试验来检验。已有研究证明，随机对照试验不适用于大型临床研究，因此，现有研究还不能完全真实、客观地反映精神卫生服务质量。

为提高研究质量并丰富精神卫生服务质量研究，建议后续研究从以下两个方面推进。一是从碎片化研究向整体研究推进。随着"生物-心理-社会"医学模式在现代医学理论中的确立和发展，现代意义上的精神卫生服务相对于传统精神卫生服务的内涵与外延均实现新突破，其中尤为明显的是社会保障不仅被纳入精神卫生服务的范畴，而且被提升到与医学服务同等的高度，因此，对精神卫生服务质量的评价亦应不再局限于医学服务质量，尤其是医学服务各要素的质量评价，而应从整体、系统的高度出发，把精神卫生服务的医疗技术干预质量与社会保障干预质量纳入到一个统一的分析框架之内，以两类服务的结构、过程和结果质量为基点，围绕精神疾病患者的治疗、康复、社会回归和疾病经济负担、服务的可及性与公平性等指标展开研究。二是从单一学科研究向多学科交叉融合研究迈进。以往以医学理论或社会医学理论为基础的精神卫生服务质量评价研究，既不能从整体上反映精神卫生服务质量全貌，也不能针对精神卫生服务问题提供可靠的解决方案，因此，大多数当代研究者和实践者认为，对精神卫生服务质量的评价，应综合应用医学、社会学、经济学、管理学、政治学、哲学、计算机科学和信息科学等多学科的理论与技术，开展多视角、多方位、多层次的系统研究。

三 研究方案设计

(一) 研究目标

对我国城市社区精神卫生服务质量展开深入而系统的评价,拟达成以下三个目标:

一是通过文献研究法和实地考察法,梳理西方发达国家精神卫生服务质量评价所依据的基础理论,提炼出有益经验;

二是运用多学科交叉理论,科学构建我国城市社区精神卫生服务质量评价指标体系,科学制定我国城市社区精神卫生服务医疗技术干预和社会保障干预质量评价的本土化量表,为我国开展精神卫生服务质量评价提供具有普适性的技术工具;

三是科学构建符合我国国情的城市社区精神卫生服务质量提升方案,为我国相关部门制定、调整城市社区精神卫生政策提供决策依据。

(二) 研究内容

1. 城市社区精神卫生服务质量评价的理论基础与现实依据

本部分拟从学理上阐释城市社区、精神卫生、精神卫生服务、城市社区精神卫生服务、精神卫生服务质量、精神卫生服务质量评价等概念的内涵、外延、特征及各概念间的关系,明确本研究的城市社区精神卫生服务质量评价为广义上的精神卫生服务质量评价,即包括精神卫生服务医疗技术干预质量和社会保障干预质量两个方面的评价。同时,在厘清精神卫生服务医疗技术干预质量与社会保障干预质量间关系的基础上,结合我国精神卫生服务的供需情况尤其是供给质量情况,确定本研究的总体研究框架。

2. 精神卫生服务质量评价的指标体系构建

本部分拟在借鉴西方发达国家精神卫生服务质量评价经验的基础上,科学构建一个适合我国国情的精神卫生服务质量评价的指标体系,并从学理上阐释该指标体系。拟依据服务的"结构-过程-结果"来构建,把精神卫生服务医疗技术干预质量和社会保障干预质量评价指标纳入到一个统一的分析框架之内。

3. 我国城市社区精神卫生服务质量评价的实证分析

本部分拟根据新建的评价指标体系，运用修正的SERVQUAL模型和模糊综合评价法对我国城市社区精神卫生服务质量展开实质性的评价。调查对象以随机抽样的方式确定为我国东部的上海、中部的湖南和西部的广西三个地区的城市社区居民、社区卫生服务中心专干或从事精神卫生服务的专业医护人员（以下简称精神卫生专业人才）以及登记在册的精神障碍患者，明确调查对象的纳入与排除标准，并对调查结果进行识别、分析、评价和比较，探究我国城市社区精神卫生服务质量存在的问题与原因，从而为提出我国城市社区精神卫生服务质量改进方案提供依据。

4. 提升我国城市社区精神卫生服务质量的对策方案构建研究

本部分拟在前述研究的基础上，应用社会医学、公共管理学、经济学、公共政策学等多科学的理论与方法，从精神卫生服务人力、物力、财力等方面提出改善我国城市社区精神卫生服务质量的具体策略，以期为我国制定精神卫生服务相关政策提供依据，为精神卫生服务质量评价提供借鉴。

（三）研究方法

本课题坚持定量分析与定性分析相结合的研究方法。定量分析方法主要是问卷调查法；定性分析方法主要是个案访谈法和文献研究法。

1. 问卷调查法

在我国东、中、西部地区随机抽取950名（各地区300名左右）18岁以上的成年人进行问卷调查，深入了解其对精神卫生服务质量的诉求和政策期盼。

2. 个案访谈法

在我国东、中、西部地区随机抽取150名（各地区50名）精神障碍患者（对于精神或意识长期处于混沌状态的患者，由其家属或监护人代替）进行问卷调查或口述史调查，重点在于了解其在接受精神卫生服务过程中的心理感受、行动方式、遭遇困境以及对政府、社会支持的期盼。

3. 文献研究法

通过对国内外相关文献的收集、整理与研读，厘清国内外精神卫生服务质量评价相关的研究动态，从理论与现实两个方面阐明研究意义。

（四）研究思路及技术路线

本研究以吉登斯的结构化理论为分析视角，运用定性分析与定量分析相结合的研究方法，在系统梳理西方发达国家精神卫生服务质量评价的理论与实践的基础上，构建我国城市社区精神卫生服务质量的评价指标体系；运用评价指标体系对我国城市社区精神卫生服务质量进行定量评价，厘清影响我国城市社区精神卫生服务质量的因素；运用多学科交叉理论构建我国城市社区精神卫生服务质量提升方案。本研究的技术路线见图1。

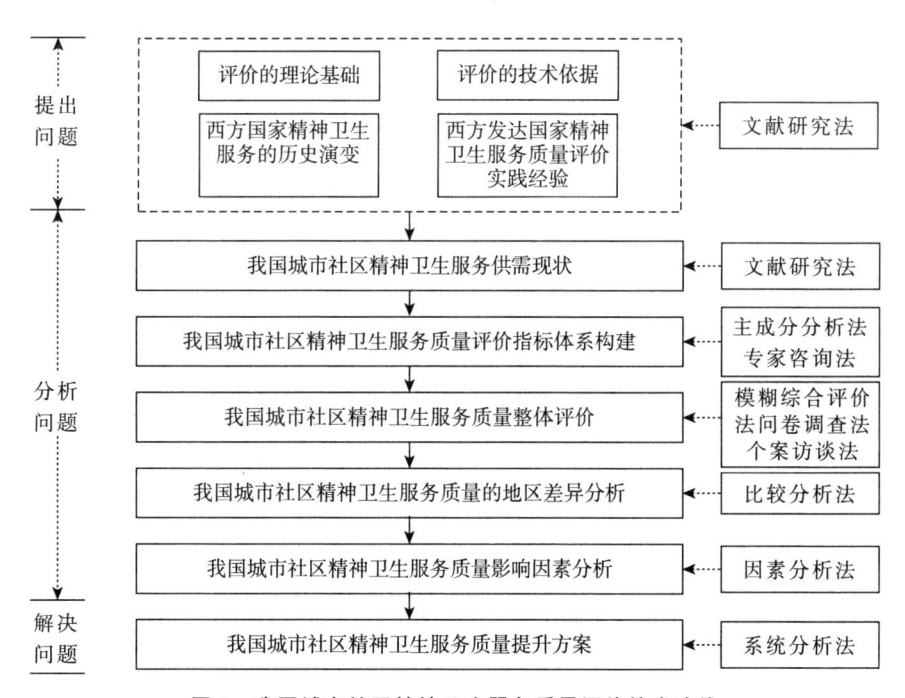

图1 我国城市社区精神卫生服务质量评价技术路线

总之，本书拟通过构建一个本土化的城市社区精神卫生服务质量评价指标体系，对城市社区精神卫生服务质量进行评价，为改善精神障碍患者就医环境与质量、完善精神卫生服务体系提供有针对性和可操作性的对策方案，进而促进我国精神卫生事业的发展。

第二章 城市社区精神卫生服务质量评价的理论基础与技术支持

一 核心概念界定

(一) 城市社区

"社区"一词是舶来语,源于拉丁语,其英文 Community 含有"共同体""团体""集体"及"公社"之意,意指基于主、客观的共同特征而组成的各种层次、范围和类型的团体或组织。在社会学研究中,最早应用该术语的是德国现代社会学缔造者之一的斐迪南·滕尼斯(Ferdinand Tönnies, 1855~1936 年),他在《社区与社会》(*Gemeinschaft und gesellschaft*, 1887) 一书中指出,社区是指由具有共同习俗和价值观念的同质人口组成的、关系密切的社会团体或共同体。然而,随着社会的变迁和现代社会学的发展,后续研究者们发现,滕尼斯所定义的社区(即前工业化时代的社区,亦称为原发社区或传统社区)因过于强调社区的精神内涵(即人群共同体——如成员必须具有共同的习俗和传统价值观等)而不能全面反映现代社区的状况(如后工业化社会,因大量农民从农村向城市转移而产生的现代社区的一些特质无法包含在该概念之中)。所以,一些社会学家就从一定的地域社会关系视角来研究社区,并赋予了社区新的内涵。如美国社会学家罗伯特·E.帕克(Robert Ezra Park)定义的社区既强调了社区的精神内涵(即人群共同体),又强调了社区的地域性（即地域共同体）。帕克认为，社区是"占据在一块被或多或少明确地限定了的地域上的人群汇集"，"一个社区不仅仅是人的汇集，也是制度的汇集"①。我国社会学家费孝通先生在将英文 Community 翻译成"社区"时指出，"社区"中的"社"即由人组成的群或群体，而"区"即一定的地域范围。因此，社区可以定义为由若干社会群体或社会组织聚集在特定地域而组成的一个大集体。作为社会生态系统中的一种特殊存在，社区不仅具有政治功能、经济作用和文化价值，更重要的是，它对人类的生存与发展产生了深远而重大的影响。从社会学角度来看，它既是人们进行社会活动的场所，也是国家管理现代化进程中的重要组成部分，其本身所蕴含的巨大潜力值得我们去关注，并积极加以利用。社会学家郑杭生亦认为，社区是基于特定活动、特定关系和特定文化的维系力组成的且活动在一定区域内的人群集合②。除此之外，诸多学者从不同研究视角对社区进行了定义，如刘视湘从社区心理学视角定义的社区，是指某一地域内个体和群体的集合，其成员在生活上、心理上和文化上有一定的相互关联和共同认识③。从众多定义的内涵不难看出，社区离不开两个核心要素（即一定数量的人群和相对固定的地理区域），同时还包括助力或保证社区正常运转的前提条件和必要条件，如社区规制（包括有形和无形的道德伦理与社区制度等）、社区生活服务设施等。

但是，随着科学技术尤其是互联网技术的飞速发展，传统社区概念中的地域边界被打破，虚拟社区的兴起就是一个典型的例子。虚拟社区，也称网络社区或虚拟社群，是指一种以计算机网络为媒介，以认知、情感、兴趣爱好和价值取向基本一致等为基础的人群，以分享知识和信息、探讨某类问题、提供某种服务以及在感情上彼此关怀等为主题而形成的团体。该概念与滕尼斯提出的不强调地域只强调团体本身的社区概念基本吻合，也就是说，虚拟社区较传统社区的内涵与外延均有拓展。尽管

---

① 陈鹏. 社会转型与城市社区的重建 [J]. 重庆社会科学，2011（7）.
② 时湘滢. 城市社区文化活动中心的管理模式研究 [D]. 上海：复旦大学，2014.
③ 刘视湘. 社区心理学 [M]. 北京：开明出版社，2013.

如此，由于本项目的研究背景、研究目的和研究对象存在一定的特殊性，因此，虚拟社区和原发社区并未纳入本项目讨论的主要范畴。本项目所要探讨的社区，主要是指后工业化社会的城市社区。所谓城市社区，是指因社会第三次大分工而产生的，由居住在城市这一特定地域内，以从事各种非农活动为主的劳动人群和非劳动人群组成的相对独立的社会共同体。该共同体与原发社区在形成的基础条件和所从事的社会经济活动方面有着显著差异。一般认为，维系原发社区的主要纽带是血缘，社区居民所从事的社会经济活动主要为农业生产，因此，该共同体的聚集规模相对较小，所形成的社会关系相对简单。城市社区则刚好相反，维系城市社区的主要纽带按作用力由大到小排序依次为业缘、地缘和血缘。从业缘看，该类社区居民基本上退出了以农业生产为主的社会经济活动，其所从事的社会经济活动主要分布在第二和第三产业；从地缘看，他们所从事的主要社会经济活动，不仅需要更多、更复杂的生产资料，亦需要打破原发社区的地缘关系才能使其所从事的社会经济活动更具效率和更具规模效益。因此，相对于原发社区，城市社区的规模要大很多，所形成的社会关系也更复杂。

（二）精神卫生

精神卫生（mental health）作为医学领域中一个专有名词，与社会学中的"社区"一词一样，是一个舶来语，原为 mental hygiene。其中，Mental 在英文中有两种含义，一种是作为形容词，书面表内心的、精神的、思想的、心理的、智慧的、智（脑）力之义，口头表精神病的、意志薄弱的或愚笨的、疯狂的、发疯的以及精神错乱之义；另一种是作为名词，特指患有精神类疾病的人，或发疯的、智力低下的人，或愚蠢的人。hygiene 则源自古希腊语，原指古希腊神话中的健康女神——黑吉尼亚，后在英语中引申为名词意义上的卫生、卫生学、保健学、保健法或健康法，词组 mental hygiene，就成了名词意义上的心理（精神）卫生或心理（精神）卫生学。之所以 mental hygiene 为后来的 mental health 所取代，主要在于 health 包含有健康、卫生、保健、兴旺、稳定、发达、治愈之义，且在实际生活中更多地表健康、卫生之义，而 hygiene 在日常生活中则更多是作为神话人物的名称使用。为区分两者在使用上的差异，同时为了促进医学知识的传播，mental hygiene 这一词组就逐渐被 mental health 所取代。

mental health 译成中文，有四种表述，即"心理卫生""心理健康""精神卫生""精神健康"。在日常生活中，大多数人认为这四种表述可互用（事实如此），但从学术研究的角度和"心理""精神""卫生""健康"四个词汇的中文词源来看，"心理"与"精神"均归于意识领域，其内涵与外延差异不大，但"卫生"与"健康"两词则不同，它们具有不同的内涵与外延，两者强调的重点存在较大差异。精神（心理）健康强调的重点是一种表象或状态，这种表象或状态在传统健康观念（即"生物-医学"模式的健康观念）中表述为没有器质性病变的精神疾病，通俗地说，即没有生理机能（机体）引发的精神类疾病。但是，随着医学模式的发展，现代医学模式（即"生物-心理-社会"医学模式）认为，传统意义上的健康观是片面的，疾病的产生，除生理机能发生变异外，还与心理的承受力以及复杂的社会环境等有着密切的关联。根据世界卫生组织（WHO）对健康的定义，结合我国学者对健康状态的描述（即有幸福感和安定感、身心的各种机能健康、符合社会规范并有调控自我行为的能力和对各种情绪的适应能力、具有自我实现的理想和能力、人格统一调和、对环境能积极地适应并拥有现实志向、具有处理和调节人际关系的能力以及具有应变、应急及从疾病或危机中恢复的能力等），我们可以把精神健康理解为每个人能够认识到自己的潜力、能够应对正常的生活压力、能够有成效地从事工作，并能够对社区甚至整个社会做贡献等。也就是说，精神健康是指躯体、心理和社会等方面均处于安宁与幸福的一种状态。精神（心理）卫生强调的着重点包括两个方面：一是针对精神障碍患者的预防、医疗和康复，二是针对健康者的精神健康维护和精神医学咨询。尽管对这两个方面的理解，因人的偏好不同而有所差异，但是，大多数人赞同这一观点，即前者偏重医疗技术服务，后者偏重社会保障服务（包括精神卫生政策法规、精神卫生知识宣教、精神卫生服务理念、对待精神疾病患者的态度与行为等多个方面）。当然，偏重医疗技术服务并不等于舍弃社会保障服务，在一定阶段社会保障服务对精神障碍患者的恢复更为有效，如对于因压力、情感等因素造成的轻度抑郁、焦躁等精神类疾病的根治，医学技术就有可能变成了一种辅助工具。而对于后者，社会保障服务尽管起主要作用，但亦离不开医疗技术服务的支撑，如利用精神卫生专业知识帮助人们解决轻度心理问题等。由此可见，医疗技术服务和社会保障服务在精神卫生服务中相辅相成，不可偏废。基于对精神健康和精神卫生的上述理解，本研究认为，精神卫生与精神健康的关系是：前者是后者的手段，后者是前者的最终目的，且前者的质量直接决定后者的水平。

（三）精神卫生服务

何为精神卫生服务？其内涵和外延是什么？有何特性？在搞清楚这些问题之前，先要弄清楚卫生服务的内涵与外延。一般认为，卫生服务是卫生相关部门向居民提供的卫生保健活动的总称，具有商品性和福利性两种属性。据此，有部分学者从医学视角切入，将卫生服务界定为卫生系统以某种方式，连同社会组织对卫生资源进行合理配置，以维护和增进人群健康的活动，是为群体提供诸如医疗、预防、保健、康复、疫情监测、计划免疫、妇幼保健等多种对健康有益处的医学服务的统称。这里需要注意的是，从医学视角切入的概念界定，其相对于前一概念而言尽管没有错误，却不是全面的。也就是说，该概念在内涵和外延上均有所缩减。前概念包含一些非医学行为的内容，如政策、规制、非医学行为的管理等，后概念却并不包含这些内容，但是从马克思主义的唯物辩证法看，前概念比后概念更符合事物发展的逻辑。因此，本研究选择以内涵和外延更丰富的前概念作为定义精神卫生服务概念的基础。

由于卫生服务具有福利性和商品性两种社会属性，所以卫生服务涉及范围很广，不仅涵盖了公共卫生服务所涉及的所有服务项目（或内容），也包括医疗服务中的全部服务项目（或内容）。但现有研究根据所涉主要内容大致将公共卫生服务与医疗服务划分为基本公共卫生服务与基本医疗服务两类，并且关于分类的研究很少，如张清慧在谈到基本医疗卫生制度的公共产品属性及供应方式时指出，医疗卫生产品可以分为三类，即公共卫生服务、基本医疗服务、公共医疗保障服务。其中，公共卫生服务因具有典型的纯公共物品特性导致私人部门不愿意介入，因此，只能由政府承担其生产和提供的任务；基本医疗服务具有典型的准公共物品特性，可能有私人部门愿意参与竞争，但在市场机制还不完善的前提下，有可能出现市场失灵，因此，这类产品仍需由政府来兜底保障；公共医疗保障服务则与基本医疗服务类似，具有典型的准公共物品特性，需要由政府来统筹和承担供给的经济风险。[①] 有学者在我国医疗卫生资源的供给机制研究中认为，医疗资源的供给按照产品的性质可以分为四类，即政府供给、公私合作供给、非政府供给和市场供给。[②] 丁姿在考察了我国医疗服务供给方式的变迁情况后认为，建立多元主体供给机制适合当前我国国情。[③]

从卫生服务概念的内涵不难看出，精神卫生服务只是卫生服务的一个分支。根据同属性事物推导精神卫生服务概念，那么，其既可以定义为具有公共卫生属性的专科化卫生医疗服务[④][⑤]，也可定义为向精神疾病患者及健康人群提供其所需的一切精神卫生服务的总和[⑥]。这里的"一切"，就包含了医疗技术服务和社会保障服务两个方面。该定义与世界卫生组织所定义的精神卫生服务概念高度吻合，即精神卫生服务是指所有对精神卫生进行有效干预的措施的总和。这里的有效干预措施主要包括对精神卫生知识进行宣传、教育，对精神疾病进行治疗、康复和监测，制定相关的法律法规以保障精神疾病患者与精神卫生服务机构的合法权

[①] 张清慧. 基本医疗卫生制度的公共产品属性及供应方式分析 [J]. 财会研究，2009 (11).
[②] 严妮，沈晓. 公共产品：我国卫生服务分类与服务生产和提供方式的理论分析 [J]. 理论月刊，2014 (5).
[③] 丁姿. 我国医疗服务供给方式的变迁与改革路径 [J]. 宏观经济管理，2016 (3).
[④] 专科化卫生医疗服务，是从医学视角切入提供的精神疾病的具体识别、诊断、治疗和康复等专业服务。
[⑤] 肖水源. 我国精神卫生服务面临的重要挑战 [J]. 中国心理卫生杂志，2009，23 (12).
[⑥] 裴娜. 呼和浩特市精神卫生服务管理研究 [D]. 呼和浩特：内蒙古大学，2012.

益和采取有力措施使精神疾病患者的医疗保险和医疗救助得到保障四个方面的内容。①

(四) 城市社区精神卫生服务

对于城市社区精神卫生服务的定义,有学者认为很简单,即城市社区为辖区内的所有居民提供的一切精神卫生保健与保障活动的总称。根据城市社区、精神卫生和精神卫生服务的概念内涵,这一定义固然没有错,但是,本研究认为,这是一种广义上的定义。因为根据我国精神卫生服务体系及其布局来看,其既包含了建立在社区内的精神病专科医院提供的精神卫生服务,也包含了建立在社区内的综合性医院的精神科提供的精神卫生服务,更包含了建立在社区内的其他类型的精神卫生服务机构提供的精神卫生服务,如精神障碍研究所、精神(心理)疾病协会或学会等提供的与精神卫生服务相关的服务。如果从狭义层面定义城市社区精神卫生服务,那么,则特指由城市社区直接管理的社区卫生服务中心(站、所)或社区精神卫生服务中心专为其辖区居民或患者提供的精神障碍诊治、康复、转诊、监护等精神卫生保健与保障活动的总称。该定义排除了人权②、事权等归属于上一级卫生行政部门的公立医院的精神科、公立精神病专科医院以及所有能提供精神卫生服务的私立医疗卫生服务机构和非医疗机构提供的精神卫生服务活动。

该定义有三大特点,一是精神卫生服务提供主体的多元性。主体多元是指提供精神卫生服务活动的主体既有城市社区卫生服务中心、城市社区精神卫生服务中心等医疗服务机构,也包括城市社区管理机构本身的监管部门和由城市社区直接管理的日间照料中心、医养护理中心等社会保障机构。二是精神卫生服务提供主体的特定性。特定性是指精神卫生服务活动提供主体须归属于城市社区,即人权、事权等归属于社区。三是精神卫生服务活动的公益性。精神卫生问题作为一个重大的公共卫生问题和突出的社会问题,需要由政府作为主导者来加以解决,这是政

---

① 参见网址 http://whqlibdoc.who.int/publications/2011/9799241564359_eng.pdf。
② 这里的人权是指组织中的人事管理权,并不是完全意义上的法权。

府的职责所在。因此，为解决这一问题而由政府设立的社区卫生服务中心或社区精神卫生服务机构所生产和提供的精神卫生产品或服务，就具有典型的公益性特征。

（五）精神卫生服务质量

服务是一个宽泛的概念，同时也是一个颇具争议的概念。"宽泛"主要表现在其涵盖的范围，包括个人服务、产品服务、传统服务、新兴服务、劳动密集型服务、资本密集型服务、知识密集型服务、技术密集型服务等[①]；"争议"主要表现在不同学者因研究的视角不同而使其在内涵与外延方面有着细微的差异。如我国服务营销学者韩经纶和董军认为，服务既是一种无形的特殊活动，又是一种观念，其实质是更好地与消费者沟通，以期最大限度地满足消费者的需求[②]；韦福祥则认为，服务是一种或多种具有无形特征的活动或过程，是服务主体为另一主体创造利益的活动或过程[③]；Lehtinen等则把其界定为"顾客与服务提供方或设备在互动过程中完成的、并让顾客感到满意的一种或一系列活动"[④]。服务的实质是服务行为主体向服务对象主体提供的一种或一系列使其受益的、有偿或无偿的活动，学界对此已经达成了基本共识。由服务的实质推论，精神卫生服务，是指精神卫生服务行为主体向精神卫生服务对象主体提供的一种有偿或无偿的且使其受益的一种或一系列活动。当然，这种有偿或无偿的一系列活动，能否使服务对象主体受益，取决于这一系列活动的质量，也就是我们需要重点厘清的概念——精神卫生服务质量。

对精神卫生服务质量的释义，不同的学者因切入视角不同而有所不同。有学者认为，精神卫生服务质量是指精神卫生服务机构为精神疾病患者所提供的一系列医疗服务活动符合既有规定或满足患者潜在需要的

[①] 范悦谦. 新信息环境下我国高校图书馆服务质量评价与提升研究 [D]. 镇江：江苏大学，2015.
[②] 韩经纶，董军. 顾客感知服务质量评价与管理 [M]. 天津：南开大学出版社，2006.
[③] 韦福祥. 服务质量评价与管理 [M]. 北京：人民邮电出版社，2005.
[④] Lehtinen U, Lehtinrn J. Service quality: A study of quality dimensions [J]. Working Paper, University of Tampere, 1983.

特征和特性。从生物医学视角看，这一界定固然没错，但是，随着实验医学时代的生物医学模式向整体医学时代的"生物-心理-社会"医学模式转变，人们对精神卫生服务质量的认知也发生了一定的改变。有学者认为，引发精神疾病的因素有很多，除生理机能发生病变可能引发精神疾病（即器质性精神疾病）外，工作压力、生活压力、情感困惑等社会因素亦有可能引发精神疾病（即非器质性精神疾病，据统计，在现代社会，非器质性精神疾病的发病率远高于器质性精神疾病发病率）。在他们看来，一些非器质性精神疾病并非一定要采取医疗手段来治疗或康复，如产后轻度抑郁症、轻度焦虑症等就可以采用心理疏导法、音乐疗法以及社会关怀等手段使病情得到缓解或控制。基于此，相关学者根据国际标准化组织对质量的定义——产品或服务所固有的一组符合现实或潜在需要的特征和特性的总和，结合生物医学视角的定义和其对精神疾病的理解，将精神卫生服务质量定义为精神卫生服务活动能够满足服务规定或满足服务对象潜在需要的特征和特性的总和。这里的活动主要包含两个方面，即精神卫生医疗服务活动和精神卫生社会支持活动。这里的"规定"是指人们根据服务类型的自身属性或运行规律所确定的标准（即客观标准），其主要维度包括安全性、适应性、舒适性、有效性和经济性五个方面。"潜在需要"则是指人们对服务所涉及的各个维度（除客观标准的五个维度以外的其他维度）的期望标准（即主观标准）。当然，这里的主、客观标准并不是固定不变的，会随着服务时间、服务地点、服务对象、服务技术、服务社会环境、服务市场竞争、服务对象的需求等因素的变化而变化，也就是说，服务规定是随着客观条件和主观认识的发展而动态调整的。

（六）精神卫生服务质量评价

单从"评价"本身而言，其既可表"过程"，又可表"结论"，但更多的还是表"过程"，即主体按照一定的标准对客体价值进行判断、分析的一个过程。基于此，本书中的精神卫生服务质量评价，是指评价者根据一定社会确定的精神卫生服务目标和价值标准或质量标准，对精神卫生服务活动满足社会与被服务者需要的程度做出的判断活动。

精神卫生服务质量评价的这一定义，虽然较好地阐述了其是一个价值判断的过程，但要理解和深入把握这一概念的内涵、特质和外延，还需要全面了解精神卫生服务活动的内容。正如前文所说，精神疾病不同于其他疾病，它具有一定的特殊性，这种特殊性主要表现在两个方面：一是疾病产生的根源既有心理的又有生理的，且在现代社会，心理原因诱发的精神类疾病远远高于生理机能受损诱发的精神类疾病；二是精神类疾病患病的长期性或终生性。生理原因造成的精神类疾病，主要以生物医学治疗的方式（即药物治疗）来缓解和根治，但心理原因诱发的精神类疾病，则可能无须药物治疗就可以根治，即"心病还须心药医"。这里的"心药"，特指满足心理需求的事物，我们通常把其称为社会支持（保障）活动。当然，精神卫生的社会支持活动包括政策、经济、文化等诸多方面。因此，应根据精神卫生服务活动的类型对精神卫生服务质量进行评价。本研究所指的精神卫生服务质量评价包括两个方面，即对精神卫生服务的医疗技术干预质量和社会保障干预质量进行判断和分析。

二 精神卫生服务质量评价的理论依据

（一）马斯洛需要层次理论

在行为科学领域占有重要地位的需要层次理论，是由美国著名的社会心理学家、哲学家、人格理论家和比较心理学家亚伯拉罕·哈洛德·马斯洛于1943年在《人类动机的理论》（*A Theory of Human Motivation Psychological Review*）一书中提出的、最早在心理学领域获得应用的一种激励理论，后来这一理论被广泛应用到社会科学的各个领域。

该理论认为，人的需要可归纳为生理需要（physiolical needs）、安全需要（security needs）、归属和爱的需要（belonging and love needs）、尊重需要（esteem needs）和自我实现需要（self-actualization needs）五个

层次。

马斯洛的需要层次理论是离开社会条件、离开人的历史发展和人的社会实践来考察人的需要及其结构的学说。该理论指出，需要的五个层次是同阶梯一样逐级上升的，五个层次的需要不可能同时实现，只有当低层次的需要获得相对满足后，人才会寻求实现高一层次的需要，否则，人就会失去寻求实现更高层次需要的动力。换言之，已满足的需要不具激励作用，尚未满足的需要才能成为新的驱动力。尽管该理论还存在一些缺陷，如五种需要类型是逐层上升的论断在哲学上显得过于武断（事实上，人的这些需要在很多时候是交叉在一起的——在实现低层次需要的同时，也实现了高层次的需要），但它在一定程度上反映了人类行为和心理活动的共同规律，因此，该理论被广泛应用到多个领域。

（二）消费者需求理论

消费者需求理论作为西方经济学的一个重要内容，最早应用于市场经济下的企业生产与经营管理领域。该理论认为，消费者需求是企业生产经营的关键要素，忽视这一要素，不仅不能使企业发展，而且有可能导致企业破产倒闭。既然消费者需求对企业的生产经营如此重要，那么，我们首先要搞清楚一对概念——消费者需求的内涵与外延，厘清一对关系——消费者需求与消费者需要。人们在日常生活中往往把需求和需要当作同义词使用，但是，从哲学的高度来看，两者存在较大也就是说需求等同需要。差异。具体表现在"要"和"求"的内涵不同。需要中的"要"，在哲学上既可表幻想，也可表理想，当其表幻想时，需要是不可能实现的；但当其表理想时，需要则可以通过努力实现。需求中的"求"则不一样，它仅表理想。换句话说，需要强调的是"需"，但不排斥"求"（即通过努力获得，即使通过努力没有获得也无所谓）；需求则既强调"需"，又强调"求"，"需"是前提，"求"是结果（即想获得且通过努力能获得）。此外，经济学家们给需求下了一个简单明了的定义，即消费者在特定时期内，在不同价格水平下愿意且能够购买某种商品的需要。社会心理学家们把需求定义为"人们在一定情况下，希望通过交换或购买的方式得到其缺少的客观事物，从而使其在心理上获得满足感"。基于对"需求"的这一认识，人们从经济学角度出发，将精神卫生服务需求界定为一定时间内精神卫生服务消费者[①]在不同价格水平下愿意购买并能购买某种精神卫生服务（产品）的需要。

人们对精神卫生服务的需求是基于健康的需要。但"健康"无法直接购买，它需要借助一定的载体，如医疗服务、预防服务、保健服务、康复服务等来实现。一般认为，在市场机制下，这一载体需要付费才能使用，也就是说精神卫生服务需求只有通过购买才能实现。然而，对于精神卫生服务消费者来说，并不是每个载体（即服务）都被需要。这是因为精神卫生服务消费者对精神卫生服务载体的需要取决于三个方面的因素：一是实际精神健康水平与理想精神健康水平的差距；二是购买这些载体的意愿；三是购买这些载体的能力。基于这一理解，本研究认为，精神卫生服务需要是精神卫生服务需求的基础，精神卫生服务需求是由精神卫生服务需要转化或派生而来的；精神卫生服务需求可分为必要需求和非必要需求；只有必要需求才有可能使精神卫生服务消费者不惜一切代价去"求"，非必要需求无论对于哪一个社会主体来说均是一种浪费。

如何避免浪费并实现有效需求？诺贝尔经济学奖得主Arrow的卫生需求观为精神卫生需求的高效获得提供了有益的指导，而且为卫生服务需求理论的建立和发展奠定了基础。Arrow认为，卫生服务需求的有效获得需要注意四个问题：一是需求上，由于疾病的发生具有不确定性，所以卫生服务需求很难被预料；二是在供给上，同样存在难以预估的情况，供方提供的卫生服务（产品）未必能达到预期；三是因拥有医药专业知识的医生对病情的掌握优于消费者（即医患双方的信息不对称），供方可能因私利而导致诱导性消费；四是在医疗保险服务中很难避免道德风险和逆向选择的产生。Paul和Jacques则从卫生经济学的视角提出了

[①] 精神卫生服务消费者，不仅仅指患者本身，还包括患者家庭、所在组织和政府机构等。其中，患者本身是直接消费者，患者家庭、所在组织和政府机构均是间接消费者。

卫生保健需求模型。该模型为卫生服务需求的有效获得提供了技术支持[1]。在他们看来，消费者的卫生服务需求效用主要依赖于对健康的消费以及除卫生商品之外的其他商品的消费。

（三）全面质量管理理论

全面质量管理（Total Quality Management，TQM）理论是现代管理科学的一个重要理论，虽然已被广泛应用到多个学科的多个领域，但仍然有必要对这一理论的核心观点进行阐释。在阐释其核心观点之前，首先要明确"质量"的含义。质量在《现代汉语词典》中有两种解释，一种释义是"表示物体惯性大小的物理量"，另一种解释则是"产品或工作的优劣程度"。在管理学中，大多采取第二种释义。国家标准（GB/T19000—2008/ISO9000：2005）的定义是"一组固有特性满足要求的程度"。但现在更为流行的定义则是"质量是用户对产品（服务）满足程度的度量"。这种强调以顾客满足程度来评价产品（服务）质量优劣的做法，不仅提高了管理实践的效益，而且为后来的全面质量管理奠定了基础。因为质量受生产经营管理活动过程中诸多因素的影响，所以，要想保证和提高产品（服务）质量，就要求我们对影响质量的各种因素进行全面系统的控制（管理）。全面质量管理理论就是在这种背景下产生的。

何为全面质量管理？不同的学者或不同的组织对其的定义有所不同。20世纪50年代末，美国通用电气公司的费根堡姆和质量管理专家朱兰认为，全面质量管理是为了能够在最经济的水平上，并在充分满足顾客要求的条件下进行市场研究、设计、生产和服务，把企业内各部门的研制质量、维持质量和提高质量的活动构成一体的一种有效体系[2]。国际标准化组织（ISO）则将全面质量管理定义为"组织以质量为中心，以全员参与为基础的管理方法。其目的在于通过使顾客满意和使

---

[1] Paul Gertler, Jacques Van der Gaag. The willingness to pay for medical care: Evidence from two developing countries [M]. The Johns Hopkins University Press, 1990.

[2] 盛佃清. 质量进步评价与政策研究 [D]. 太原：山西大学，2007.

本组织的所有成员及社会受益而达到长期成功"。① 就这两个概念而言，它们都包含"强烈专注于客户，持续改进，提高组织内每一项服务的品质，精确度量，并对员工进行授权"五项主要任务，注重全质量、全过程、全员性。其中，全质量就是内容和方法全面；全过程则指从任务开始到任务结束；全员性是指领导人员、技术人员、管理人员和雇员及其他成员。这一理论不仅适用于工商业企业，而且广泛应用于医疗卫生、教育管理等现代服务业。

（四）社会支持理论

社会支持自人类社会开始就已存在，但其上升为一种理论，则经历了一个漫长的过程。在人类社会早期，人们发现单靠个人的力量难以抵御外力的侵害，因此，他们不得不向他人寻求支持和帮助，这种原始的支持和帮助就是最原始的社会支持。然而，这种原始状态的社会支持，在很长一段时间内仅仅作为一种感性的存在，上升到理性（即作为科学研究的对象和专业的概念）并被应用到社会科学的各个领域则是在20世纪70年代。由于作为专业概念的提出时间较晚，社会支持的内涵及外延在各学科之间甚至在学科内部均存在一定的差异。一些早期的研究者认为，社会支持就是指人们感受到的来自他人的关心和支持②；社会支持就是人与人之间的帮助、关心和肯定③；社会支持是一种社会关系，也是感情、物资、信息及其他资源在社会关系网络上的相互作用和转移，就是社会对个体的心理和物质支持，以期帮助个人获取社会资源，减轻并处理压力④。但是，也有学者认为社会支持并不是存在社会关系就可以产生的，必须分清各种社会关系的属性，社会支持是社会各界对弱势

---

① 李铁男. ISO8402-1994 质量管理和质量保证——词汇 [J]. 工程质量管理与监测，1995 (2).
② Raschke J Helen. The role of social participation in postseparation and postdivorce adjustment [J]. Journal of Divorce, 1978.
③ Kahn R L, Antonucci T C. Convoys over the life course: Attachment, roles, and social support [J]. Life-Span Development and Behavior, 1980.
④ Cohen Sheldon, McKay G. Social support, stress and the buffering hypothesis: A theoretical analysis [J]. Handbook of Psychology and Health, 1984.

群体进行精神或者物质救助与扶持的体系[①]。由此可见，多元化与丰富化是社会支持概念的主要特征。也正是社会支持概念的这种特征，社会学领域才基本达成了共识——社会支持是指一定社会网络运用一定的物质和精神手段对社会弱势群体进行无偿帮助的行为的总和。

在上述共识的基础上，一些学者基于支持提供者的不同，把社会支持划分为正式支持与非正式支持两种类型。所谓正式支持，是指由政府、社区以及企业等具有一定的体系与规模的正式组织提供的多种支持，在此基础上形成的支持网络叫作正式社会支持网络。而非正式支持，是一种非正规性的支持方式，是指由亲属或者家庭成员以及其他社会个体等提供的支持，主要包括人际关系或其他方面的支持，如父母对子女的关心、朋友的帮助等。在此基础上形成的支持网络，则称之为非正式社会支持网络。基于这一认识，本研究认为与精神卫生服务相关的社会支持网络，将服务对象周围的个人或群体有目的地连接起来，在这些个人或群体之间建立起一定的关系并产生连锁反应，为服务对象提供正式与非正式的精神卫生资源。其中，正式的精神卫生社会支持包括由政府、企业和社会组织等向精神障碍患者提供的精神卫生政策、精神卫生法规、精神障碍救助计划等。非正式的精神卫生社会支持主要包括由家庭成员、朋友和其他社会个体对精神障碍患者给予的经济支持、情感支持等。但无论是正式支持还是非正式支持，均对精神卫生服务的发展产生重要的影响。如我国于 2004 年启动了"686 项目"——中央补助地方卫生经费重性精神疾病管理治疗项目，到 2010 年，该项目不仅覆盖了我国大部分地区，而且实现建档登记的精神疾病患者达到 28 万人次，完全免费治疗患者、定期随访患者、接受过免费治疗的患者分别为 1.24 万人、20 万人、9.4 万人。[②] 尤其是"686 项目"推行的社区-医院一体化工作管理模式，不仅大大提升了精神疾病的治愈率，而且保障了社会的安定和谐，

---

① 王建云.社区居家失能老年人精神健康的社会支持体系构建研究[D].上海：华东师范大学，2021.
② 国家卫生健康委员会疾病预防控制局.致为精神卫生共同奋斗的 70 年[M].北京：人民卫生出版社，2020.

对社会长久、健康的发展起到了积极的推动作用。

三 精神卫生服务质量评价的技术支持

精神卫生服务质量评价技术很多，当前主流的技术主要包括SPO模型、SERVQUAL模型、精神卫生矩阵模型及模糊综合评价法。

（一）结构—过程—结果模型（SPO模型）

源于20世纪60~70年代的SPO模型，是由美国医疗质量管理之父Donabedian在《医疗服务质量评价》中首次推出的一套广泛应用于医疗领域的质量评价模型。在他看来，医疗服务质量的评估可以从三个维度入手，即结构（structure，S）、过程（process，P）和结果（outcome，O）。其中，结构（S）是指医疗服务中各类资源的静态配置关系与效率。其中各类资源总体来说包括人力、物力、财力以及政策信息资源等；过程（P）则包括医疗服务运行各环节的质量和效率，如各类制度流程的执行、诊疗路径的确定、督查措施、培训考核方案等；结果（O）是指医疗服务结束后的最终结果，相关的结果指标包括门急诊量、住院率、发病率、复发率、死亡率、好转率、康复率、医疗经济负担指数等[1]。同时，他还认为，这三个维度之间的关系是结构影响过程，过程影响结果。然而，Donabedian所描述的这种关联度在Mitchell等人[2]看来则过于线性，因此，需要重新认识这三个维度之间的关系。基于此，Kunkel等人对该模型进行修正，并提出了三者之间两两关联的观点。也就是说结构既影响过程也影响结果，过程则主要影响结果。换言之，结果同时受结构和过程的影响[3]。依据该模型，WHO对一个国家或地区精神卫生服

---

[1] Donabedian A. Evaluating the quality of medical care [J]. Milbank Quarterly, 2010, 83 (3).
[2] Mitchell P H, Ferketich S L, Jennings B M, et al. Quality health outcomes model [J]. Image J Nurs Sch, 1998, 30 (1).
[3] Kunkel S, Rosenqvist U, Westerling R. The structure of quality systems is important to the process and outcome, an empirical study of 386 hospital departments in Sweden [J]. Bmc Health Services Research, 2007, 7 (1).

务资源的投入绩效进行了评估。在设计评估方案时，世界卫生组织在原评估模型的基础上提高了过程指标和结构指标的比重，之所以有这种考虑，主要是基于各个国家尤其是低收入国家的经济情况和政策水平不同，且相关制度的实施方式不同。这一举措旨在为该国家或地区提出必要的精神卫生资源投入建议，以减轻该国家或地区精神疾病患者的经济负担，提升精神疾病患者的健康水平，化解因精神卫生问题引发的社会矛盾。所以，指标比重的改变被世界大多数国家和地区所接受，并认为这是一种普适、可行、有效的评估工具。除世界卫生组织推广的这套评估方案外，其他国家或地区亦结合本国家或地区的情况，推出了自己的评估工具，但这些评估工具更加侧重评估精神卫生服务与服务机构的质量和绩效。如美国精神健康报告，其在研究设计时，虽然也包含了结构指标，但其更注重的是结果指标和过程指标，它强调以患者为导向，重点反映精神疾病患者所关心的内容。英国精神卫生联盟绩效指标中结果指标的比重明显大于过程指标和结构指标，在设计者看来，结构和过程均是为结果服务的，结构指标和过程指标虽然是影响结果的重要因素，但政策或措施实施的依据若过多地考虑结构和过程指标，会对精神卫生资源配置的绩效产生负向影响，而以结果指标作为依据，则可以最大限度保证精神卫生资源配置的公平性和可及性。此外，澳大利亚的精神卫生服务评估亦是在世界卫生组织评估框架的基础上进行的，其采用最多的也是结构、过程、结果指标。

（二）SERVQUAL 模型（"期望-感知"模型）

SERVQUAL 是 Service Quality（服务质量）的缩写，该词最早出现在 1988 年由美国市场营销学家帕拉休拉曼（Parasuraman）、来特汉毛尔（Zeithaml）和白瑞（Berry）三人合著的论文——《SERVQUAL：一种多变量的顾客感知的服务质量度量方法》中。该文充分吸收了格罗诺斯的顾客感知服务质量模型的思想[1]，提出了著名的服务质量差距模型。该

---

[1] Gronroos C. A service quality model and its marketing implications [J]. European Journal of Marketing, 1984.

模型所依据的理论是全面质量管理理论，核心思想是"服务质量差距模型"。也就是说服务质量主要取决于用户所感知的服务水平与用户所期望的服务水平之间的差距，差距越大，质量越差，差距越小，质量越好。因此，该模型又被人们称为"期望-感知"模型。该模型以问卷的形式从五个维度（即有形性、响应性、可靠性、保证性和移情性）对服务质量进行评估，并让用户从感知、期望两个方面对每个问题或维度赋予不同的分值，据此计算出服务质量的分数。其中，精神卫生服务质量评价的有形性维度包括所有用于精神卫生服务活动开展的实际设施、设备以及服务人员的列表等。其组成项目主要有：现代化服务设施、服务设施的吸引力、服务人员有整洁的服装和外套、设施与所提供的服务相匹配等。可靠性维度指的是精神卫生服务机构既能为精神疾病患者提供满足其需求的服务，又能准确可靠地履行服务承诺的能力。组成项目主要有：机构向患者及家属承诺的事情都能及时有效完成、对患者及家属遇到困难时表示人文关怀、机构是正规可靠的、机构能准时提供所承诺的服务并正确记录。响应性是指精神卫生服务机构帮助患者并迅速提高服务水平的意愿。该维度的组成项目主要包括：愿意告诉患者提供服务的准确时间、能够及时提供服务、从业人员总是愿意帮助患者、从业人员在提供服务或准备提供服务时不受其他因素影响而重视患者。保证性是指国家或精神卫生服务机构所提供的政策或制度科学有效，精神卫生服务人员具备相关知识、礼仪以及表达出可信与自信的能力等。该维度的组成项目主要有：政策或制度、从业人员是值得信赖的，在接受相关服务时患者及家属会感到放心，从业人员是礼貌的，从业人员可以获得政策制度或机构的适当鼓励与支持从而提供更好的服务。移情性，亦称情感移入，是指精神卫生服务机构及从业人员能为患者提供个性化服务，以满足患者需求。这就要求精神卫生服务机构能站在患者的角度看待问题，思考机构的相关举措或行为是否有益于患者。该维度的项目主要包括：精神卫生服务机构会针对患者提供个性化的服务、精神卫生服务机构会给予患者个别关怀、精神卫生服务人员会充分了解患者的需求、精神卫生服务机构及从业人员优先考虑患者的利益、精神卫生服务机构及从业人员提供的服务时间符合患者的需求。

该模型的优点在于其既可以在行业内进行各项服务质量维度的横向比较，又可以了解各服务机构内部的短板，还可以通过其准确预测机构未来的服务质量，并提出有效的改进建议。但是，该模型也有其内在缺陷，即不是所有的服务行业都适用该模型，如零售业、电商行业等的服务质量评估，就必须在该框架下进行加工或改造。

(三) 精神卫生矩阵模型

精神卫生矩阵模型是 Thornicroft 教授和 Tansella 教授在 1999 年出版的《精神卫生矩阵：改善服务的手册》[①] 一书中提出的用于帮助理解精神卫生服务的一种理论框架。它是对精神卫生服务的结构和功能描述的一种简化。然而，这种简化了的理论模型，因精神卫生服务的复杂性而影响了人们对其进行比较评价，因此，其用于精神卫生服务质量评价的作用十分有限。但由于该模型采用时间和空间作为经典的笛卡尔轴的二维模式来定位复杂的、与精神卫生服务有关的事件[②]，所以，人们在制定精神卫生服务质量标准和设计精神卫生质量评价指标时常借用该分析模型来厘清各评价指标之间的关系以及设置指标权重。例如，英国为儿童、工作年龄成年人和老年人制定的"国家服务框架"（National Service Framework，NSF）中所包含的广泛针对儿童和青少年精神卫生服务的质量标准、改进严重精神障碍患者的有效服务标准（标准 4.5）和降低自杀率的标准（标准 7）以及学者 Wang 进行的"国家共患率调查（再研究）"中的精神卫生服务质量评估问卷等[③]。

(四) 模糊综合评价法

模糊综合评价法是一种应用模糊系统的原理，从多个因素入手对被评价事物的隶属度进行综合评价的方法。其基本思想是用隶属度替代

[①] Thornicroft G, Tansella M. The mental health matrix: A manual to improve services [M]. Cambridge University Press, 1999.
[②] 李洁. 从矩阵模型看中国的社区精神卫生服务 [J]. 临床精神医学杂志, 2004 (6).
[③] Wang P. Twelve-month use of mental health services in the United States: Results from the national comorbidity survey replication [J]. Arch Gen Psychiatry, 2005.

"属于"或"不属于",进而刻画事物的"中介状态"。也就是说,在评价一个受多种因素制约的事物或对象时,根据模糊数学的隶属度理论,将一些边界不清、不易定量的因素定量化而进行的综合性评价。[①] 该方法是在美国加利福尼亚大学伯克利分校的自动控制专家、数学家扎德（Lotfi Zadeh）教授于 1965 年首次提出的"模糊集合"概念基础上发展起来的一种对非确定性问题进行评价的方法。这种评价方法有两个需要弄清楚的问题,即模糊集合的概念和模糊理论。扎德教授认为,模糊集合（fuzzy set）是指某个模糊概念[②]所描述的属性对象全体。模糊理论是建立在模糊集合基础之上的理论,它以接受模糊性现象的存在这一现实为基础,把处理具有模糊概念[③]和不确定性的东西作为研究对象,并且主动把它们严格量化为计算机所能处理的各种信息,不提倡使用复杂的数学分析模型进行求解。精神障碍的特殊性和精神卫生服务的复杂性,使精神卫生服务的构成要素充满模糊性,因而其质量问题无法通过主观（定性）评价来准确表达。模糊理论则为精神卫生服务质量评价中的模糊变量（即精神卫生服务构成要素中的某些模糊概念）的归集开辟了一条通路。此外,模糊综合评价法还具有以下优点:可将不易量化甚至不能量化的指标,采用隶属度的方式进行量化;把事物的变化划分成各评语区间,能够解决强制打分法中的硬性区分和主观打分等问题;评价的结果为向量,而非某点的数值,所含信息较多,它不仅能对所评价的事物进行精确的描述,并可做进一步处理,获取参考信息;矩阵 **R** 自身不存在量纲,无须对所获数据进行专门处理;可以与层次分析方法相结合,用以确定权数,对复杂事物进行评价[④]。基于此,本研究认为,无论是从理论还是从实践看,将该方法应用到精神卫生服务质量评价不仅具有一定的科学性和合理性,而且具有一定的可操作性和可行性。

---

① 贾洁,王司阳,张静萍.湟水流域西宁段主要水质参数的时空分布特征及污染评价[J].中国农村水利水电,2022（8）.
② 这里的模糊概念是指这个概念的外延具有不确定性,或者说它的外延是不清晰的,是模糊的。
③ 黄腾腾.基于模糊理论的隐框玻璃幕墙安全性综合评估[D].杭州:浙江大学,2019.
④ 何建军.社区医疗服务质量管理评价研究[D].长沙:中南大学,2009.

模糊综合评价法有单层次模糊综合评价与多层次模糊综合评价之分，前者多用于两层结构的事物评价，后者则可以应用于两层或多层结构的事物评价。评价步骤大体分五步。

第一，建立评价指标集。评价指标体系是进行综合评价的基础，指标选取的科学性与合理性，关乎综合评价的准确性。因此，模糊综合评价的第一步就是要对评价事物进行分析，厘清影响事物的因素和建立评价指标集。

第二，确定指标的权重。指标权重是对某个指标在事物中重要性的度量，对模糊综合评价法的评价结果有着至关重要的影响。指标权重确定的常用方法主要有专家评分法、频数统计分析法、层次分析法（AHP）、属性层次模型等。

第三，建立评语集。在模糊综合评价中，比较重要的是评语集的建立。[1] 评语集作为模糊综合评价向量，决定着事物的评价标准并由此构造出等级隶属度，各属性由对应等级隶属度进行模糊表达。模糊综合评价法对所评价事物进行总体考虑，旨在期望评价集能得到最优的评价结果。

第四，建立隶属度，进行单因素评价。根据建立的指标集、评语集，邀请专家对评价对象进行量化评价，经过统计分析和整合，对评价对象的各个等级模糊子集建立隶属度，即模糊关系矩阵[2]。

第五，选择算子计算模糊综合评判集。模糊综合评判集利用指标集的权重和各指标的评价隶属度进行运算并对结果排序。一般情况下，常用的模糊算子有四种。在进行模糊综合评价时很重要的一点是尽量突出主要因素和考虑单因素评价的隶属度。[3]

---

[1] 李玥. 区县政府债务风险与评估研究 [D]. 成都：西南财经大学，2011.
[2] 申艳霞. 钢架拱桥加固模糊综合评价分析 [J]. 工程技术研究，2021，6（2）.
[3] 刘晶. 模糊综合评价法在信息安全风险评估领域的研究及应用 [D]. 北京：中国地质大学，2010.

第三章 西方发达国家精神卫生服务质量评价实践经验借鉴

一 西方国家精神卫生服务的历史演变简述

在中世纪前的西方世界，受朴素唯物主义思想的影响，人类社会为精神疾病患者提供的服务相对科学和人道，如公元前5世纪至公元前4世纪，被尊称为"精神病学之父"的希波克拉底就对精神疾病的发病机制进行过简单阐述。在他看来，精神疾病是自然因素导致的，需要医疗处置，并据此提出了精神病的体液病理学说。古希腊的柏拉图则在同一时期提出了精神疾病患者应受法律保护而不是受制裁的观点。公元前2世纪古罗马的俄斯克利皮亚多兹不仅对错觉、幻觉和妄想等临床症状进行了描述性分析，而且采用了相对先进的医学技能和音乐来治疗精神疾病患者。然而，至中世纪（公元5世纪后）和文艺复兴时期，随着古罗马文化的衰落和宗教、神学的兴盛，人类社会对精神疾病的理解就只停留在信仰和道德层面了。在他们看来，人之所以会患精神疾病，主要是因其对主和神不敬，这给了恶魔附体的机会。由于恶魔统治这类人的意识和灵魂，所以他们才表现出与世俗不一样的行为。对此，必须使用特殊的手段甚至是酷刑才能把藏于他们躯体内的恶魔赶走，也就是说，只有惩罚其肉体，才能拯救其灵魂。文艺复兴时期，人们的认知尽管有所改变，如有专门治疗精神疾病的医师，如韦尔（世界上第一位精神科医师）、史考特等，并用事实证明了恶魔与精神疾病没有关系，但人类社会在中世纪和文艺复兴中期为精神疾病患者所提供的服务，并没有给精神疾病患者及其家庭和社会带来福音。这种状况一直延续到17~18世纪才有所改变。

18~19世纪末，随着西方工业革命的兴起，科学技术有了很大的进步，受启蒙思想的影响，医学逐渐摆脱了中世纪时期宗教和神学的束缚，人们认为疾病的发生与机体病变有关，与恶魔没有任何关系。精神疾病作为人类疾病谱中的一种，其发病机制同样不可能与恶魔产生关联。基于这种认识，人们在该时期为精神疾病患者所提供的服务也随之发生根本性改变。如法国的皮内尔在被任命为第一个"疯人院"院长后，他就把那些被终身囚禁在监狱的精神病人解救了出来，并把套在他们身上的铁链和枷锁彻底卸下，把"疯人院"改成医院；美国于1773年在维吉尼亚州的威廉斯堡成立了美国第一家公立精神科医院；德国的辛格则以著书立说的形式，力证了精神疾病是器质性脑病变的结果等。精神疾病的发病机制及治疗手段，已彻底从宗教和神学的桎梏中解放了出来，从此，精神疾病患者及家庭受世俗排斥的状况得到一定程度的改善，由此引发的社会矛盾亦在逐步减少。

19世纪末至今，随着人类社会经济和科学技术尤其是医学技术的飞速发展，以及"生物-心理-社会"医学模式的建立，西方世界的精神卫生服务从体系到机制、从模式到手段等均发生了翻天覆地的变化，甚至可以说是颠覆性的改变，如从"住院运动"到"去院化运动"、从强调"家庭保障为主"到提倡"国家保障为主"、从强调"病发治疗康复"到强调"早期预防和早期治疗"等观念上的转变，从"高热疗法、胰岛素昏迷治疗"向"电气痉挛治疗法、行为治疗和药物治疗"等治疗方法和治疗模式的转变，尤其是国家精神卫生法的制定、国家心理健康委员会的成立、各精神病学派的形成、世界卫生组织关于精神卫生服务指导性方案的出台等。西方世界不仅把精神卫生服务提升到了国家层面，拓展到了整个社会层面，而且把精神卫生服务中的医学技术水平提高到了一个新的高度，这使深受精神疾病折磨的人们看到了重生的希望。

二 西方发达国家精神卫生服务质量评估实践

(一) 英国的评估实践

《选择卫生咨询》（*Choosing Health Consulation*）一书提供的数据显示：英国的儿童和15岁以下的青少年中，有1/10的人患有精神障碍疾病；工作年龄的成年人中有1/6的人曾在某段时间有过精神障碍；65岁以上的老年人中约有5%的人患有精神障碍疾病。

作为世界上第一个工业化国家，英国在提升国民健康水平尤其是精神或心理健康水平方面所积累的经验丰富，被世界其他国家广泛借鉴。早在中世纪，英国当局对于国民的健康问题并不重视，与欧洲大陆上的大多数国家一样，仅依赖教会筹措资金来提供很少的正式医疗服务。在这种情况下，对被认为是恶魔附体的精神疾病患者而言，为其提供正式医疗服务的可能性几乎为零。究其原因，一是当时的医疗技术水平低下，受教会的影响，人们对精神疾病的认知存在较大的误区；二是当时英国当局的财力十分紧张，不愿意拿出更多钱来改善国民的健康水平；三是英国当局认为健康问题是私人问题，不应该经由公共政策的方式来解决，而应该由个人解决；四是当时生产力水平低下，国民的收入水平极低，大多数人没钱接受任何形式的医疗服务。因此，英国整体精神健康水平十分低下。始于18世纪60年代完成于19世纪30、40年代的英国工业革命，为英国当局改善国民健康尤其是精神健康打下了坚实的经济、文化和技术基础。英国当局亦开始通过创新来改善英国人民的健康水平。这些措施包括制定了《公共卫生法》（1848）、成立了中央卫生委员会（1848）、颁布了《国民卫生服务法》（1946）等，其中在《国民卫生服务法》的讨论中，就研究了是否将精神病医院系统纳入其中，并最终决定将精神卫生服务作为服务供给纳入英国国家医疗服务体系（National Health Service，NHS）。20世纪70年代至90年代，英国当局重组了国民卫生服务制度（国民卫生体系），成立了NHS联合体，并在《精神失常法》（19世纪）、《精神疾病法》（20世纪30年代）以及《精神卫生法》

(20世纪50年代末）基础上出台了《1983年精神卫生法》。NHS联合体不仅为英国国民提供全科医疗和手术服务，而且还提供精神卫生服务。除此之外，为使英国国民获得更为公平、可及的精神卫生服务，英国当局还于2004年制定了国民服务框架，该框架就包含了专门针对儿童和青少年、成年人以及老年人的精神卫生政策。

总之，作为全福利国家的英国，其精神卫生服务体系（包括医疗服务体系和社会保障体系）日趋完善，但是精神卫生服务和产品的质量与效益如何，需从不同的视角进行进一步的检验或评估。英国当局和英国学界对此展开了深度研究。Cutcliffe等从比较的视角，对英国、葡萄牙、加拿大、瑞士、德国和澳大利亚的精神卫生健康水平进行评估后认为，与精神卫生服务使用者建立良好的人际关系，是精神科或精神卫生护理工作的一个重要方面。如果服务人员与患者之间没有建立良好的人际关系，护理体验可能会被人格化，表现为强迫、漠不关心、不人道的做法，监护和控制以及过度使用药物治疗。换言之，精神卫生服务质量水平是低下的[①]。Newbigging Karen等学者则从患者权益视角出发，对英国独立精神健康倡导者（Independent Mental Health Advocate，IMHA）的服务质量进行评估后认为，独立倡导虽然是人权和使护理关系民主化的重要保障，是提高精神卫生服务质量的重要途径，但在面对复杂的精神卫生服务环境时，需要将独立倡导作为维护权利的狭隘概念转变为强调自愿参与治疗决策的概念。[②] Baldwin等则从精神疾病病种的国家临床服务标准视角，对机构为住院焦虑症患者和抑郁症患者提供的精神卫生服务质量进行评估后认为，患者本可以从许多有利于身体健康的干预措施（如接受心理治疗）中受益，但大部分患者从没有接受过临床服务本应提供的

---

① Cutcliffe J R, Santos J C, Kozel B, et al. Raiders of the lost art: A review of published evaluations of inpatient mental health care experiences emanating from the United Kingdom, Portugal, Canada, Switzerland, Germany and Australia [J]. International Journal of Mental Health Nursing, 2015, 24 (5).

② Newbigging Karen, Ridley Julie, McKeown Mick, et al. 'When you haven't got much of a voice': An evaluation of the quality of Independent Mental Health Advocate (IMHA) services in England [J]. Health & Social Care in the Community, 2015, 23 (3).

干预措施（仅39%的人接受了心理治疗），因此，其建议临床医生与患者合作制订护理计划与出院方案，并向指定的护理人员提供有关支持服务的信息。除此之外，卫生部门应该调查精神疾病治疗转诊率低的原因①。

（二）美国的评估实践

如果按照《精神卫生：军医署长的报告》一书中预估的数据——约20%的美国人在某一年中会受到精神疾病的影响推算，截至2024年12月，美国有6820万精神疾病患者②。如果综合美国三次流行病学研究结果——年患病率28%推算③，美国约有9540万精神疾病患者。其中，受到中度至重度损害的患者有5400万左右，9~17岁儿童青少年精神疾病或成瘾性障碍患病率达20.9%，18~54岁年龄段（工作成年人）的精神疾病患病率为21%，55岁及以上老年人的精神疾病患病率约为19.8%。由此窥见，美国有着庞大的精神卫生服务需求。

在现代社会，尽管美国的整体医疗技术水平领先世界各国，经济发展亦处于世界顶端水平（2023年GDP达27.36万亿美元，人均GDP约8.28万美元，其中政府支出约占GDP的34%），但是，美国在公共事业领域仍然存在很多"长期问题"，如用于经济基础设施的投资不足、老龄人口的医疗费用和养老金增长过快、巨额贸易和预算赤字以及低收入人群的家庭收入停滞不前等。④ 健康保障作为公共事业的重要组成部分，同样不可避免地存在很多问题，最为凸显的是精神卫生保障方面。虽然早在20世纪70年代初美国联邦政府就批准设立"总统精神卫生委员

---

① Baldwin D S, et al. Evidence-Based pharmacological treatment of anxiety disorders, post-traumatic stress disorder and obsessive-compulsive disorder: A revision of the 2005 guidelines from the British Association for Psychopharmacology [J]. Journal of Psychopharmacology, 2014, 28 (5): 403-439.

② Goldman H H, Rye P, Sirovatka P. Mental health. A report of the surgeon general [M]. 1999.

③ 〔美〕奥尔森.四国精神卫生服务体系比较——英国、挪威、加拿大和美国 [M]. 石光，栗克清，译. 北京：人民卫生出版社，2008.

④ Budget of the United States Government. Fiscal Year 2006. Summary Tables [EB/OL]. http://www.gpoaccedd.gov/usbudget/fy06/browse.html.

会"，但作为白宫办事机构其主要职责是为总统提供心理咨询服务，普通民众则无法从中受益。克林顿时期，尽管召开了第一次"关于精神卫生的白宫正式会议"，举行了第一次"关于精神卫生的部长会议"，但公共卫生署署长 David Satcher 在其"精神卫生报告"中指出："我们对于预防精神疾病和促进精神卫生，仍然没有把握"，"精神卫生领域最大的困扰是精神卫生服务在可获得性和可及性方面的巨大差距"。[1]

隶属于美国国家科学院的医学研究所早在 2002 年就指出："美国精神卫生服务正面临着一场危机，私立健康保险费用越来越高，同时个人现金支出也越来越高，但福利越来越少……卫生服务提供不仅不能满足当前需要，更不能满足未来的需要……直到现在还没有形成一个内在连贯的精神卫生服务体系，有的只是一些'碎片制度'的集合"。[2]

（三）澳大利亚的评估实践

作为全球公认的"高福利国家"，澳大利亚的社会福利种类多且齐全。医疗福利制度作为澳大利亚众多福利制度的一种，不仅向澳大利亚的疾病患者提供免费医疗服务，而且还向保健病患者[3]提供免费的公立医院治疗。因此，澳大利亚居民的整体健康水平处于世界前列。2016年，世界知名医学期刊《柳叶刀》（*The Lancet*）公布的数据显示，澳大利亚在世界上最健康的国家排名中居第 10 位，仅次于冰岛、新加坡、瑞典、安道尔、英国、芬兰、西班牙、荷兰和加拿大。[4] 尽管如此，澳大利亚的精神疾病患者仍有 390 万，占人口总数的 15.6%，直接经济损失超过 1800 亿澳元。在 390 万患者中，只有 290 万左右患者获得了澳大利亚当局提供的支持服务，还有 100 万左右患者无法获得当局提供的精神卫生

---

[1] Goldman H H, Rye P, Sirovatka P. Mental Health. A report of the surgeon general [M]. 1999.
[2] Institute of Medicine (IOM). Fastering rapid advances in health care: Learning from system emonstrations [M]. Washington, D. C.: National Acadermoes Press, 2002.
[3] "保健病患者"即处于亚健康状态的人群、有对健康需求的人群。
[4] Bloomberg Global Health Index. 世界上最健康的 10 个国家 [EB/OL]. https://new.qq.com/rain/a/20210623A025GC00.

服务。①

澳大利亚有近26%的精神疾病患者仍处于无服务状态，这与澳大利亚的医疗卫生服务体系及医疗保障制度有一定关联。澳大利亚的医疗卫生服务体系是一个由社区卫生服务中心、专科医院和综合医院组成的三级架构。社区卫生服务中心相对固定，各地方政府在其辖区内均设置一个社区卫生服务中心，主要任务是提供初级卫生保健服务。就精神卫生服务而言，澳大利亚98%的精神病患者分散在全国234个社区卫生服务中心（公立）。专科医院又称二级医疗服务机构，有公立医院和私立医院之分，其中公立医院由政府建立，主要接收急诊或专科医生介绍的患者；私立医院则分营利性和非营利性两种，营利性私立医院由私人投资建立，所有权归投资人所有，非营利性私立医院由公益团体投资，所有权归公益团体所有。值得注意的是，营利性私立医院不接收服务成本高、服务期限长（如癌症、阿尔茨海默病等慢性疾病）的患者，且很少提供急诊类服务。综合医院又称三级医疗服务机构，与专科医院一样，有营利性和非营利性之分。营利性三级医疗服务机构主要提供高端的个性化服务，且不设急诊科；非营利性三级医疗服务机构则主要接收急诊、由全科医生和专科医生转诊的患者，提供急诊、门诊和住院治疗服务（所有病种的服务）。这里需要指出的是，无论是专科医院（精神病专科医院除外）还是综合医院的精神科，它们只为重症精神疾病患者提供短期治疗，对于慢性心理卫生问题或轻度精神疾病患者的服务则由社区卫生服务中心提供。医疗服务保障制度则由医疗保险制度和其他医疗保障制度组成。

在医疗保险制度方面，早在20世纪70年代，澳大利亚就颁布了《健康保险法》。该法规定，每个公民都有享受医疗保险的同等机会，每个居民都必须参加医疗保险，每个居民都可以在公立医院接受最基本的医疗卫生服务；20世纪80年代，又颁发了《全民医疗保障法》，并建立了国民医疗照顾制度，实施国民医疗津贴计划（medical benefits scheme,

---

① 中国新闻网. 每年近百万澳人患精神疾病 经济损失达1800亿澳元［EB/OL］. http://news.fjsen.com/2019-11/01/content_30042282.htm.

MBS）和药品津贴计划（pharmaceutical benefits scheme，PBS）等。其中，《全民医疗保障法》规定，澳大利亚所有居民均可免费享受公立医院的急诊、门诊和住院医疗服务，享受免费或部分免费的私人医院和专科医院提供的相关医疗服务等。在其他医疗保障制度方面，最直接和最有效的制度是双向转诊制度。该制度包括五个方面内容：一是详细的转诊服务质量评价体系（其中，精神疾病患者转诊服务质量评价亦包含在内）；二是转诊必须是在与全科医生充分沟通的前提下，由患者或全科医生提出转诊意向；三是转诊工作受到医保福利咨询委员会等监管机构的严格监督；四是专科医生接受转诊制度；五是医院与全科医生是一种合作关系，必须设置专门的转诊岗位负责医院的转诊业务，必须主动寻求将术后病人或符合出院条件的病人转回社区进行康复治疗。这里还需要着重提出的是，在精神卫生服务政策立法方面，澳大利亚维多利亚州在1986年出台了澳大利亚第一个心理健康法案。该法案规定，该州所有的精神疾病患者都有权接受全面综合的心理健康服务。1992年，澳大利亚全国卫生部长会议不仅通过了《全国精神卫生政策》，还制定了第一个专门发展精神卫生事业的国家战略——精神卫生服务计划。在该政策的影响下，澳大利亚各州相继出台了地区精神卫生法并成立了相应的精神（心理）健康管理机构。同时，澳大利亚当局还把精神卫生服务纳入国民医疗保险的范围。

从对澳大利亚医疗卫生服务体系和医疗保障体系的上述简单介绍中不难看出，澳大利亚的全民医疗保障体系被公认为全世界最完善的体系之一并不为过。但是，这一体系在发展过程中也遇到了一些问题或挑战，其中最为突出的问题是如何解决精神疾病高发病率引发的一系列社会矛盾和如何确保该体系的可持续发展等。基于此，澳大利亚当局制定了包含精神卫生服务质量标准在内的一系列医疗服务质量管理标准或制度。制定这些标准或制度的目的是确保或提升医疗卫生服务的安全性、有效性、适宜性、可及性和服务效率等。为确保这些目标的实现，澳大利亚当局还成立负责医疗服务质量标准制定和医疗服务质量评估的专门机构——澳大利亚卫生保健服务标准理事会（ACHS，1974）和澳大利亚医疗质量安全委员会（2000）。澳大利亚卫生保健服务标准理事会主要负责两个医疗机构评审项目——绩效评估服务项目（the performance and outcomes service）及评估和质量改进项目（evaluation and quality improvement program，EQUIP）。其中，EQUIP 于 1997 年实施，用于全面评估患者检查、诊断、入院、出院以及随访期间医疗服务机构的服务质量（后拓展到护理诊所、社区医疗服务、养老院和日间手术中心等机构）。在医疗服务认证方面，澳大利亚皇家通科医学院于 1996 年研究了一套通科医疗服务认证标准和评估程序——《通科医疗认证评估手册》（第 1 版）和《通科医疗认证评估手册》（第 2 版），其最终目的就在于提高通科医疗的服务质量。这一标准在通科医学院的附属医院及加盟的社区医疗服务中心实施并获得巨大成功，澳大利亚当局亦开始在国内进行全面推广。

此外，澳大利亚政府还发展了一系列医疗卫生服务方面的 ISO9000 族标准及操作指南。其中，在精神卫生服务方面，澳大利亚当局不仅要求精神卫生服务机构获得 ISO9000 认证，还要求澳大利亚卫生服务安全与质量委员会及区域精神卫生服务评估机构根据 1996 年澳大利亚当局颁布的《国家精神卫生服务质量标准》对所有的精神卫生服务机构进行每年一次的检查和评估。这种由政府内设机构对政府建立的精神卫生服务机构进行质量评估的行为，最大的优点在于评估结果的权威性，能有效促进各服务机构服务质量的改善与服务水平的提升，但缺点亦很明显，即这种既做"裁判员"又当"运动员"的行为，很难避免评估结果的偏倚，而这并不利于服务机构服务质量的改善。澳大利亚当局也意识到了这一点，引进了第三方评估机构，并建立了第三方评估机制。除澳大利亚当局高度重视精神卫生服务质量评估外，澳大利亚的一些学者也对此展开了广泛的研究。其中，Wand 等人对澳大利亚悉尼一家医院急诊科的精神健康护理从业人员门诊服务的满意度（质量）进行了评估，并认为精神卫生政策的支持对精神卫生服务质量的提高具有重要作用。[①] Zubaran 等

[①] Wand T, White K, Patching J, et al. Outcomes from the evaluation of an emergency department-based mental health nurse practitioner outpatient service in Australia [J]. Journal of the American Association of Nurse Practitioners, 2012, 24 (3).

人开发了吸毒者生活质量量表（Drug User Quality oF Life Scale），并利用该量表评估吸毒成瘾者（精神疾病患者的一种）的生活质量，借以反映精神卫生服务机构为吸毒成瘾者提供服务的质量。研究结果表明，该量表是研究卫生服务质量的一个可靠且有效的工具①。

（四）加拿大的评估实践

加拿大大部分社会制度均沿袭英国，尤其是其社会福利制度。一般来说，福利国家居民的整体健康指数相对较高，加拿大不仅不例外，而且还居于全球首位。Letter one 投资公司 2019 年发布的全球健康指数（Global Wellness Index）显示，加拿大在全球 151 个参评国家中排名第一。尽管如此，加拿大在部分病种（如精神障碍）的患病率上却居高不下。加拿大政府网站 2021 年公布的数据显示：患有精神类疾病的 65 岁及以上老年人达 41 万余人，5~17 岁的儿童及青少年达 10 万余人，寻求帮助的比例却只有 25%。② 另据《加拿大精神疾病报告》（A report on Mental Illness in Canada）和《加拿大社区卫生调查局关于精神卫生和福利的调查报告》（The Canadian Community Health Survey-Mental Health and Well-being，CCHS）的数据，2001 年加拿大 15 岁及以上人群精神障碍和物质滥用的患病率高达 11.4%，但 15~24 岁年龄段的患者主动寻求帮助的比例只占该年龄段患者的 25%；25~64 岁年龄段的患者主动寻求帮助的比例只占该年龄段患者的 45%；65 岁及以上年龄段患者主动寻求帮助的比例则只占该年龄段患者的 33%。③ 加拿大每年因精神障碍产生的经济损失达 3950 亿美元（The Public Health Agency of Canada，2004），远远高于澳大利亚的 1800 亿美元。基于此，加拿大政府及相关学者认为，精神卫生问题不仅是加拿大当前重要的公共卫生问题，还是一个重大的

---

① Zubaran C, Emerson J, Sud R, et al. The application of the drug user quality of life scale (DUQOL) in Australia [J]. Health & Quality of Life Outcomes, 2012, 10 (1).

② Statistics Canada. Chronic conditions among seniors aged 65 and older, Canadian Health Survey on Seniors, two-year period estimates [EB/OL]. https://www150.statcan.gc.ca/t1/tbl1/en/tv.action?pid=1310084901.

③ Statistics Canada. The daily [EB/OL]. https://www.statcan.gc.ca/daily/english/030211/d030211a.htm.

社会问题。

尽管在19世纪中叶及之后的很长一段时间内，精神卫生问题在加拿大被认为是私人问题，但自加拿大成为英联邦成员，尤其是《加拿大宪法》自1982年生效以来，精神卫生问题就被提上政府的议事日程，且一系列法律文件亦把精神卫生问题作为一项重大的公共问题来对待。如在1984年通过的《加拿大卫生法》就明确规定，医疗保险服务覆盖的范围包括门诊服务、住院服务和护理保健服务（含长期住院护理的部分服务和家庭护理的保健服务）等。除此之外，该法还规定了国家卫生系统标准。该标准包括公共管理标准、医疗服务标准及医保支付标准等。1983年生效的《隐私法》，在强化了150个联邦政府部门和机构在收集加拿大居民尤其是精神疾病患者个人信息的责任的同时，还允许加拿大居民查看个人信息并纠正其中不准确的内容。2001年通过的《个人信息保护和电子档案法案》则进一步强化了《隐私法》关于个人健康信息收集的规定——除非个人同意，否则不得透露任何个人信息，尤其是精神疾病患者的健康信息。加拿大虽然没有统一的精神卫生法，但是其各省和各地区均有自己的专项精神卫生法。作为英美法系的成员，除魁北克省外，其他省和地区的精神卫生法案的内容和宗旨均源自英国，并受美国精神卫生法案的影响。因此，各省的精神卫生法案几乎均涉及入院的程序与标准、治疗知情同意权、权利保护和监督及社区治疗等内容。以2010年正式生效的加拿大亚伯达省的《精神卫生法案》为例，该法案共包含七部分54个条款。其中，在自愿入院方面规定：当患者有能力理解治疗的主要内容并能够承担其决定的后果时，则视其为有做出治疗决定的能力，如果精神科医生认为该患者实际上不具备做出治疗决定的能力，则需要向医疗委员会递交书面意见。另外，如果意识清醒的患者及其近亲属或监护人均拒绝进行治疗，则治疗医师无权做出强制入院治疗的决定，除非该治疗医师认为该患者不接受治疗会影响自身健康或公共安全（这种情况需要向复核小组提出书面申请）。同时，所有患者在治疗前还必须签署知情同意书，否则，不能强制入院；即使强制入院，精神科医生也必须签署强制入院声明，并把患者的病情、治疗师和后果告知患者本人或其近亲属。而在非自愿（或强制）入院程序上则规定：强制入院的前提是提供两份具有效力的医学证明；对处于羁押期内的患者则根据加拿大《刑法典》和《青少年刑事司法法案》的规定，在有医学证明的前提下，精神科医生必须先征求患者本人的意见，依规定格式签发入院证明。此外，加拿大还在国家医疗保险制度中为精神疾病患者提供相应的保障服务，虽然其关注的重点仍在躯体疾病方面而非精神卫生方面。而私人保险计划则把慢性病、先天性疾病、老年人、精神病人等，尤其是精神病人排除在保险范围外，这可能与其资本属性有关。

为保障更多精神疾病患者享有更多更好的精神卫生服务，加拿大当局及学界对此开展了诸多研究与实践。其中，就如何提高精神卫生服务质量方面，加拿大参议院社会事务、科学和技术常务委员会于2004年发表了与精神卫生服务相关的第一篇综合报告——《参议院关于精神卫生、精神疾病和成瘾的报告》，同时，参议院委员会也公开承认，加拿大当局向加拿大公民提供的精神卫生服务质量与向躯体疾病（非精神类疾病）患者提供的医疗服务质量之间存在较大差距。其中，该报告指出，加拿大精神卫生系统的碎片化以及缺乏社区服务是精神疾病高复发率和高住院率、无家可归人数增加以及犯罪和监禁行为增加的主要原因。同时，该报告还指出，加拿大精神卫生系统缺乏国家层面的精神卫生政策、缺乏允许收集可比数据的数据库以及缺乏强大的领导能力等是导致加拿大精神卫生服务质量水平相对低下的重要原因。此外，学界也对精神卫生服务质量评估做了大量的研究，其中，Chovil Nicole 等学者在一项关于持续改进儿童和青少年心理健康服务质量的研究中指出，耐心、管理层支持和持续对话是提高儿童和青少年心理健康服务质量的关键要素。[1] Bedard 等学者在对加拿大东北安大略省东北部精神病早期干预护理质量改进路径项目的研究中认为，关爱路径不仅可以提升精神卫生护理质量，而且可以作为指导精神卫生护理方

---

[1] Chovil Nicole. One small step at a time: Implementing continuous quality improvement in child and youth mental health services [J]. Child & Youth Services, 2010.

案质量评价的一种工具。①

(五) 世界卫生组织的评估实践

世界卫生组织 (WHO) 是联合国下属的专门机构,之所以将其纳入本章讨论的范畴,主要在于其既是国际上最大的政府间卫生组织,同时也在于其在精神卫生服务评估方面的大量实践及宝贵经验可为世界各国所借鉴。WHO 公布的有关数据显示,截至 2021 年,全球人口约 75 亿,其中,患有抑郁症的人数达 3.5 亿,患有精神分裂症的人数达 2100 万,患有老年痴呆症的人数达 6000 万,患有药物与酒精依赖等其他类精神类疾病的总人数达 10 亿左右。然而,由于世界各国在政治、经济、文化、科学技术等方面的发展差异,以及精神卫生问题的特殊性,精神卫生服务的可及与公平、质量与效率等在发达国家、发展中国家和最不发达国家之间存在巨大的差异。

WHO 作为联合国的一个内设机构,其主要职责是领导全球卫生事务,具体职责包括拟定卫生研究议程、制定卫生服务规范和标准、阐明以证据为基础的政策方案、为世界各国提供技术支持及监测和评估卫生服务发展趋势等。为使世界各国的精神卫生事业均衡发展,WHO 在成立初期就设置了精神卫生部门,并将精神卫生工作任务置于其历年工作任务的前列,还将 1959 年和 2001 年定义为精神卫生工作年。WHO 在精神卫生方面的具体工作包括制定全球精神卫生工作规划和精神疾病诊断标准及提出全球精神卫生服务评估框架和精神卫生立法工作方案等。其中,1990 年制定的精神卫生中期规划,还被写入世界卫生组织 1990~1995 年的第八个总体工作规划中。该规划以保护和促进精神卫生为主题,旨在减少与精神和神经系统疾患、酒精和药物滥用有关的问题,并推进精神卫生技能、知识和认识与卫生保健和社会发展相结合。工作的重点是发展实施精神卫生规划技术,推广相关知识、方法与技术并保证它们能被正

---

① Bedard T E, Nadin S, Zufelt C, et al. Implementation and evaluation of a quality improvement project: Carepaths for early psychosis intervention programmes in northeastern ontario [J]. Early Intervention in Psychiatry, 2016.

确使用。这些知识、方法和技术包括：为支持卫生保健和其他社会和发展活动所需要的各种社会心理和行为干预办法，为预防社会心理危险因素对健康的影响而采用的各种方法，为减少与酒精和药物滥用相关问题，以及为评价、预防和医治精神和神经系统疾患所必需的技术等[①]。

2001 年，WHO 在报告中，把"精神卫生：新理解，新希望"（Mental Health：New Understanding，New Hope）作为该年报告的主题。在该报告中，WHO 希望各国政府用公共卫生的方法来处理精神卫生问题（如制定相关政策以促进整体精神卫生发展、保证人人都能得到高质廉价的服务、保证精神障碍患者获得合理的保健服务、保证精神疾病患者的合法权益不受侵害、评估与监测社区的精神卫生服务状况、促进精神疾病患者健康生活方式的养成、保障家庭生活的稳定与人类的发展及增加研究投入等），把精神疾病患者从专门机构转移到社区，为非入院精神障碍患者建立社区支持系统，在综合医院设立精神科用以收治急性精神病人等。同时，其还为三种不同发展情况的国家（即最不发达国家、发展中国家和发达国家）设定了不同的精神卫生工作实施方案，并提出了任一方案需要考虑的 10 大问题（或建议）——如何在基础保障中提供治疗，如何使精神药物更容易得到，如何开展社区精神卫生检测，如何在社区提供保健服务，如何对公众进行教育宣传，如何争取更多的社区、家庭及消费者参与精神卫生服务工作，如何使制定的国家精神卫生政策、计划和法律更为有效，如何培养更多更好的精神卫生服务人才，如何加强部门间的协作或合作以及如何增加精神卫生研究的投入或资助。其目的是希望社会各界增加对精神卫生重要性和因精神障碍而产生的疾病负担的认识，使人们正确了解精神障碍对人类、社会及经济发展的影响，消除对精神障碍患者的偏见与歧视等。[②] 与此同时，WHO 的精神卫生与药物依赖司还根据 2001 年的《世界卫生报告》中关于精神卫生发展的 10

---

① 1990 年—1995 年第八个总体工作规划 全球中期规划 10 保护和促进精神卫生［J］.中国心理卫生杂志，1989（4）：168-175.
② 郝伟，陈晓岗.精神卫生：新理解，新希望——世界卫生组织 2001 年报告简介［J］.国外医学（精神病学分册），2002（1）.

项建议（或解决精神卫生的10大问题），创建、发展和完善了衡量一个国家或地区精神卫生系统发展水平的工具——WHO精神卫生体系评估工具[①]。

该评估工具（即WHO-AIMS1.1版）于2003年12月由WHO发布，在此后的两年时间里，世界上诸多国家利用其对精神卫生服务需要与需求、精神卫生服务的利用等进行了大量研究，但随着社会、经济、文化的发展和精神疾病患病率的增加，人们发现该版本的适用性日益下降，因此，WHO在1.1版的基础上进行修订完善，形成新的版本即WHO-AIMS2.2版。根据该版本的要求，精神卫生系统及其服务的评估由政策与立法框架、精神卫生服务、初级卫生保健中的精神卫生、精神卫生工作的人力资源、精神卫生工作与其他部门（支持系统）的合作及精神卫生的监测体系与精神卫生研究的支持工作六个部分组成，每个部分包括若干个方面和若干条目，如精神卫生政策与立法框架中包含精神卫生政策、规划、立法及人权监督机制等，精神卫生服务中包括精神卫生服务体系的组织结构、精神卫生服务机构的基本信息、不同政府部门管理的精神病医院以及心理治疗中心等，总计28个方面156个条目。该工具不仅为一个国家或地区的精神卫生系统的建设提供指引，而且可用于系统衡量一个国家或地区精神卫生系统的完整性和服务质量。尽管如此，从上述解读中也不难发现该工具有一个缺陷，即其只能对精神卫生服务"供方"的供给质量进行评估，而不能对精神卫生服务"需方"的利用水平进行衡量。

2014年，WHO针对"如何评估和改善精神卫生和社会保障机构的质量与人权"发布了一个新的评价工具——WHO有质量的权利工具包。该评估工具相较于WHO-AIMS对于精神卫生工作而言，没有本质上的区别——都是为了改善精神卫生服务质量（即目标一致），但前者偏微观，后者更注重宏观，在某种程度上，它们存在包含与被包含的关系。WHO

[①] 张燕，李凌江. 世界卫生组织精神卫生体系评估工具（WHO-AIMS）介绍[J]. 中国行为医学科学，2008，2（17）.

有质量的权利工具包主要是针对 WHO-AIMS 中的精神卫生服务部分而提出的一种衡量工具。WHO 开发这一衡量工具并实施评估的主要目标是协助各国评估和改善其精神卫生与社会医疗机构的服务质量和人权，确保精神卫生服务机构在未来提供高效有用的服务。该工具涵盖《残疾人权利公约》（CRPD）的五个主题，即适足的生活水平和社会保护的权利（CRPD 第 28 条），享有可达到的最高标准的身体和心理健康的权利（CRPD 第 25 条），行使法律行为能力的权利和人身自由与案例的权利（CRPD 第 12 条和第 14 条），免于酷刑或残忍、非人道或有辱人格的待遇或处罚以及免于剥削、暴力和虐待（CRPD 第 15 条和第 16 条），独立生活和融入社区的权利（CRPD 第 19 条）。五大主题的评估标准共计 25 个，评估细则共 116 条。评估的对象包括精神病专科医院、综合性医院的精神病科、门诊服务（包括社区心理健康门诊、物质滥用中心、初级保健诊所和通过综合医院提供的门诊保健等）、康复中心、日间护理中心、社会护理院（包括孤儿院、养老院、智障儿童和其他残疾人的家或其他群体之家）。评估结果可为一个国家或地区修订精神卫生政策、规划和法律提供信息，可帮助政府了解精神卫生服务机构侵犯人权的状况（如人权遭受侵犯的程度和类型等）并以此支持改革，可为精神卫生服务机构科学制订和实施精神卫生服务质量促进计划提供依据等。[①]

三 西方发达国家的实践经验借鉴

（一）国家应高度重视精神卫生服务质量评估

自工业革命以来，随着社会政治、经济、文化和科学技术的快速发展，人们对精神类疾病的认知亦发生了根本性改变，具体表现为：一是精神类疾病不再是妖魔鬼怪的化身，而是机体病变的结果，且这种结果完全可以通过人类的努力加以改善；二是精神卫生问题不再是一个私人问题，而是重大的公共卫生问题和严重的社会问题。基于这一认知，西

---

① 资料引自 WHO 官网。

方资本主义发展较早的国家亦开始加强对该类疾病的保障性投入。这些保障性投入包括系列精神卫生政策法规、精神卫生服务体系及其支持系统、精神卫生服务机制等。从政策法规上看，这些发达国家基本上均为精神卫生问题立了法——精神卫生法，制定了一系列专门的精神卫生财政投入、人力投入、设施设备投入、保险及筹资等政策。如英国、美国及澳大利亚等国家在精神卫生服务体系及其支持系统方面，就建立了专门的精神卫生管理机构和研究机构，形成较为完善的精神卫生医疗服务网络（包括综合性医院精神科、精神病专科医院、区域性精神病治疗康复中心和初级卫生保健机构的专科诊所等），明确了各服务机构的职能边界，制定了精神卫生医疗服务技术标准等。

此外，西方发达国家还将原属私人产品的精神卫生服务（产品）提升到了公共产品的高度，这为将精神卫生服务纳入政府的议事日程奠定了基础。西方发达国家（政府）的统治者或统治阶级在精神卫生服务方面在追逐经济利益最大化的同时，亦开始注重社会效益的提升。在服务领域，对社会效益的考量，主要采用受众范围和受众得到服务的等级等指标来衡量。精神卫生服务作为医疗卫生服务领域中受众相对较小的分支，对于整个人类社会的发展而言，有着以小见大的作用，无论是对于人力资本的积累，还是对于社会秩序的稳定以及政府合法性根基的稳定等均起着十分重要的促进作用。因此，在现代社会，各国政府均高度重视精神卫生服务工作，尤其是精神卫生服务质量的考评工作。

自新中国成立以来，我国政府也十分重视精神卫生服务工作，且取得了较为瞩目的成就。新时代，我国社会的主要矛盾已由"人民日益增长的物质文化需要同落后的社会生产之间的矛盾"[1] 转化为"人民日益增长的美好生活需要和不平衡不充分的发展之间的矛盾"[2]。其中"美好生活需要"就包含了对精神健康的需要。尽管近年来我国政府在精神健

---

[1] 中共中央文献研究室. 三中全会以来重要文献选编（下）[M]. 北京：中央文献出版社，2011.

[2] 习近平. 决胜全面建成小康社会 夺取新时代中国特色社会主义伟大胜利——在中国共产党第十九次全国代表大会上的报告 [N]. 人民日报，2017-10-28.

康方面的投入（即对精神卫生服务的投入）达到历史新高（如建立了以社区为基础的精神卫生服务网络），精神障碍的防治工作也取得了新进展。然而，就目前我国精神卫生服务面临的严峻形势——终生患病率（16.57%）的逐年增长和因精神（心理）健康问题而引发的自杀、暴力行为的上升趋势等，除继续加大投入力度，进一步完善以社区为基础的精神卫生服务网络外，更重要的就是紧紧把握住精神卫生服务质量，尤其是社区精神卫生服务质量这一重要关口。一般认为，质量控制的重要手段是根据一定的标准对其进行定期或不定期的评估。评估不仅能检验成效，而且可以发现问题和纠偏行动，是质量控制环节中最为关键的一环。精神卫生服务质量的控制也不例外，就目前我国社区精神卫生服务工作而言，大多把注意力聚焦在服务数量上，对服务质量却较少关注。没有质量的精神卫生服务，即使数量足够多也无法有效满足日趋增长的精神健康需求。因此，应从国家层面加大对精神卫生人力、物力、财力等方面的投入，从而生产和提供更多更好的精神卫生服务产品来满足人们对精神健康的需求。

（二）建立相对完善的精神卫生服务质量监管与评价系统

西方发达国家较早意识到建立完善的精神卫生服务体系，提供更好的精神卫生服务产品是满足各国民众精神卫生服务需求的重要手段，而后来的实践证明，有数量而没有质量的精神卫生服务根本满足不了各国日趋增长的精神卫生服务需求。因此，它们开始加强对精神卫生服务质量的监管与评估，并建立了包含多元主体参与的精神卫生服务质量监管与评价系统。该系统由包含国家层面、地方层面和社会层面的子系统组成。其中，国家层面的监管与评估机构主要有英国的医疗质量委员会（Care Quality Commission，CQC）、美国的卫生技术评估机构——技术评估办公室（Office of Technology Assessment，OTA）（于1995年解散）和患者健康结果研究院（Patient-Centered Outcomes Research Institute，PCORI）、澳大利亚的药品福利咨询委员会（Pharmaceutical Benefits Advisory Committee，PBAC）以及加拿大的卫生技术评估协调办公室（Canadian Coordinating Office for Health Technology Assessment, CCOHTA)（后更名为加拿大药物和卫生技术局，CADTH）等；地方层面的监管与评估机构主要包括各国各省（联邦州）的监管与评估机构，如加拿大魁北克省的卫生技术与服务评估局等；社会层面的监管与评估机构相对较多，如美国的蓝十字和蓝盾协会、美国的医院协会、澳大利亚的处方药物评估委员会、英国的国立健康与照护卓越研究院（National Institute for Health and Care Excellence, NICE)[①]等。这些组织除承担包括精神卫生服务在内的国家医药卫生服务标准、规范的制定以及医药卫生监管等职责外，还开展包括精神卫生服务在内的各类医药卫生项目的评估工作，主要就项目的有效性、安全性、风险性及经济性等相关证据进行系统评价，并提出相关建议，目的是为国家制定相关卫生政策、做出相关卫生决策等提供依据。

我国的精神卫生服务工作相对于西方发达国家而言，起步较晚，尽管也完成了以社区为基础的精神卫生服务网络建设，但在质量评估方面没有从国家层面建立一个独立的精神卫生服务质量评估系统，现有评估主要是生产与提供单位的内部评估（即自我评估），而内部评估的缺点主要在于评估结论的客观真实性很难保证。基于此，本研究认为，从国家层面建立一个权威且相对独立的精神卫生服务质量监管与评价系统，对我国社区精神卫生服务质量进行外部评估是非常必要的。

（三）创建具有本土特色的精神卫生服务质量评估工具

自西方发达国家把精神卫生服务供给作为一个国家或地区应承担的基本职责以来，它们不仅注重服务数量的供给，而且十分注重服务质量的供给。为此，它们不仅建立了为数不少的精神病院和开发了以社区为基础的精神病照料中心，而且为控制精神卫生服务的质量，还开发了大量用于精神卫生服务质量评估的工具。如英国精神卫生联盟绩效指标（Performance Indicators for Mental Health Trusts in England)[②]，主要评估服

[①] 该院原为国家层面的评估机构，但在 2013 年经历一次重大变革后，成为社会层面的评估组织，即非政府公共组织（Non-Departmental Governmental Public Body, NDPB）。

[②] UK. Department of Health NHS performance ratings: Acute trusts, specialist trusts, ambulance trusts, mental health trusts2001/02 [R]. London: UK Department of Health, 2002.

务的绩效；澳大利亚开发的精神卫生服务评估指标体系则从服务的结果出发，主要测量精神障碍患者的病死率、发病率、残疾率和残障率等。除官方机构开发的评估工具外，一些非官方机构和学者也开发了一些精神卫生服务质量评估工具，如 Overall 和 Gorham 开发的简明精神病评定量表（BPRS）、Kay Fiszbein 和 Opler 于 1987 年开发的阳性和阴性精神症状评定量表（PANSS）、英国皮克尔研究所（Picker Institute）开发的患者满意度调查问卷[①]等。国外精神卫生服务质量评估工具（包括评估量表和评估标准以及评估方案）的开发与利用，为其客观、公正地评估精神卫生服务质量，发现精神卫生服务过程中存在的问题并提出有针对性的改进建议奠定了坚实的基础。

我国的精神卫生服务质量评估工作相对于西方发达国家来说，虽然起步较晚，但自改革开放以来，因精神卫生事业发展的需要，我国陆续开发了一系列精神卫生服务质量评估工具，如用于医疗服务质量评价的 CCMD-2-R 和 CCMD-3 和肖水源教授开发的用于精神卫生社会保障质量评价的社会支持评定量表等。这些工具的开发，不仅极大地丰富了我国精神卫生服务研究的理论基础，而且为我国精神卫生服务实践提供了较好的指导。就现有评估工具的特征看，国外工具的痕迹比较明显（如 CCMD-3 就源自 ICD-10），工具的普适性还有所欠缺。现有工具大多是针对精神卫生服务的某一领域而设计，因此，评估结果难以客观真实地反映我国精神卫生服务质量的实际水平。为获得我国精神卫生服务质量尤其是社区精神卫生服务质量的客观证据，为我国政府及相关部门提供可靠的决策依据，建议在开发精神卫生服务质量评估工具时，充分考虑将精神卫生服务医疗技术干预质量和社会保障干预质量融为一体的最大可能性，形成一个具有中国特色的普适性精神卫生服务质量评估工具。

[①] 〔美〕奥尔森. 四国精神卫生服务体系比较——英国、挪威、加拿大和美国［M］. 石光，栗克清，译. 北京：人民卫生出版社，2008.

第四章　我国城市社区精神卫生服务供需现状

一　精神卫生服务供给情况

（一）医疗服务体系发展及供给情况

在我国，早期人们对精神疾病的认知并不科学，且精神卫生问题被统治阶级认为是私人问题而非公共问题。但是，随着西方和我国经济、文化的发展，尤其是医学技术水平的发展和医学模式的改变，人们逐步接受精神疾病是可以通过药物、手术、心理关怀等手段来缓解或治愈的观念。与此同时，政府亦开始承认精神卫生问题不再是简单的私人问题，而是一个重要的公共卫生问题和社会问题，向国人提供基本的精神卫生服务是其最基本的职责之一。我国现代意义上的精神卫生服务工作起步的关键点，是由美国医生嘉约翰（John Glasgow Kerr）于1898年在广州珠江边创办的专门服务精神疾病患者的广州惠爱医院（先后改名为广州市精神卫生中心、广州医科大学附属脑科医院）。随后，北平（1906年）、哈尔滨（1910年）、苏州（1929年）、上海（1935年）和南京（1947年）等地建立了提供类似服务的专科医院。从新中国成立前的我国精神卫生服务发展史不难看出，这一时期的精神卫生服务发展十分缓慢。有研究指出，新中国成立以前，全国的精神卫生服务机构不到10家，精神科床位不到1200张，从事精神卫生服务的专业医师不到 60 人。[1]

为改变这种状况，新中国成立后，党和政府就把精神卫生服务问题提上议事日程，并最终将其当作一个重大的公共卫生问题和重要的社会问题予以对待，各种政策和规制的陆续出台，为我国精神卫生医疗服务供给体系的快速发展提供了充分的保障。根据《中国卫生健康统计年鉴》及相关研究，1949 年，全国精神病专科医院仅 9 家，精神病床位 1142 张。1952 年，全国精神病专科医院增加到 13 家，精神病床位增加到 2222 张，精神科医生数达 108 人，相较于 1949 年，全国精神病专科医院增长 44.4%，精神病床位增长 100%。1957 年，全国精神病专科医院增加到 70 家，精神病床位达到 11000 张，精神科医生达 400 人，与 1952 年相比，全国精神病专科医院增长了 438.5%，精神病床位增长了 400.0%，精神科医生数增长了 300.0%。1961 年，全国精神病专科医院增加到 139 家，精神病床位增加到 2.20 万张，精神科医生达 1228 人，与 1957 年相比，全国精神病专科医院增长 98.6%，精神病床位增长 100%，精神科医生增长 200%。1966～1976 年，全国精神卫生医疗服务体系的发展出现停滞，直到 1978 年，全国精神卫生医疗服务体系开始继续发展。相关统计文献表明，1978 年，全国精神病专科医院增加到 219 家，精神病床位增加到 4.20 万张，精神科医生增加到 3128 人，相较于 1961 年，全国精神病专科医院增长 57.6%，精神病床位增长 90.9%，精神科医生增长 158.3%。1985 年，全国精神病专科医院增加到 320 家，精神病床位增加到 6.40 万张，从业人员增加到 5 万余人（其中，精神科医生 6600 人），相较于 1978 年，全国精神病专科医院增长 46.1%，精神病床位增长 52.4%，精神科医生增长 112.9%。2006 年，精神病专科医院增加到 1124 家，精神病床位增加到 14.60 万张，从业人员增加到 11 万余人（其中，精神科医生 11400 人），与 1985 年相比，精神病专科医院增长 251.3%，精神病床位增长 128.1%，精神科医生增长 72.7%。2019 年，精神病专科医院增加到 1545 家（其中，城市 696 家、农村 849

---

[1] 卫生部疾病预防控制局. 精神卫生政策研究报告汇编 [M]. 北京：人民卫生出版社，2008.

家），精神病床位增加到58万余张，从业人员增加到21万余人（其中，精神科医生20000人），相较于2006年，精神病专科医院增长37.5%，精神病床位增长300.8%，精神科医生增长75.4%（见表4-1）。

表4-1 1949~2019年我国精神病专科医院发展情况

年份	机构（家）	床位（万张）	精神科医生（万人）
1949	9	0.11	
1952	13	0.22	0.01
1957	70	1.10	0.04
1961	139	2.20	0.12
1978	219	4.20	0.31
1985	320	6.40	0.66
1990	444	9.30	1.15
2006	1124	14.60	1.14
2019	1545	58.52	2.00

数据来源：历年《中国卫生健康统计年鉴》及相关研究。

我国精神卫生服务供给主体，除上述精神病专科医院外，还包括部分二级及以上医院和精神病防治所。二级及以上综合性医院开展精神卫生服务，始于20世纪50年代第一次全国精神卫生工作会议，会议明确要求各地方政府及其卫生行政部门在有条件的综合性医院建立精神卫生科室并提供诊疗服务。改革开放后，我国卫生行政管理部门要求将这一范围拓展到除精神病专科医院以外的所有二级及以上医院。截至2021年12月底，全国12436家二级及以上医院中有近40%的医院根据国家卫健委等九部门联合印发的《全国社会心理服务体系建设试点2021年重点工作任务》要求，开设了精神（心理）科门诊，其中8316家二级及以上公立医院中有约3300家开设了精神科，4120家二级及以上民营医院中有1200余家开设精神科。[①] 这里需要说明的是，

---

① 潘锋．"中国脑计划"帮助更多人跨越心"坎"——访中国科学院院士、北京大学第六医院院长陆林教授［J］.中国医药导报，2022，19（11）.

我国综合性医院开展的精神卫生服务，南方和北方差异较大。南方的大多数综合性医院，不仅有门诊，还在医院内部建立了精神专科——独门独院有病房，收治各类精神疾病患者（包括需要住院治疗的重症患者），医生大多具有精神科背景，如中南大学湘雅二医院和中山大学附属第三医院等；北方的大多数综合性医院，虽然也设置有精神科并提供精神卫生服务，但大多只有门诊，没有病房，不提供住院服务，一般不收治重症精神疾病患者，如北京协和医院、北京大学人民医院和首都医科大学附属北京天坛医院等。如果忽略综合性医院的这种南北差异，那么，至2019年12月底，我国能提供精神卫生服务的机构就达6000余家。①

我国精神卫生服务机构的快速发展，有效缓解了我国精神障碍人群的看病难问题。2016~2020年的《中国卫生健康统计年鉴》显示，尽管我国精神卫生服务机构的医疗服务供给能力逐年提升（见表4-2），但医疗服务的供给水平稳中有降（见表4-3）。

表4-2　2015~2019年我国精神卫生服务机构医疗服务供给情况

年份	门急诊服务人次（人次）	住院人数（人）	平均开放床位（张）	开放总床日数（床日）
2015	41236019	1597024	262491	95809376
2016	44694329	1751178	297637	108637357
2017	49146871	2023553	345375	126061939
2018	53515089	2328011	392187	143148160
2019	60021116	2637982	451351	164743027

数据来源：根据2016~2020年《中国卫生健康统计年鉴》整理。

表4-2显示，2019年，我国精神卫生服务机构的门急诊服务人次达60021116人次（其中，精神病专科医院提供44861286人次），为2637982人提供了住院服务，平均开放床位451351张，开放总床日数为164743027床日。相较于2018年，门急诊服务人次增长12.16%，住院人数增长13.31%，平均开放床位增长15.09%，开放总床日数增长

---

① 国家卫生健康委员会.中国卫生健康统计年鉴2020［M］.北京：中国协和医科大学出版社，2020.

15.09%；相较于2017年，门急诊服务人次增长22.13%，住院人数增长30.36%，平均开放床位增长30.68%，开放总床日数增长30.68%；相较于2016年，门急诊服务人次增长34.29%，住院人数增长50.64%，平均开放床位增长51.64%，开放总床日数增长51.64%；与2015年相比，门急诊服务人次增长45.56%，住院人数增长65.18%，平均开放床位增长71.95%，开放总床日数增长71.95%。

表4-3 2015~2019年我国精神卫生服务机构医疗服务供给
水平及医师担负工作量情况

年份	急诊病死率（%）	观察室病死率（%）	住院病死率（%）	医师日均担负诊疗人次（人次）	医师日均担负住院床日（床日）
2015	0.02	0.06	0.3	4.7	9.2
2016	0.03	0.11	0.4	4.7	9.6
2017	0.02	0.14	0.3	4.7	9.8
2018	0.03	0.21	0.3	4.7	10.2
2019	0.02	0.23	0.26	4.6	10.2

数据来源：根据2016~2020年《中国卫生健康统计年鉴》整理。

表4-3则显示，2015年到2019年，我国精神卫生服务机构的医师虽然日均担负的诊疗人次基本保持不变，但日均担负住院床日逐渐上升，这可能是因为我国精神卫生服务需求量逐年增大和精神科医生人数增长缓慢。同时这也说明，我国精神卫生服务机构的医疗服务供给很难满足庞大精神障碍人群的医疗服务需求。从供给的效果看，五年的急诊病死率和住院病死率呈波浪式变化，但是观察室病死率则呈上升趋势，说明我国精神卫生服务机构的医疗服务供给水平或者说医学保障水平有停滞不前之嫌。

精神卫生服务产品作为公共产品的重要组成部分之一，其生产和供给的经费主要来源于政府的财政投入，因此，政府财政投入在一定程度上决定了精神卫生服务产品的数量。近几年来，虽然我国投入精神卫生工作的财政经费呈逐年增长趋势，但精神卫生服务产品并未有效满足我国精神卫生服务的需求。据相关报道,我国仍有近90%的精神疾病患者从未接受过医疗服务。[①] 此外,医疗服务设施设备作为精神卫生服务供给的必要条件,其在一定程度上也反映精神卫生服务产品的数量,2016~2020年《中国卫生健康统计年鉴》显示,我国精神卫生服务机构所拥有的医疗服务设施设备虽然增长较快(见表4-4),但与我精神卫生服务的需求增长相比较仍显不足,这可从我国五年一次的精神病两周就诊率和住院率调查结果中窥见一斑(见图4-1)。

表4-4　2015~2019年我国精神卫生服务机构政府财政投入及医疗服务设施设备拥有情况

年份	政府财政投入	万元以上设备数(台)	业务用房面积(平方米)
2015	915541	42615	8853272
2016	987180	49285	9645340
2017	1125887	58444	11004340
2018	1256741	68070	12566764
2019	1398989	77964	14018629

数据来源:根据2016~2020年《中国卫生统计健康年鉴》整理。

(二)社会支持服务(社会保障)体系发展情况

精神卫生服务社会支持服务体系的涵盖面比较广,既包括政策法规,也包括社会伦理道德,但更多涉及资源配置或者经济支持。国家颁布的一系列精神卫生事业发展规划,为精神卫生事业的可持续发展提供了支撑与保障。一般认为,精神卫生事业发展规划可分为两个阶段,即新中国成立到20世纪末和21世纪初至现在。

在第一阶段,国家召开了两次全国精神卫生工作会议,制订并实施了九个五年精神卫生工作计划。如1958年,卫生部在南京召开了第一次全国精神卫生工作会议,制订并实施了《精神卫生工作第一个五年计划

[①] 新思界产业研究中心. 精神卫生医疗需求增加 未来行业发展潜力较大 [EB/OL]. http://www.newsijie.com/chanye/yiyao/jujiao/2020/1221/11270792.html.

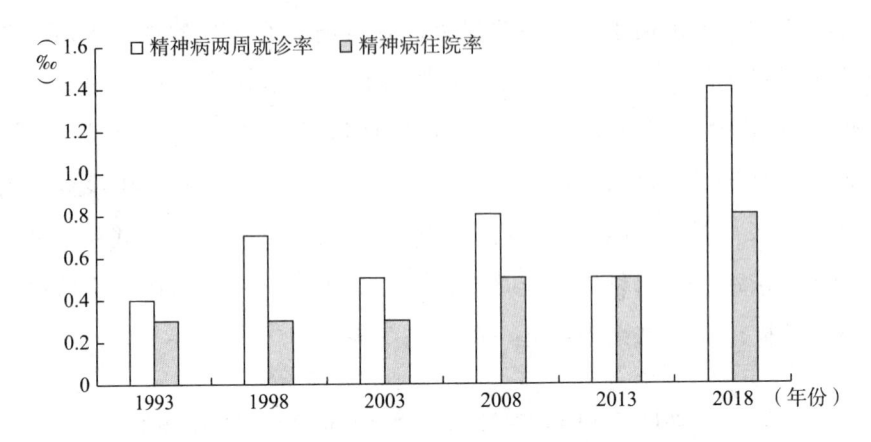

图 4-1 1993~2018 年精神病两周就诊率和住院率调查结果

（1958—1962年）》（本章以下简称《计划》）。《计划》提出了"十六字"精神卫生工作方针（即"积极防治，就地管理，重点收容，开放治疗"），建议由卫生部、民政部和公安部负责领导与协调，兴建精神卫生门诊医疗机构和在综合性医院开展精神卫生服务。这种强调"防与治高度结合"的精神卫生工作方针，充分体现了我国政府的责任。1986年10月，卫生部联合民政部和公安部在上海召开了第二次全国精神卫生工作会议[1]，会议指出了当时精神卫生工作存在的问题——各级政府和全社会对精神卫生工作缺乏足够认识、精神病医院条件不满足要求和布局不合理及精神卫生人才缺乏等，提出了今后精神卫生工作的主要任务——积极宣传精神卫生、建立各级精神卫生协调组织及有计划地培养精神卫生专业人才等。会后国务院批转了由卫生部、民政部和公安部三个部门共同签发的《关于加强精神卫生工作的意见》，制订《精神卫生工作"七五"计划》。1991年12月，国务院在其批准实施的《中国残疾人事业"八五"计划纲要》中明确提出"有计划实施精神防治与康复、智力残疾预防与康复"等工作，并要求各级残联在全国开展社会化、开放式、综合性精神疾病防治与康复工作。1992年6月，卫生部、民政

---

[1] 姜红燕. 具有中国特色的精神卫生服务工作和精神卫生法 [J]. 云南大学学报（社会科学版），2013，12（3）.

部、公安部和残联联合制订《全国精神病防治康复工作"八五"实施方案》。该方案的任务目标是：建立并形成社会化的精神病防治体系，实行开放式的精神病防治康复方法，使试点地区的精神病发病率得到有效控制，精神病人的治愈率和缓解率提高、复发率和肇事率降低，精神病人的自理能力增强等。

第二阶段则是 21 新世纪初到现在。2001 年，卫生部、民政部、公安部和残联等部门在北京联合召开了第三次全国精神卫生工作会议，会议提出了"二十字"精神卫生工作指导原则[1]（即"预防为主，防治结合，重点干预，广泛覆盖，依法管理"），并于 2002 年制订并颁发了《中国精神卫生工作规划（2002—2010 年）》（本章以下简称《规划》）[2]。《规划》明确提出了该时期我国精神卫生服务工作的总目标和具体目标。其中，总目标包括"基本建立政府领导、多部门合作和社会团体参与的精神卫生工作体制和组织管理、协调机制；加快制定精神卫生相关法律、法规和政策，初步建立与国民经济和社会发展水平相适应的精神卫生工作保障体系；加强精神卫生知识宣传和健康教育，提高全社会对精神卫生工作重要性的认识，提高人民群众的精神健康水平；强化重点人群心理行为问题干预力度，改善重点精神疾病的医疗和康复服务，遏制精神疾病负担上升趋势，减少精神疾病致残；建立健全精神卫生服务体系和网络，完善现有精神卫生工作机构功能，提高精神卫生工作队伍人员素质和服务能力，基本满足人民群众的精神卫生服务需要。"具体目标则包括普通人群心理健康知识和精神疾病预防知识知晓率在 2005 年和 2010 年分别达到 30% 和 50%；在校学生心理保健知识知晓率在 2005 年和 2010 年分别达到 40% 和 60%；妇幼保健机构医护人员的孕产妇常见心理行为问题识别率在 2005 年和 2010 年分别达到 30% 和 50%；老年人及其家庭成员和照料者对于阿尔茨海默病及抑郁症等精神疾病的常见症状和预防知识知晓率在 2005 年和 2010 年分别达到 30% 和 50%；重大灾害后

---

[1] 丁巍. 加快精神卫生立法的步伐 [J]. 中国人大，2006（20）.
[2] 卫生部，民政部，公安部，中国残疾人联合会. 中国精神卫生工作规划（2002—2010 年）[J]. 上海精神医学，2003（2）.

干预试点地区受灾人群获得心理救助服务的比例在 2005 年和 2010 年分别达到 20% 和 50%；精神疾病防治康复工作覆盖人口在 2005 年和 2010 年分别达到 4 亿和 8 亿；在 2005 年和 2010 年分别完成 50% 和 80% 的精神卫生专业人才的培训等①。

2004 年，《国务院办公厅转发卫生部等部门关于进一步加强精神卫生工作的指导意见的通知》（国办发〔2004〕71 号）（本章以下简称《指导意见》），就精神卫生工作的组织领导、重点人群心理行为干预、加强精神疾病的治疗与康复工作、加快精神卫生工作队伍建设、加强精神卫生科研和疾病监控工作及依法保护精神疾病患者的合法权益等方面提出了具体指导意见。

2008 年，卫生部、中宣部、国家发改委等 17 个部门联合印发《全国精神卫生工作体系发展指导纲要（2008—2015 年）》（卫疾控发〔2008〕5 号）（本章以下简称《纲要》），《纲要》就我国精神卫生工作存在的问题进行了概括性总结，即"预防、识别和处理精神疾病与心理行为问题的力度不够，总体服务资源不足且管理分散，地区差异明显、机构和人员队伍缺乏，尚未建立有效的工作衔接机制，精神疾病社区管理和康复薄弱等"，同时，还提出了推进精神卫生工作体系建设的五大目标和具体任务。五大目标中，一是中小学建立心理健康辅导室、设置专职教师并配备合格人员的学校比例在 2010 年城市达到 40%、农村达到 10%；2015 年城市达到 60%、农村达到 30%。二是开展心理行为问题预防工作的县（市、区）的比例在 2010 年达到 50%，2015 年达到 80%。三是建立重性精神疾病管理治疗网络的县（市、区）的比例在 2010 年达到 70%，2015 年达到 95% 以上。四是开展精神疾病社区康复的县（市、区），在 2010 年达到 70%，2015 年达到 85%。五是建立健全精神卫生防治服务网络并在精神卫生工作中发挥主导作用。在 2010 年，地市级及以上地区和 80% 的县（市、区）建立精神卫生防治服务网络，2015 年所有

---

① 卫生部，民政部，公安部，中国残疾人联合会. 中国精神卫生工作规划（2002—2010 年）[J]. 上海精神医学，2003（2）.

的县（市、区）建立精神卫生防治服务网络。具体任务则包括2010年在城市学校开展心理健康教育的比例达到80%、农村达到50%，2015年城市达到85%、农村达到70%；在开展心理行为问题预防工作的县（市、区）中，居民能够更加便捷地获得心理健康指导的比例在2010年城市达到80%、农村达到60%，2015年城市达到90%、农村达到80%；在建立重性精神疾病管理治疗网络的县（市、区）中，重性精神疾病患者获得有效管理治疗的比例在2010年达到60%，2015年达到80%等。

2015年，《国务院办公厅关于转发卫生计生委等部门全国精神卫生工作规划（2015—2020年）的通知》（国办发〔2015〕44号）（本章以下简称《工作规划》）提出的总目标是，到2020年，普遍形成政府组织领导、各部门齐抓共管、社会组织广泛参与、家庭和单位尽力尽责的精神卫生综合服务管理机制。健全与经济社会发展水平相适应的精神卫生预防、治疗、康复服务体系，基本满足人民群众的精神卫生服务需求。健全精神障碍患者救治救助保障制度，显著减少患者重大肇事肇祸案（事）件发生。积极营造理解、接纳、关爱精神障碍患者的社会氛围，提高全社会对精神卫生重要性的认识，促进公众心理健康，推动社会和谐发展。具体目标则包括到2020年，70%的乡镇（街道）建立由综治、卫生计生、公安、民政、司法行政、残联、老龄等单位参与的精神卫生综合管理小组；全国精神科执业（助理）医师数量增加到4万名，东部地区每10万人口精神科执业（助理）医师数量不低于3.8名，中西部地区不低于2.8名；登记在册的严重精神障碍患者管理率达到80%以上，精神分裂症治疗率达到80%以上；抑郁症治疗率在现有基础上提高50%，各地普遍开展抑郁症等常见精神障碍防治，每个省（区、市）至少开通1条心理援助热线电话，100%的省（区、市）、70%的市（地、州、盟）建立心理危机干预队伍；70%以上的县（市、区）设有精神障碍社区康复机构或通过政府购买服务等方式委托社会组织开展康复工作，在开展精神障碍社区康复的县（市、区），50%以上的居家患者接受社区康复服务；城市、农村普通人群心理健康知识知晓率分别达到70%、50%，高等院校普遍设立心理咨询与心理危机干预中心（室）并配备专职教师，中小学设立心理辅导室并配备专职或兼职教师，在校学生心理健康核心知识知晓率达到80%等。

2016年，国家卫健委等22个部门联合印发了《关于加强心理健康服务的指导意见》（国卫疾控发〔2016〕77号）（本章以下简称《指导意见》）。《指导意见》提出了心理健康服务工作的2个基本目标（即到2020年全民心理健康意识明显提高和至2030年全民心理健康素养普遍提升）和工作的五大重点领域（即大力发展各类心理健康服务、加强重点人群心理健康服务、建立健全心理健康服务体系、加强心理健康人才队伍建设与加强组织领导和工作保障）[1]。《指导意见》是我国第一个关于加强心理健康服务的宏观指导性文件，对于提升全社会对心理健康问题的重视和发展精神卫生事业具有十分重要的意义。同年度，中共中央、国务院印发了《"健康中国2030"规划纲要》（本章以下简称《健康中国》）。《健康中国》第五章第三节提出："加强心理健康服务体系建设和规范化管理。加大全民心理健康科普宣传力度，提升心理健康素养。加强对抑郁症、焦虑症等常见精神障碍和心理行为问题的干预，加大对重点人群心理问题早期发现和及时干预力度。加强严重精神障碍患者报告登记和救治救助管理。全面推进精神障碍社区康复服务。提高突发事件心理危机的干预能力和水平。到2030年，常见精神障碍防治和心理行为问题识别干预水平显著提高。"这是我国第一个把心理健康工作提高到国家战略层面的政策，对于有效缓解因心理健康问题引发的社会矛盾具有深远的意义。

2017年，民政部会同财政部、卫生计生委、中国残联联合颁发的《关于加快精神障碍社区康复服务发展的意见》（民发〔2017〕167号）中明确提出了精神障碍社区康复服务的工作目标和任务指标。其中工作目标主要包括："到2025年，80%以上的县（市、区）广泛开展精神障碍社区康复服务。在开展精神障碍社区康复的县（市、区），60%以上的

---

[1] 潘锋. "中国脑计划"帮助更多人跨越心"坎"——访中国科学院院士、北京大学第六医院院长陆林教授[J]. 中国医药导报，2022，19（11）.

居家患者接受社区康复服务，患者病情复发率、致残率显著降低，自理率、就业率不断提高。形成一批具有推广价值的技术规范和服务模式，基本建立家庭为基础、机构为支撑、'社会化、综合性、开放式'的精神障碍社区康复服务体系。"

2019年，国家卫健委在其制定的《健康中国行动（2019—2030年）》中又着重提出了心理健康促进行动的目标和行动的具体方案，其中，目标包括："到2022年和2030年，居民心理健康素养水平提升到20%和30%；失眠现患率、焦虑障碍患病率、抑郁症患病率上升趋势减缓；每10万人口精神科执业（助理）医师达到3.3名和4.5名；抑郁症治疗率在现有基础上提高30%和80%；登记在册的精神分裂症治疗率达到80%和85%；登记在册的严重精神障碍患者规范管理率达到80%和85%；建立精神卫生医疗机构、社区康复机构及社会组织、家庭相互衔接的精神障碍社区康复服务体系，建立和完善心理健康教育、心理热线服务、心理评估、心理咨询、心理治疗、精神科治疗等衔接合作的心理危机干预和心理援助服务模式。"具体方案则从个体及家庭、社会、政府三个层面提出了建议。

诚然，各阶段的精神卫生事业发展规划无疑为我国精神卫生事业发展指明了方向。其中，在立法方面，2012年10月，我国第一部《精神卫生法》在第十一届全国人民代表大会常务委员会第二十九次会议上正式通过，并于2013年5月1日起实施。2018年4月，第十三届全国人民代表大会常务委员会第二次会议对该法进行第一次修订，目前实施的《精神卫生法》为修订后的版本。该法包括总则（12条）、心理健康促进和精神障碍预防（12条）、精神障碍的诊断和治疗（29条）、精神障碍的康复（6条）、保障措施（12条）、法律责任（11条）、附则（3条）共7个部分（章）85条。其中，第4条阐明精神障碍患者的人格尊严，人身及财产安全不受侵犯；第8条则确定了精神卫生工作的具体管理部门——县级以上地方人民政府卫生行政部门；第25条明确了开展精神障碍诊治活动应当具备的条件；第30、31、32、44、45条则对精神障碍患者的入出院进行了具体的规定。需要特别强调的是第68条："精神障碍患者的医疗费用按照国家有关社会保险的规定由基本医疗保险基金支付。"有学者在解读该条款时认为，该条款是我国第一次以立法的形式把精神疾病纳入了医保范畴。这项法律的颁布与实施，不仅填补了我国精神卫生领域的法律空白，而且对于明确精神障碍患者权益和精神卫生工作相关主体职责、建立心理健康促进和精神障碍预防制度，以及发展精神卫生事业等具有重大的现实意义。根据该法的有关要求，国家卫生计生委于2013年出台了《严重精神障碍发病报告管理办法（试行）》（国卫疾控发〔2013〕8号）。该文件出台的主要目的有两个：一是优先对重性精神障碍患者提供救治服务；二是对有侵害他人生命财产安全行为（或有暴力倾向）的重性精神病患者进行救治和管制，旨在最大限度减少此类患者对他人及社会的危害，维持社会稳定和公共安全。除此之外，根据该法的有关要求，国家卫健委于2020年出台了《精神障碍诊疗规范（2020年版）》，内容涉及16大类、100余种临床常见的精神障碍，以更好地规范精神障碍的诊疗工作。新冠疫情发生后，国家还及时下发了《关于加强新冠肺炎疫情期间严重精神障碍患者治疗管理工作的通知》（肺炎机制综发〔2020〕70号），其目的是"加强住院和居家的严重精神障碍患者管理治疗和社区照护，防范院内感染，降低患者肇事肇祸风险。"

在工作制度方面，2020年，民政部、国家卫健委、中国残联等部门为贯彻落实《关于加快精神卫生社区康复服务发展的意见》精神，联合制定了《精神障碍社区康复服务工作规范》（简称《工作规范》）。《工作规范》对于我国建立精神障碍社区康复工作协调机制，确定各相关部门的职责及任务边界，明确社会精神卫生服务对象、服务内容和服务流程等精神卫生社区康复服务工作提供了基本的依据和操作规范。2018年，国家卫健委根据《精神卫生法》和《全国精神卫生工作规划（2015—2020年）》的相关精神，制定并印发了《严重精神障碍管理治疗工作规范（2018年版）》（本章以下简称《治疗规范》）的同时，还废止了2012年由卫生部发布的《严重精神障碍管理治疗工作规范（2012年版）》（疾控发〔2012〕20号）。《治疗规范》进一步明确了精神卫服务机构的职责及保障条件，提出了患者早期发现、诊断、登记和报告的工作流程及标准，明确了随访、宣教等工作程序，以及人才培养的内容等。这些规定对于加强严重精神障碍患者的发现、治疗、管理、服务工作，促进患者痊愈、回归社会，明确各精神卫生服务机构的职责、任务和工作流程，提高防治成效具有十分重要的作用。

在精神卫生资源投入方面，仅"十二五"期间我国就投入了154亿元财政资金（中央财政与地方财政投入的比例为1∶6.2）用于精神卫生医疗机构的建设和精神卫生专业人才的培养。以2015年到2017年为例，3年时间共招收精神科住院医院规范化培训人员2538人，开展转岗培训6000余人；开设精神卫生本科专业的高校数，从2015年前的4家增加至30家，培养人数由2015年前的400~500人增至1600人[1]。2020年，国家卫健委等七部门制定了《关于加强和完善精神专科医疗服务的意见》（国卫知发〔2020〕21号）（本章以下简称《服务意见》），《服务意见》认为，"加强和完善精神专科医疗服务，是健康中国建设和卫生事业发展的重要内容，对于构建优质高效的医疗卫生服务体系，满足人民日益增长的美好生活需要具有重要意义。"《服务意见》的总体要求是加强精神专科医疗服务体系建设，提升专科医疗服务能力，增加精神科医师数量，优化精神科专业技术人员结构，拓展精神专科医疗服务领域等；主要目标则是精神科医师数量在2022年和2025年分别达到4.5万名和5.6万名，精神专科医疗服务领域不断拓展的同时，精神疾病患者也能享受更加优质的医疗服务。

关于医疗保险，新中国成立初期，乃至改革开放后的相当长的一段时间内，仅仅是贫困重性精神障碍患者的救济，精神障碍不在我国基本医疗保险之列，一直到2013年，全民医保在我国基本实现的时候，才把严重精神障碍列入新农合及城镇居民医保的主要疾病保障。2015年，《国务院办公厅关于转发卫生计生委等部门全国精神卫生工作规划

---

[1] 张庆彬. 我国精神卫生工作的现状与展望 [EB/OL]. https://www.haodf.com/neirong/wenzhang/7812101015.html.

（2015—2020年）的通知》（国办发〔2015〕44号）和《关于开展全国精神卫生综合管理试点工作的通知》（国卫疾控发〔2015〕57号）中明确规定了贫困严重精神障碍患者门诊和住院医疗费用的平均自付比例不超过10%。在加强对精神疾病患者的医疗保障方面，一些地方政府进行了积极的探索。例如2020年北京市医保局发布的《关于将重性精神病门诊治疗等纳入本市基本医疗保险门诊特殊疾病范围的通知》（京医保发〔2015〕25号）中明确规定，将精神分裂症、双相情感障碍、分裂情感性精神障碍、偏执性精神障碍、癫痫所致精神障碍、重度精神发育迟滞等重性精神病纳入北京市基本医疗保险门诊特殊疾病范围，但报销范围限定为因病情需要门诊检查、治疗及用药，且符合基本医疗保险支付范围及标准的医疗费用。2022年，湖南省医保局和湖南省卫健委共同印发的《湖南省精神疾病医保支付管理暂行办法》（湘医保发〔2022〕3号）第三条明确规定："参加我省城镇职工或城乡居民医疗保险、正常享受医保待遇的人员中符合精神疾病医保支付范围的患者均适用本办法"；第十三条则规定了不纳入精神疾病患者医疗保险基金支付范围的5种情形；第十四条则规定了精神疾病参保患者的医保支付方式——"实行以按项目付费、按病种分值付费、按床日付费为主的多元复合式医保支付方式"。该文件不仅对精神疾病的治疗进行了定义和规范，而且统一了湖南省精神疾病医保考核和支付的标准，提高了精神疾病患者的待遇水平。2018年，广东省人力资源和社会保障厅发布的《关于做好严重精神障碍患者医疗保障工作的通知》中亦明确把精神障碍患者纳入医疗保险的保障对象，并要求各地对精神障碍患者做到应保尽保。同时，还将精神分裂症、分裂情感性障碍、持久的妄想性障碍（偏执性精神病）、双相（情感）障碍、癫痫所致精神障碍和精神发育迟滞伴发精神障碍6种重性精神疾病纳入门诊特定病种范围，并取消门特起付线，按同级别住院支付比例报销。2019年，山东省出台了《关于加强严重精神障碍患者医疗保障工作的通知》，明确将严重精神障碍——精神分裂症、分裂情感性障碍、偏执性精神病、双相（情感）障碍、癫痫所致精神障碍、精神发育迟滞伴发精神障碍，纳入职工、居民医门诊慢性病（门诊特殊病）保障范围的同时，确定了严重精神障碍患者的医保待遇标准。

关于精神卫生工作组织管理，我国建立了以卫生、民政、公安三个政府部门（行政管理组织）为主的精神卫生工作管理体系。这三个部门分别担负着不同类型精神障碍患者的医疗救治与社会服务职责。其中卫生部门主要负责精神疾病预防和诊治，民政部门负责精神疾病康复和贫困精神疾病患者援助，公安部门主要承担重性精神疾病患者管理。除行政管理组织外，一些非行政管理组织（亦称非政府组织）在我国精神卫生工作的组织与管理中发挥着重要作用，如中国心理卫生协会、中国心理学会、中国医师协会精神科医师分会等非营利性社会组织等。

二 精神卫生服务需求现状

一般认为，一个国家或地区的精神疾病患病率可以初步反映该国家或地区的精神卫生服务需求。为明确我国精神卫生服务需求，学界和实践界曾进行了大量的流行病学调查，但大多是针对地区的流行病学调查，或者是针对某一地区某一病种的流行病学调查，从国家层面开展的大型流行病学调查仅有三次，分别于1982年、1993年和2012年开展。

（一）地区层面的精神卫生服务需求情况

针对地区精神疾病患病率的流行病学调查研究成果较多，但大体分为两类，一是关于总体患病率的调查，二是关于病种患病率的调查。从总体患病率看，各地区的精神卫生服务均面临严峻挑战。2010年对广西壮族自治区精神障碍的流行病调查结果显示，该地区在该时期的精神疾病总时点患病率和总终生患病率分别达到2.16%和2.54%。其中，城市居民精神障碍的时点患病率和终生患病率分别为1.86%和2.31%。[1] 据此计算，该地区在该时期内（常住人口4610万人）有精神卫生服务需求的总人数高达117.09万人，其中，城市居民中有精神卫生服务需求的

---

[1] 韦波，陈强，冯启明，等.广西壮族自治区城乡居民精神疾病流行病学调查［J］.广西医科大学学报，2010，27（6）.

总人数高达53.47万人。2010年北京市精神障碍终生患病率达12.08%。[1] 据此计算，该时期北京地区精神障碍的终生患病人数高达237万人。2019年，新疆南疆地区精神障碍的终生患病率达9.68%。[2]

从病种患病率看，各地区精神卫生服务工作的压力相对于其他卫生服务工作的压力更大。刘修军等于2015年对武汉地区老年人群抑郁症的患病率调查结果表明，该地区老年人抑郁症的患病率为5.9%。据此计算，该地区该时期患有抑郁症的老年人就高达10万余人。但这10万余人中，只不足4000人接受过精神卫生服务。[3] 这里需要说明的是，武汉地区患有抑郁症的老年人的精神卫生服务利用水平不高（3.9%），不能说明他们对精神卫生服务没有需求，他们中的大部人有能力购买精神卫生服务，只是碍于某种原因尤其是"病耻感"而不愿意就医。

此外，石其昌等人对浙江省15岁及以上人群精神疾病流行病调查的统计结果显示，精神疾病的总时点患病率达17.3%[4]；陈贺龙等对江西省的精神疾病流行病学调查的统计结果显示，该省各类精神障碍的终生患病率为3.608%，时点患病率为29.8%[5]。栗克清等学者对河北省精神障碍流行病调查的统计结果显示，该省精神障碍的时点患病达16.24%[6]；陈曦对北京市常见精神障碍流行病学调查的统计结果显示，该市精神障碍12月患病率为6.69%，终生患病率达11.3%[7]；石锦娟等对陕西、甘肃、河南三省的精神障碍流行病学调查的结果显示，三省精

---

[1] 闫芳，马辛，郭红利，等. 2010年北京市精神障碍患病率及社会人口学因素分析 [J]. 中华精神科杂志，2017, 50 (6).
[2] 肖兰，张桂青，李丹玉，等. 新疆南疆精神障碍流行病学调查及影响因素分析 [J]. 现代预防医学，2021, 48 (11).
[3] 刘修军，周洋，董玲，等. 武汉地区老年人群抑郁症的患病率调查 [J]. 中国心理卫生杂志，2017, 31 (11).
[4] 石其昌，章健民，徐方忠，等. 浙江省15岁及以上人群精神疾病流行病学调查 [J]. 中华预防医学杂志，2005 (4).
[5] 陈贺龙，胡斌，陈宪生，等. 2002年江西省精神疾病患病率调查 [J]. 中华精神科杂志，2004 (3).
[6] 栗克清，崔泽，崔利军，等. 河北省精神障碍的现况调查 [J]. 中华精神科杂志，2007, 40 (1).
[7] 陈曦. 北京市常见精神障碍流行病学调查 [D]. 北京：北京大学，2011.

神障碍 12 月患病率为 11.5%，其中陕西省精神障碍 12 月患病率为 10.1%，甘肃省精神障碍 12 月患病率为 14.5%，河南省精神障碍 12 月患病率为 12.93%，三省精神障碍的终生患病率为 19.37%，其中陕西省、甘肃、河南三省精神障碍的终生患病率分别为 20.75%、21.1%、17.6%[1]。

（二）我国精神卫生服务需求的总体情况

我国人口众多，开展精神卫生服务需求总体情况的调查并非易事。自新中国成立以来，我国仅进行了三次全国性的调查。从调查的结果看，我国的精神卫生服务需求呈逐年增长趋势。具体情况如下。

第一次调查始于 1982 年，结束于 1984 年。调查结果显示，我国各类精神障碍的总体时点患病率为 11‰，终生患病率达 13‰。其中，15 岁及以上人口中各类精神障碍的时点患病率高达 10.54‰。时点患病率排在首位的病种为精神分裂症（4.75‰），药物依赖和酒精依赖次之（0.55‰），人格障碍相对靠后（0.13‰）。7~14 岁儿童样本统计结果则显示，精神发育迟滞（中、重度）最高（5.27‰），且城市（6.06‰）远高于农村（3.42‰）。[2]

第二次调查始于 1993 年，结束于 1995 年。调查结果显示，我国精神障碍的总体时点患病率约为 11.18‰，终生患病率约为 13.47‰。其中，在 15 岁及以上人口中，时点患病率排在前五位的精神疾病种类依次为精神分裂症（5.31‰）、精神发育迟滞（中、重度）（2.70‰）、酒精依赖（0.68‰）、情感性精神障碍（0.52‰）和药物依赖（0.47‰）；终生患病率排在前五位的精神疾病种类与时点患病率基本一致，只是次序有所不同，详见表 4-5。如果按当时总人口 11.85 亿人计算，那么我国精神分裂症的时点患病人数和终生患病人数分别为约 629 万人和 776 万人，精神发育迟滞（中、重度）的时点患病人数和终生患病人数均为

---

[1] 石锦娟. 陕西、河南、甘肃三省精神障碍流行病学调查及对比分析［D］. 西安：第四军医大学，2015.

[2] 张维熙. 国内十二地区精神疾病流行病学抽样调查研究［J］. 医学研究通讯，1986（6）.

320万人左右，酒精依赖的时点患病人数和终生患病人数则均为81万人左右，情感性精神障碍的时点患病人数和终生患病人数则分别为62万人和98万人左右，药物依赖的时点患病人数的终生患病人数分别为56万人和62万人左右（见表4-6）。

表4-5 15岁及以上人口中各类精神障碍的患病率处于前五位的病种

序号	精神障碍病种名称	时点患病率（‰）	终生患病率（‰）
1	精神分裂症	5.31	6.55
2	精神发育迟滞（中、重度）	2.70	2.70
3	酒精依赖	0.68	0.68
4	情感性精神障碍	0.52	0.83
5	药物依赖	0.47	0.52

数据来源：第二次全国精神障碍流行病学调查。

表4-6 15岁及以上人口中患有前五位的精神障碍病种的人数

序号	精神障碍病种名称	时点患病人数（万人）	终生患病人数（万人）
1	精神分裂症	629	776
2	精神发育迟滞（中、重度）	320	320
3	酒精依赖	81	81
4	情感性精神障碍	62	98
5	药物依赖	56	62

数据来源：第二次全国精神障碍流行病学调查。

第三次调查始于2012年，结束于2015年。该次调查以抽样调查的方式在全国东、中、西部的9省同时展开，调查对象为18岁及以上且在城乡社区常住6个月以上的人群。调查病种中精神疾病涉及7个大类（心境障碍、焦虑障碍、酒精/药物使用障碍、精神分裂症及相关精神性障碍、进食障碍、冲动控制障碍及痴呆）和36个小类。调查结果显示，精神疾病12月患病率高达93.2‰，终生患病率高达165.7‰（不含老年期痴呆，65岁以上的阿尔茨海默病的终生患病率为56‰）。如图4-2所示，位于12月患病率前五位的精神障碍依次为焦虑障碍（49.8‰）、心境障碍（40.6‰）、酒精/药物使用障碍（19.4‰）、冲动控制障碍（12.3‰）、精神分裂症及相关精神性障碍（6‰）；终生患病率与12月患病率的病种排序一致，依次为焦虑障碍（约76‰）、心境障碍（约74‰）、酒精/药物使用障碍（约47‰）、冲动控制障碍（约15‰）、精神分裂症及相关精神性障碍（约7‰）。[①] 这五类病种对应的12月患病人数和终生患病人数见表4-7。

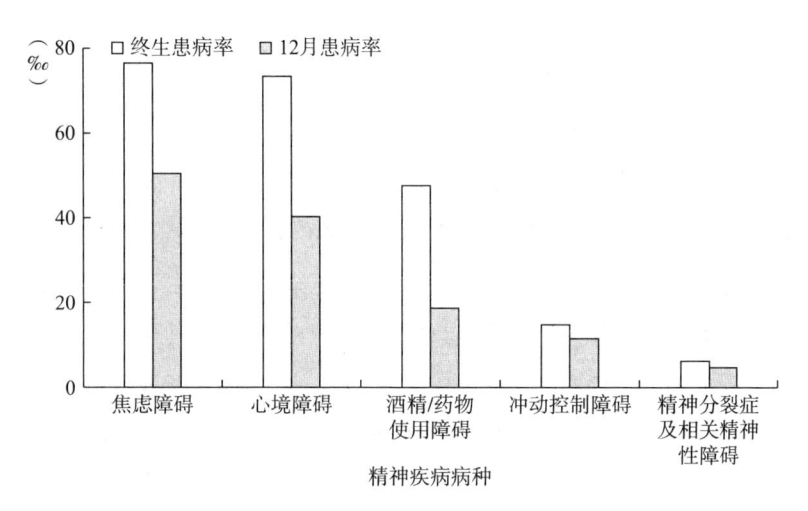

图4-2 我国精神障碍患病率前五名的病种

数据来源：第三次全国精神障碍流行病学调查。

表4-7 我国精神障碍患病率前五名病种的12月患病人数和终生患病人数

序号	精神障碍病种名称	12月患病人数（万人）	终生患病人数（万人）
1	焦虑障碍	988	1165
2	心境障碍	962	950
3	酒精/药物使用障碍	611	454
4	冲动控制障碍	195	288
5	精神分裂症及相关精神性障碍	91	140
6	精神疾病患病人数总计	13000	23406

---

① Huang Y, Wang Y, Wang H, et al. Prevalence of mental disorders in China: A cross-sectional epidemiological study [J]. The Lancet Psychiatry, 2019.

综合上述研究结果可知,我国精神障碍人群数量庞大,如果以 2020 年国家卫健委疾病预防控制局公布的数据,截至 2017 年底,全国精神障碍的总患率高达 175‰计算,那么我国目前至少应有 2.5 亿人患有精神类疾病。精神疾病患者中重性精神障碍的患病率按 1% 计算,那么我国重性精神障碍人数高达 2500 万左右。在 2500 万左右的重性精神障碍患者中,接受过精神卫生诊疗服务的患者则不到 8%,即只有不到 200 万精神障碍患者在精神卫生服务机构接受过诊疗服务。这是否意味着没有接受过诊疗服务的精神障碍人群对精神卫生服务没有需求呢?答案显然是否定的。据调查,在这些没有接受过诊疗服务的患者中,有 90% 左右的患者或家属希望获得精神卫生服务,但由于受诸如"病耻感"、服务机构和服务人员偏少、经济条件较差等条件的限制而始终没有主动寻求帮助。其中,在精神卫生人力方面,有研究表明,我国尚缺 4 万名左右的精神卫生医技人员;在疾病负担方面,国家只把重性精神疾病纳入了国家的基本医疗保险或重大疾病保险中,对于中、轻度患者,则由患者本人及其家属(监护人)负担治疗费用;在服务机构数量和布局方面,虽然西方的"去院化"运动力证了精神病专科医院太多不利于精神障碍患者病情的改善,但"去院化"并非要取消这些机构,而是希望有更多的非住院机构(如社区卫生服务中心、以住家为主的日间照料中心等)为患者提供相应的服务。

由此可见,无论是从局部还是从整体上看,我国的精神卫生服务需求巨大,我国精神卫生服务的质量,尤其是以社区服务为基础的精神卫生服务质量仍然比较低。尽管地区之间存在一定的差异,但当前各地区的精神卫生服务供给数量和供给质量仍然满足不了各地区对精神卫生服务的巨大需求。

第五章　我国城市社区精神卫生服务质量评价指标体系构建

一　我国城市社区精神卫生服务质量评价指标体系构建的基本原则

科学构建城市社区精神卫生服务质量评价指标体系，既是量化研究我国城市社区精神卫生服务质量的重要前提之一，也是提升我国城市社区精神卫生服务质量评估精度的关键环节。指标体系构建遵循以下基本原则。

（一）科学性原则

城市社区精神卫生服务质量评价指标体系的构建，应以持续提升多元主体[①]感知的精神卫生服务质量为目的，通过多元主体尤其是精神障碍患者、精神卫生专业人才和社区居民的感知价值来寻求城市社区精神卫生服务质量持续提升的机会，最终满足多元主体的精神卫生服务需求。因此，在构建城市社区精神卫生服务质量评价关键指标时，要紧紧围绕反映精神卫生服务质量内涵的六个维度——有形性、可靠性、响应性、保证性、移情性和经济性，且每个维度下指标的评价标准应有对应的依据。若某些指标在国家和地方相关法规或行业工作规范中已被广泛使用，

---

① 精神卫生服务的多元主体包括提供精神卫生服务的政府相关部门、医疗服务机构、精神卫生专业人才、精神障碍患者及其家属、社会团体等。

则应以其中的最高标准为依据；其他指标则应以实际工作中达成基本共识的标准为依据。

（二）系统性原则

城市社区精神卫生服务质量评价包括两个方面：一是精神卫生服务医疗技术干预质量；二是精神卫生服务社会保障干预质量。两者本不可偏废，但由于我国城市社区卫生服务机构几乎不具备提供精神卫生诊治服务的条件，因此在指标体系构建时以社会保障干预指标为主。需要说明的是，以社会保障干预指标为主并不意味着舍弃医疗技术干预指标，只是医疗技术干预指标相对于社会保障干预指标而言有所弱化，如服药的依从性、病情的基本判断和转诊的识别等指标，仍然要把其纳入一个统一的分析框架之内，从而形成一个系统的评价指标体系。

（三）相对独立性原则

尽管把城市社区精神卫生服务的医疗技术干预指标与社会保障干预指标纳入了一个统一的分析框架之内，且评价目标具有一致性，但各指标均应有各自的价值和作用。唯有保持这种相对独立性，才有可能全面、客观、真实地反映评价对象的现状。

（四）实用性原则

城市社区精神卫生服务质量评价指标体系的构建既需要与国际接轨，又需要符合中国国情，拿来主义不仅会使评估的结果值与实际值产生巨大差异，而且会使评估的结果导向偏离初衷。因此，指标的选择应更多地考虑我国城市社区精神卫生服务的实际情况，以增强评价指标的实用性。

（五）可操作性原则

城市社区精神卫生服务质量评价指标的可操作性是指在满足评价目的的前提下，评价的一、二、三级指标在设计时概念要清晰且用词要准确，不能产生歧义。同时，还要能够用最简单的方法获得数据。换言之，评价指标要做到"三易",即指标概念简单易懂、指标数据易得和评价操作简便易行。

(六) 可比性原则

城市社区精神卫生服务质量评价指标应适用于所有城市社区的精神卫生服务质量评价,能基本反映或全面反映城市社区精神卫生服务工作的本质及属性,从而实现地区之间的横向比较与纵向比较。

二 我国城市社区精神卫生服务质量评价指标的初步定性设计

本研究在借鉴罗伯特·F. 德维利斯(Robert F. Devellis)量表编制理论[①]的基础上,结合精神卫生服务的基本特征,按照以下几个步骤来设计我国城市社区精神卫生服务质量评价指标。

(一) 文献挖掘

收集、整理和挖掘国内外相关研究文献,如肖水源教授和刘飞跃教授构建的精神卫生服务评估基本框架、Thornicoft 和 Tansella 教授提出的精神卫生矩阵模型、A. Parasuramn 等提出的 SERVBQUL 模型中有关精神卫生服务质量评价的内容,为初始指标的设置提供参考。

(二) 建立评价指标及相应的条目池

在文献挖掘的基础上,课题组成员根据服务质量评价理论建立包含六个维度(见表5-1)42项内容的城市社区精神卫生服务质量评价指标的条目池(见表5-2)。量表为李克特五级量表,五个答项分别对应1~5分。分值大小表示专家对该指标设置的认可程度。

---

① Tian C J, Tian Y, Zhang L. An evaluation scale of medical services quality based on "patients' experience" [J]. Journal of Huazhong University of Science and Technology (Medical Sciences), 2014, 34 (2).

表 5-1　城市社区精神卫生服务质量评价的六个维度及其释义

维度	释义
有形性	被服务者在接受了实体服务之后感觉良好，满意度较高，影响因素包括基础设施、科研环境和治疗效果等
可靠性	社区卫生服务机构总能提供其承诺的服务，让被服务者信赖，如事前的活动宣传、事后的报告交付、档案管理等，注重服务可及性
响应性	社区卫生服务机构能够主动和及时地提供服务，能及时满足被服务者的合理要求，强调服务的主动性、及时性
保证性	社区卫生服务机构的服务提供者具备专业的知识和较高的服务素质，被服务者对于他们足够信赖而放心接受治疗
移情性	社区卫生服务机构坚持以患者为中心，设身处地地为患者着想，提供人性化的服务，如提供心理抚慰、人性化关怀
经济性	社区卫生服务机构提供服务时收费合理，包括治疗费用、药物费用和医疗保险比例等

表 5-2　城市社区精神卫生服务质量评价指标初始条目

维度	指标	序号	条目	评价标准
有形性	基础硬件	1	医疗服务设施设备	认可度
		2	机构科室设置与布局	认可度
		3	医疗服务信息系统（包括电子健康档案系统、检查诊治系统、预约挂号导诊系统、财务管理系统等）	认可度
	科研环境	4	科研环境	认可度
		5	医疗服务环境	认可度
	疾病康复	6	康复指导（社会功能康复训练、职业训练）	认可度
		7	用药建议	认可度
	职业发展	8	职级职务晋升	认可度
可靠性	精神卫生知识宣教	9	精神（心理）健康教育	认可度
		10	精神卫生健康知识讲座（内容、次数等）	认可度
	宣传栏	11	精神卫生健康教育宣传（内容、形式、数量等）	认可度
	资料形式	12	精神卫生健康教育资料的形式（印刷资料、音像资料）	认可度
	资料可及性	13	精神卫生健康教育资料的可及性	认可度
	普及精神卫生知识质量	14	精神卫生相关知识的普及性	认可度
	健康档案管理	15	居民精神健康档案	认可度

续表

维度	指标	序号	条目	评价标准
响应性	随访形式	16	随访形式（门诊就诊、家庭访视、电话追踪）	认可度
	随访次数	17	随访频次	认可度
	随访内容	18	随访内容（危险性评估、精神状况检查、询问和评估患者的躯体疾病和社会功能等）	认可度
		19	监督患者服药	认可度
		20	帮助患者制订或提供康复训练计划	认可度
		21	根据患者病情或患者需求及时转诊接诊	认可度
		22	帮助康复患者寻找就业机会	认可度
	免费健康检查	23	免费的精神健康体检或复查	认可度
	对外宣传	24	宣称目标与真实目标的一致性	认可度
保证性	薪酬福利	25	薪酬与福利	认可度
	政策制度	26	精神卫生政策法规	认可度
	服务态度	27	服务态度	认可度
	技能培训	28	培训制度和培训机会	认可度
	职业能力	29	医患沟通	认可度
		30	工作中个人服务能力发挥	认可度
		31	服务活动创新	认可度
移情性	隐私保护	32	隐私保护与尊严维护	认可度
	消除社会歧视	33	服务提供者对患者的人文关怀（如尊重、理解、保护隐私等）	认可度
	家属心理安慰	34	精神障碍的去污名化	认可度
		35	精神支持及相关帮助	认可度
	人际关系	36	人际关系融洽度	认可度
		37	人性化管理	认可度
经济性	精神卫生政策	38	精神卫生服务筹资	认可度
	医保报销比例	39	医疗服务费用	认可度
		40	医疗服务费用报销比例	认可度
	医保报销政策	41	医疗保险政策（包括基本医疗保险政策、商业医疗保险政策等）了解度	认可度
	医保类型	42	参保类型	认可度

（三） 基于专家咨询法的评价指标初步筛选

评价指标筛选采用专家咨询法，以现场会议和函询的形式展开三轮专家咨询，并根据专家意见筛选指标条目并完善条目，直到专家意见趋于一致[①]，获得最终用于评价的指标条目。

1. 专家咨询概况

（1） 咨询专家纳入标准

一是具有硕士及以上教育背景；二是在精神卫生服务领域从事10年及以上技术工作；三是职称在副主任医师或副教授及以上；四是具有硕士生导师或博士生导师资格（或者地方卫生行政部门主要负责人）；五是专家对本研究有兴趣并能坚持完成专家咨询。

（2） 专家咨询方式

通过发送邮件、微信发送电子咨询表或现场发放纸质咨询表的方式将专家咨询表（即初始条目）呈送给选定专家。第一轮专家咨询表在回收后，整理、汇总、分析专家意见，对指标进行筛选和修改，形成第二轮专家咨询表，并再次根据专家意见进行修改完善，进行第三轮专家咨询。根据第三轮专家意见的一致情况，确定一级指标、二级指标及具体条目。

（3） 专家咨询相关指标的评价标准

采用专家权威程度和专家积极系数了解专家的基本情况，说明参加本研究专家的学术水平与评价结果的可信、可靠程度的联系。采用专家意见集中程度（评分均数、满分比）和专家意见协调程度（协调系数）判断指标选取是否恰当。具体检验指标如下[②]。

一是专家权威程度。专家权威程度（Cr）对评价的可靠性有比较大的影响，一般由两个因素决定：①专家对方案做出判断的依据，用 Ca

---

[①] 这里需要说明的是，当专家意见在第二轮就具有一致性时，第三轮专家咨询就不再进行。当第三轮专家咨询意见还存在巨大差异时，只能重建条目池，重新进行专家咨询，直到专家意见趋于一致为止。

[②] 孟艳君. 住院患者心理体验量表的研制与初步应用［D］.太原：山西医科大学，2020.

表示；②专家对问题的熟悉程度，用 Cs 表示。Ca 和 Cs 可通过表 5-3 和表 5-4 进行计算。具体地，专家权威程度是判断系数与熟悉程度系数之和的算术平均值，计算公式如下：

$$Cr = (Ca+Cs)/2 \qquad (5-1)$$

专家权威程度和预测精度间存在相关关系。一般而言，专家权威程度提高，预测精度随之提高。Cr 可接受的范围需达到 0.70 及以上。

表 5-3 判断依据及其权重

判断依据	对专家判断的影响程度		
	大	中	小
理论分析	0.30	0.20	0.10
实践经验	0.50	0.40	0.30
国内外同行的了解	0.10	0.10	0.10
直觉	0.10	0.10	0.10

表 5-4 专家对问题的熟悉程度及其权重

熟悉程度	权重
很熟悉	0.90
熟悉	0.70
较熟悉	0.50
一般	0.30
较不熟悉	0.10
很不熟悉	0.00

二是专家积极系数。用专家咨询表回收率和专家提出建议率表示，系数大小表明专家对该研究的关心程度。两项指标的值越大，专家的积极性越高。一般≥70.00%，表示专家积极性良好。

专家咨询表回收率=回收专家咨询表份数/发放专家咨询表份数×100%

专家提出建议率=提出建议专家人数/回收咨询表专家人数×100%

三是专家意见集中程度。采用评分均数（M_j）、满分比（K_j）来表示，计算公式如下。

①评分均数（M_j）。

$$M_j = \frac{1}{m_j}\sum_{i=1}^{m} C_{ij} \qquad (5-2)$$

式中，M_j 表示 j 指标的评分均数；m_j 表示参加 j 指标评价的专家数；C_{ij} 表示 i 专家对 j 指标的评分值。M_j 越大，表明相对应的 j 指标越重要。

②满分比（K_j）。

$$K_j = \frac{m_j^0}{m_j} \qquad (5-3)$$

式中，K_j 表示 j 指标的满分比；m_j^0 表示给满分的专家数。K_j 取值为 0~1，K_j 可作为 M_j 的补充指标。K_j 越大，说明给该指标满分的专家所占比例越大。

四是专家意见协调程度。协调系数的计算结果是判断各项指标是否存在分歧的主要依据之一。一般认为，协调系数越大，表示协调程度越高，反之则越低。专家意见协调程度可通过每个指标评价结果的变异系数（V_j）和协调系数及卡方检验来判断。

①各指标评价结果的变异系数（V_j）。

$$V_j = \sigma_j / M_j$$

式中，σ_j 表示 j 指标的标准差；M_j 表示 j 指标的均数。变异系数 V_j 表示专家对 j 指标相对重要性的协调程度。V_j 越小，专家们的协调程度越高。

②协调系数及卡方检验。

专家意见协调程度采用肯德尔（Kendall）协调系数 W 来表示，并检验其显著性，了解全部 m 个专家对全部 n 个指标的协调程度。计算公式如下：

$$W = \frac{12\sum_{j=1}^{k} R_j^2 - 3b^2 k(k+1)^2}{b^2 k(k^2-1)} \qquad (5-4)$$

协调系数 W 在 0 到 1 之间，W 越大，表示协调程度越高。卡方检验是全部专家评价结果的一致性程度的可信度检查，协调系数经检验后有显著性（$P<0.05$），表明专家意见协调程度高，结果可取。

2. 专家咨询结果有效性分析

专家权威程度分析结果见表 5-5。

表 5-5 专家权威程度分析结果

专家编号	Ca 第一轮	Ca 第二轮	Ca 第三轮	Cs 第一轮	Cs 第二轮	Cs 第三轮	Cr 第一轮	Cr 第二轮	Cr 第三轮
01	0.88	0.89	0.91	0.86	0.93	0.99	0.87	0.91	0.95
02	0.89	0.9	0.93	0.87	0.92	0.98	0.88	0.91	0.96
03	0.9	0.9	0.94	0.95	0.93	0.99	0.93	0.92	0.97
04	0.85	0.87	0.98	0.82	0.88	0.98	0.84	0.88	0.98
05	0.87	0.89	0.96	0.85	0.89	0.99	0.86	0.89	0.98
06	0.86	0.88	0.94	0.87	0.89	0.99	0.87	0.89	0.97
07	0.88	0.9	1	0.89	0.97	1	0.89	0.94	1
08	0.85	0.91	0.94	0.81	0.96	0.98	0.83	0.94	0.96
09	0.84	0.89	0.95	0.82	0.85	0.98	0.83	0.87	0.97
10	0.78	0.85	0.93	0.72	0.86	0.97	0.75	0.86	0.95
11	0.89	0.9	0.92	0.85	0.95	0.98	0.87	0.93	0.95
12	0.86	0.87	0.91	0.87	0.9	0.98	0.87	0.89	0.95
13	0.85	0.87	0.93	0.84	0.87	0.99	0.85	0.87	0.96
14	0.84	0.86	0.95	0.83	0.88	0.97	0.84	0.87	0.96
15	0.86	0.87	0.96	0.85	0.89	0.96	0.86	0.88	0.96
16	0.86	0.88	0.98	0.85	0.98	0.98	0.86	0.93	0.98
17	0.85	0.87	0.97	0.85	0.97	0.97	0.85	0.92	0.97
18	0.84	0.85	0.97	0.84	0.95	0.97	0.84	0.9	0.97
19	0.86	0.88	1	0.88	0.98	1	0.87	0.93	1

续表

专家编号	Ca 第一轮	Ca 第二轮	Ca 第三轮	Cs 第一轮	Cs 第二轮	Cs 第三轮	Cr 第一轮	Cr 第二轮	Cr 第三轮
20	0.84	0.84	0.98	0.88	0.94	1	0.86	0.89	0.99
21	0.83	0.86	0.99	0.88	0.96	1	0.86	0.91	1
22	0.85	0.89	0.98	0.86	0.99	1	0.86	0.94	0.99
23	0.85	0.86	0.97	0.83	0.96	1	0.84	0.91	0.99
24	0.86	0.9	0.91	0.81	0.9	1	0.84	0.9	0.96

表 5-5 显示，第一轮专家咨询的 Cr 在 0.75~0.93，平均值为 0.86；第二轮的 Cr 在 0.86~0.94，平均值为 0.90；第三轮 Cr 的平均值为 0.97。三轮专家咨询 Cr 的均值均在 0.70 以上，表明专家的权威程度较高。专家积极性方面，三轮专家咨询表回收率分别为 87.50%、91.66%、95.83%，专家提出建议率分别为 85%、79.00%、70%，回收率和提出建议率均≥70%，表明专家的积极性良好。

在第一轮专家咨询中，95.23% 的专家认为设置六个评价维度比较合理，但对于 42 个评价指标，则建议通过聚类分析或主成分分析法删除一些离群条目。根据专家意见，重新整理评价指标，并计算每个维度的最大值、最小值、均数、标准差及变异系数。从计算结果看，42 个条目的评分均数在 2.85~4.51（部分<4.00），满分比在 0.38~0.78（部分<0.50），这表明有部分条目是不重要条目，可以删减或合并在其他条目之中。如条目 2（机构科室设置与布局）和条目 3（医疗服务信息系统）就可以合并在条目 1（医疗服务设施设备）中；条目 27（服务态度）和条目 29（医患沟通）则可以合并成服务态度等。通过对非重要条目的删减或合并，修正后的条目有 38 个。

在第二轮专家咨询中，38 个条目的评分均数均大于 3.8，其中有 32 个条目的评分均数在 4.1 以上，6 个条目的评分均数小于 4。由于个别条目评分均数相近，本研究进行第三轮专家咨询，并根据专家意见，删除其中 3 个条目，其余条目评分均数在 4.05~4.67，专家意见集中程度变异系数反映专家意见协调程度，在第一轮专家咨询中，有11个条目的变异系数大于0.38，表明专家对各条目的重要性有不同意见，协调程度较低，对这部分条目需要进行调整。在第二轮专家咨询中，5个条目的变异系数依然大于0.35，因此进入第三轮专家咨询，修改后各条目变异系数均小于0.32。三轮专家咨询中，协调系数分别为0.14、0.15、0.17，P值均小于0.05，可以认为协调系数经检验后有显著性，表明专家对指标条目的评价意见协调程度较高且是可信的。

3. 初步指标体系的构建

在上述分析的基础上，构建我国城市社区精神卫生服务质量评价初步指标体系，包括一级指标6个，二级指标33个，如表5-6所示。

表5-6 我国城市社区精神卫生服务质量评价初步指标体系

一级指标	二级指标
A1 有形性	B1 基础硬件
	B2 科研环境
	B3 政策环境
	B4 疾病康复
	B5 职业发展
A2 可靠性	B6 精神卫生知识宣教
	B7 宣传栏
	B8 资料形式
	B9 资料可及性
	B10 普及精神卫生知识质量
	B11 健康档案管理
	B12 "医院—社区"双向转诊制度
A3 响应性	B13 随访形式
	B14 随访次数
	B15 随访内容
	B16 免费健康检查
	B17 对外宣传

续表

一级指标	二级指标
A4 保证性	B18 薪酬福利
	B19 政策制度
	B20 服务态度
	B21 技能培训
	B22 职业能力
A5 移情性	B23 隐私保护
	B24 消除社会歧视
	B25 特殊病房
	B26 家属心理安慰
	B27 人际关系
A6 经济性	B28 精神卫生政策
	B29 医保报销比例
	B30 医保报销政策
	B31 挂号费用
	B32 检查费用
	B33 医保类型

三 我国城市社区精神卫生服务质量评价指标的定量筛选

为了消除指标的冗余，保证指标设计的科学性，运用定量的方法对指标进行进一步筛选。接下来通过预调查的方式对初步构建的我国城市社区精神卫生服务质量评价指标进行进一步筛选。

（一）预调查及问卷信效度检验

使用 SPSS 23.0 检测有效问卷 44 份，通过信度检验、效度检验，分析并剔除不合理指标，目的是实现指标体系的优化。

1. 问卷设计

为保证城市社区精神卫生服务质量评价的准确性，根据指标体系设计了本研究所需的调查问卷。该问卷以精神疾病患者和社区居民为调查对象。

一份完整的调查问卷一般由三个部分组成。第一部分是填写者的基本信息，具体包括性别、年龄、文化程度、婚姻状况、居住状况、职业、收入情况等。第二部分是量表型问卷，共有 33 个等级量表和 1 个开放性问题，合计 34 个题目。在计算方法上，选择 likert 5 级评分标准，5 分表示被调查者对此项问题及对应的指标内容非常满意；4 分表示比较满意；3 分表示一般；2 分表示不太满意；1 分表示非常不满意。第三部分是被调查者的改进意见。

在此阶段共发放 50 份问卷，回收有效问卷 44 份，调查问卷有效率为 88%。

2. 项目分析

项目分析是检测问卷问项是否有效的一种方法，检测的关键在于最终结果能否区分高分组和低分组被调查者。一般认为，如果问卷的问项设置是科学合理的，在样本数 n 相等的情况下，高分组和低分组的均值之差应该不相等（$\mu_1 \neq \mu_2$）。

通常采用临界比率法进行项目分析，其操作流程是：首先按照从高到低的顺序排列所有被调查者的答题总分，排名前 27% 的视为高分组，排名后 27% 的视为低分组；其次对两组被调查者的问卷得分进行独立样本 T 检验，检测两组被调查者在各题项得分均值上的差异[①]。取显著性水平（$P<0.05$），如果经过临界比率法得出两组之间的差异大于等于 0.05，则证明两组平均来看无显著差异，问卷问项不能测出不同填写者的反应程度，应该删除。

由表 5-7 可知，被调查者对于题目 B31 和 B32 的 P 值分别为 0.071 和 0.191，两者都大于 0.05，说明被调查者对于该题目的反应程度差不多，故将这两项指标删除，保留剩余的 31 个指标。接下来将对删除后的指标进行信效度检验。

---

① 何素彩. 杭州市"医养护一体化"社区老年医疗服务质量评估 [D]. 杭州：浙江财经大学，2015.

表 5-7 项目分析测试结果

项目	高分组 均值	高分组 标准差	低分组 均值	低分组 标准差	P值（双侧）	项目	高分组 均值	高分组 标准差	低分组 均值	低分组 标准差	P值（双侧）
B1	4.58	0.515	3.86	0.77	0.011	B18	4.54	0.877	3.33	0.778	0.001
B2	5	0	3.92	0.669	0.000	B19	4.08	0.641	3.6	0.507	0.037
B3	4.38	0.506	3.87	0.516	0.013	B20	4.92	0.277	4	0.845	0.041
B4	4.85	0.376	3.85	1.144	0.006	B21	4.23	0.599	3.67	0.617	0.022
B5	4.85	0.376	3.85	1.144	0.002	B22	4.69	0.63	3.53	1.302	0.007
B6	4.5	0.674	3.79	0.893	0.027	B23	4.92	0.277	3.46	0.967	0.000
B7	4.69	0.48	4	0.926	0.023	B24	4.46	0.776	2.92	1.084	0.000
B8	4.54	0.519	3.8	0.941	0.018	B25	5	0	4.47	0.64	0.006
B9	4.33	0.651	3.87	0.99	0.007	B26	4.85	0.376	4.08	0.669	0.002
B10	4.5	0.522	3.86	1.027	0.003	B27	4.42	0.515	3.86	0.77	0.043
B11	4.77	0.599	4	0.603	0.004	B28	4.83	0.389	4.07	0.73	0.004
B12	4.69	0.63	3.53	1.302	0.007	B29	4.42	0.9	3.43	0.938	0.012
B13	4.85	0.376	4	0.913	0.005	B30	4.92	0.277	3.83	0.389	0.000
B14	4.85	0.376	3.62	0.961	0.000	B31	3.92	0.76	3.47	0.516	0.071
B15	4.85	0.376	3.8	0.862	0.000	B32	4.08	0.76	3.73	0.594	0.191
B16	4.92	0.277	3.93	1.072	0.003	B33	5	0	4.73	0.458	0.046
B17	4.5	0.674	3.79	0.893	0.032	C1	4.92	0.277	3.86	0.77	0.000

3. 信效度检验

（1）信度检验

量表的可信度越高，说明指标越能反映实际情况。Cronbach's α 的具体含义如表 5-8 所示。信度检验结果如表 5-9 所示。

表 5-8 Cronbach's α 的含义

系数	含义
Cronbach's α ≥ 0.9	信度很高
0.8 ≤ Cronbach's α < 0.9	信度较高

系数	含义
0.7≤Cronbach's α<0.8	信度一般
0.3≤Cronbach's α<0.7	信度可接受
Cronbach's α<0.3	信度不可接受

表 5-9 信度检验结果

可靠性统计	
Cronbach's α	项数
0.836	32

由表 5-9 可知,Cronbach's α 为 0.836,查看表 5-8 可知,其属于"信度较高"范围,所以评价量表内部一致性较高。

(2) 效度检验

在内容效度检验方面,并未有人在进行问卷调查时因问卷内容表述不清而放弃填写,说明问卷的内容效度通过检验;在结构效度检验方面,运用因子分析方法,计算 KMO 值,如果结果小于 0.5,则表示不适合进行因子分析,问卷结构效度不高,接下来难以运用主成分分析方法验证;同时也要关注巴特利特球形检验,如果 P 值大于 0.05,则说明结构效度不高。

由表 5-10 可知,KMO 值为 0.662,表示变量之间的相关性较强;巴特利特球形检验的 P 值为 0.000,显著小于 0.05,说明该问卷的效度较高。

表 5-10 效度检验结果

指标		数值
KMO 值		0.662
巴特利特球形检验	近似卡方	1243.105
	自由度	465
	显著性	0.000

(二) 指标体系的修正与完善

在进行效度检验时,发现第12题的公因子方差高达0.913,说明"医院—社区"双向转诊制度与我国城社区精神卫生服务质量存在高相关性。这导致出现非正定矩阵,无法显示结果,故删除问卷中的第12题,该题所反映的问题将在提升精神卫生服务质量策略部分进行阐述。

由表5-11可知,本次提取出6个公因子,累积方差贡献率达75.738%,大于70%,并且析出的6个主成分也正好与所构建的可靠性、有形性、保证性、响应性、移情性、经济性六个一级指标一一对应。

表 5-11 主成分分析结果

成分	初始特征值 总计	初始特征值 方差百分比	初始特征值 累积方差贡献率(%)	提取载荷平方和 总计	提取载荷平方和 方差百分比	提取载荷平方和 累积方差贡献率(%)	旋转载荷平方和 总计	旋转载荷平方和 方差百分比	旋转载荷平方和 累积方差贡献率(%)
1	9.704	31.302	31.302	9.704	31.302	31.302	8.399	27.094	27.094
2	5.008	16.156	47.458	5.008	16.156	47.458	5.094	16.432	43.526
3	4.005	12.919	60.377	4.005	12.919	60.377	4.532	14.620	58.146
4	2.013	6.493	66.871	2.013	6.493	66.871	2.360	7.613	65.759
5	1.551	5.004	71.874	1.551	5.004	71.874	1.588	5.123	70.882
6	1.198	3.864	75.738	1.198	3.864	75.738	1.505	4.856	75.738
7	0.984	3.174	78.912						
8	0.868	2.801	81.713						
9	0.780	2.516	84.228						
10	0.720	2.322	86.550						
11	0.610	1.969	88.519						
12	0.512	1.652	90.171						
13	0.434	1.399	91.569						
14	0.383	1.236	92.806						
15	0.370	1.194	94.000						
16	0.317	1.024	95.024						

续表

| 成分 | 总方差解释 ||||||||
| | 初始特征值 ||| 提取载荷平方和 ||| 旋转载荷平方和 |||
	总计	方差百分比	累积方差贡献率（%）	总计	方差百分比	累积方差贡献率（%）	总计	方差百分比	累积方差贡献率（%）
17	0.256	0.827	95.851						
18	0.227	0.733	96.584						
19	0.172	0.556	97.140						
20	0.167	0.537	97.677						
21	0.152	0.491	98.168						
22	0.124	0.400	98.568						
23	0.113	0.364	98.932						
24	0.092	0.297	99.229						
25	0.076	0.245	99.474						
26	0.044	0.141	99.615						
27	0.037	0.120	99.735						
28	0.036	0.115	99.851						
29	0.018	0.060	99.911						
30	0.014	0.047	99.957						
31	0.013	0.043	100.000						

根据表5-12，B25"特殊病房"既可以隶属于成分2又可以隶属于成分5，由于在成分2中的因子载荷量更高，所以将其归为有形性维度，并且"特殊病房"属于"基础硬件"的一部分，为避免重复，删除"特殊病房"这一指标；同理，B28"精神卫生政策"既可以隶属于成分2，又可以隶属于成分6，并且专家表示，与B3"政策环境"相比，在城市社区精神卫生服务质量各因素中"精神卫生相关政策"更具有代表性，因此删除笼统概念"政策环境"，保留"精神卫生政策"，将其放入经济性维度；其余指标不进行调整。指标调整后的因子载荷结果见表5-13。

表 5-12　旋转前的因子载荷结果

	成分 1	成分 2	成分 3	成分 4	成分 5	成分 6
B7	0.801					
B10	0.775					
B9	0.769					
B8	0.766					
B6	0.750					
B11	0.705					
B5		0.897				
B3		0.777				
B1		0.687				
B4		0.684				
B2		0.654				
B25		0.620			0.579	
B20			0.844			
B21			0.758			
B18			0.754			
B19			0.752			
B22			0.512			
B15				0.876		
B13				0.813		
B16				0.794		
B14				0.768		
B17				0.659		
B26					0.824	
B27					0.809	
B23					0.777	
B24					0.547	
B30						0.684
B33						0.604

续表

	成分1	成分2	成分3	成分4	成分5	成分6
B29						0.534
B28		0.506				0.522
C1						0.876

表 5-13　旋转后的因子载荷结果

	成分1	成分2	成分3	成分4	成分5	成分6
B10	0.906					
B9	0.902					
B7	0.891					
B6	0.879					
B8	0.833					
B11	0.774					
B5		0.864				
B4		0.781				
B2		0.785				
B1		0.784				
B20			0.884			
B21			0.898			
B19			0.869			
B18			0.839			
B22			0.553			
B15				0.939		
B13				0.846		
B16				0.839		
B14				0.832		
B17				0.736		
B23					0.805	
B26					0.746	
B24					0.785	

续表

	成分 1	成分 2	成分 3	成分 4	成分 5	成分 6
B27					0.861	
B30					0.801	
B29					0.634	
B33					0.696	
B28					0.674	
C1					0.861	

经过项目分析、信度检验、效度检验和主成分分析后，涵盖6个一级指标、28个二级指标的我国城市社区精神卫生服务质量评价指标体系合理有效，将指标重新编号，结果如表5-14所示。

表5-14 我国城市社区精神卫生服务质量评价指标体系

一级指标	二级指标
A 有形性	A1 基础硬件
	A2 科研环境
	A3 疾病康复
	A4 职业发展
B 可靠性	B1 精神卫生知识宣教
	B2 宣传栏
	B3 资料形式
	B4 资料可及性
	B5 普及精神卫生知识质量
	B6 健康档案管理
C 响应性	C1 随访形式
	C2 随访次数
	C3 随访内容
	C4 免费健康检查
	C5 对外宣传

续表

一级指标	二级指标
D 保证性	D1 薪酬福利
	D2 政策制度
	D3 服务态度
	D4 技能培训
	D5 职业能力
E 移情性	E1 隐私保护
	E2 消除社会歧视
	E3 家属心理安慰
	E4 人际关系
F 经济性	F1 精神卫生政策
	F2 医保报销比例
	F3 医保报销政策
	F4 医保类型

四 指标权重的确定

在确定指标权重时，本章采取主观赋权法——层次分析法。制定了专家调查表，邀请了5位专家根据自己的认识和研究经验对每个指标进行打分，确定评价指标的重要性，为层次分析法的使用做好数据调查基础。

（一）确立层次结构模型

根据前文所构建的层次结构，将"城市社区精神卫生服务质量评价"作为层次结构模型的目标层；将6个一级指标作为准则层；最后将28个二级指标作为方案层，如图5-1所示。

（二）构建判断矩阵

本研究邀请专家对指标进行打分，将结果取平均值，得到判断矩阵。

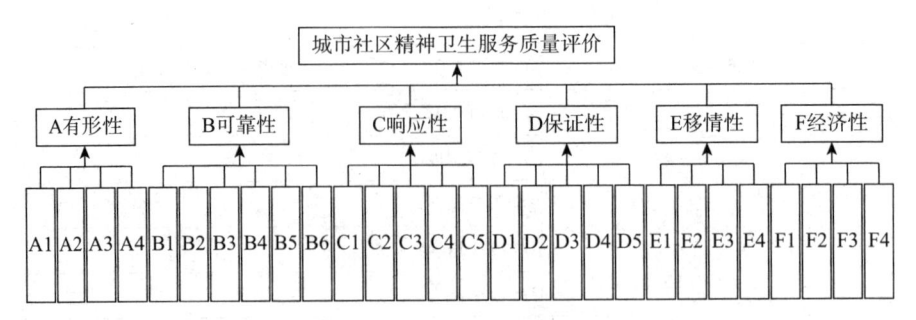

图 5-1 我国城市社区精神卫生服务质量评价指标体系

一级指标的判断矩阵如表 5-15 所示。

表 5-15 一级指标的判断矩阵

指标	A 有形性	B 可靠性	C 响应性	D 保证性	E 移情性	F 经济性
A 有形性	1	0.7692	0.4545	0.4762	0.5263	0.6667
B 可靠性	1.3	1	0.7692	0.8333	1	0.6667
C 响应性	2.2	1.3	1	1	1	0.5882
D 保证性	2.1	1.2	1	1	1	0.5882
E 移情性	1.9	1	1	1	1	1.25
F 经济性	1.5	1.5	1.7	1.7	0.8	1

对有形性（A）构建指标 A1~A4 的判断矩阵，如表 5-16 所示。

表 5-16 有形性的判断矩阵

指标	A1 基础硬件	A2 科研环境	A3 疾病康复	A4 职业发展
A1 基础硬件	1	2	0.2326	0.4167
A2 科研环境	0.5	1	0.2778	0.4348
A3 疾病康复	4.3	3.6	1	0.6667
A4 职业发展	2.4	2.3	1.5	1

对可靠性（B）构建指标 B1~B6 的判断矩阵，如表 5-17 所示。

表 5-17 可靠性的判断矩阵

指标	B1 精神卫生知识宣教	B2 宣传栏	B3 资料形式	B4 资料可及性	B5 普及精神卫生知识质量	B6 健康档案管理
B1 精神卫生知识宣教	1	0.7692	0.7143	0.2857	0.2273	0.2632
B2 宣传栏	1.3	1	0.7143	0.2381	0.25	0.2564
B3 资料形式	1.4	1.4	1	0.25	0.25	0.3333
B4 资料可及性	3.5	4.2	4	1	0.25	0.3448
B5 普及精神卫生知识质量	4.4	4	4	4	1	0.7692
B6 健康档案管理	3.8	3.9	3	2.9	1.3	1

对响应性（C）构建指标 C1~C5 的判断矩阵，如表 5-18 所示。

表 5-18 响应性的判断矩阵

指标	C1 随访形式	C2 随访次数	C3 随访内容	C4 免费健康检查	C5 对外宣传
C1 随访形式	1	0.3846	0.6667	0.2222	0.3846
C2 随访次数	2.6	1	0.5	0.2	0.3846
C3 随访内容	1.5	2	1	0.4545	0.5882
C4 免费健康检查	4.5	5	2.2	1	1.25
C5 对外宣传	2.6	2.6	1.7	0.8	1

对保证性（D）构建指标 D1~D5 的判断矩阵，如表 5-19 所示。

表 5-19 保证性的判断矩阵

指标	D1 薪酬福利	D2 政策制度	D3 服务态度	D4 技能培训	D5 职业能力
D1 薪酬福利	1	2	0.3333	0.3125	0.2857
D2 政策制度	0.5	1	0.303	0.2439	0.303
D3 服务态度	3	3.3	1	0.3333	0.2941
D4 技能培训	3.2	4.1	3	1	0.4348
D5 职业能力	3.5	3.3	3.4	2.3	1

对移情性（E）构建指标 E1~E4 的判断矩阵，如表 5-20 所示。

表 5-20　移情性的判断矩阵

指标	E1 隐私保护	E2 消除社会歧视	E3 家属心理安慰	E4 人际关系
E1 隐私保护	1	0.2778	0.2941	0.5
E2 消除社会歧视	3.6	1	1.1111	0.6667
E3 家属心理安慰	3.4	0.9	1	0.5
E4 人际关系	2	1.5	2	1

对经济性（F）构建指标 F1~F4 的判断矩阵，如表 5-21 所示。

表 5-21　经济性的判断矩阵

指标	F1 精神卫生政策	F2 医保报销比例	F3 医保报销政策	F4 医保类型
F1 精神卫生政策	1	0.4348	1	1
F2 医保报销比例	2.3	1	1.4286	1.4286
F3 医保报销政策	1	0.7	1	1
F4 医保类型	1	0.7	1	1

（三）判断矩阵一致性检验

一致性检验是为了检测专家打分过程中主观性造成的误差，从而避免误差过大造成结果错误，并确定层次排序是否符合逻辑。使用 SPSSPRO 和 EXCEL 软件计算随机一致性比率（CR 值）。如表 5-22 所示，7 个判断矩阵的 CR 值都小于 0.10，说明判断矩阵的数学逻辑性较强，不存在逻辑错误。

表 5-22　一级指标及二级指标一致性检验结果

指标	最大特征根 λ_{max}	CI 值	RI 值	CR 值
一级指标	6.1091	0.0218	1.25	0.0175
A 有形性	4.1909	0.0636	0.882	0.0721

续表

指标	最大特征根 λ_{max}	CI 值	RI 值	CR 值
B 可靠性	6.324	0.0648	1.25	0.0518
C 响应性	5.1684	0.0421	1.11	0.0379
D 保证性	5.3179	0.0795	1.11	0.0716
E 移情性	4.1615	0.0538	0.882	0.061
F 经济性	4.0285	0.0095	0.882	0.0108

（四）确定评价指标权重

根据 SPSSPRO 分析软件的结果，各项指标的权重如表 5-23 所示，其中经济性指标在一级指标中的权重最高，达 0.2137。

表 5-23 我国城市社区精神卫生服务质量评价指标权重

准则层	权重	方案层	权重	综合权重
有形性	0.1011	基础硬件	0.1428	0.0144
		科研环境	0.1067	0.0108
		疾病康复	0.3856	0.0390
		职业发展	0.3650	0.0369
可靠性	0.1472	精神卫生知识宣教	0.0601	0.0088
		宣传栏	0.0643	0.0095
		资料形式	0.0767	0.0113
		资料可及性	0.1714	0.0252
		普及精神卫生知识质量	0.3205	0.0472
		健康档案管理	0.307	0.0452
响应性	0.1771	随访形式	0.079	0.0140
		随访次数	0.1071	0.0190
		随访内容	0.1623	0.0287
		免费健康检查	0.3872	0.0686
		对外宣传	0.2644	0.0468

续表

准则层	权重	方案层	权重	综合权重
保证性	0.1734	薪酬福利	0.0918	0.0159
		政策制度	0.0657	0.0114
		服务态度	0.1604	0.0278
		技能培训	0.2848	0.0494
		职业能力	0.3972	0.0689
移情性	0.1875	隐私保护	0.1021	0.0191
		消除社会歧视	0.2901	0.0544
		家属心理安慰	0.2525	0.0473
		人际关系	0.3553	0.0666
经济性	0.2137	精神卫生政策	0.1021	0.0218
		医保报销比例	0.2901	0.0620
		医保报销政策	0.2525	0.0540
		医保类型	0.3553	0.0759

第六章 我国城市社区精神卫生服务整体质量评价

服务质量评估理论认为，顾客对服务的满意度可以反映服务的质量，精神卫生服务面对的"顾客"不仅仅指精神障碍患者，还包括患者监护人和精神卫生专干或专业从业人员（本章以下简称精神卫生专业人才）等其他社会主体。这是由精神卫生服务的社会属性（公益性）决定的。基于此，本研究把"顾客"界定为精神障碍患者、社区居民、精神卫生专业人才三大主体。

一 研究目的

运用改良的 SERVQUAL 评价模型和模糊综合评价法，对随机抽取的我国东部、中部、西部地区（上海、湖南和广西）的城市社区（12个社区）的精神卫生服务质量进行评价，以期了解我国城市社区精神卫生服务质量的总体状况，厘清我国城市社区精神卫生服务存在的问题及影响我国城市社区精神卫生服务质量的因素，为我国相关部门有针对性地制定城市社区精神卫生服务质量改进措施从而提升精神卫生服务质量提供重要依据。

二 研究设计与实施

（一）研究对象

本研究以我国城市社区登记在册的精神障碍患者、社区居民、精神卫生专业人才为调查对象。要求精神障碍患者和精神卫生专业人才至少接受或提供过1年的精神卫生服务，同时，还要求除重性精神障碍患者（不能自主填写问卷但意识清醒的患者）可由其监护人代为表达个人感受外，其他被调查的所有对象均需独立表达个人感受。排除意识不清的患者和18岁以下的患者及社区居民。

（二）抽样方法

本研究根据经济、文化发展水平以及精神障碍人群的患病率情况，拟在上海、湖南、广西的城市社区进行随机抽样。最终确定上海市松江区的九亭镇社区卫生服务中心、石湖荡镇社区卫生服务中心，湖南省长沙县的青山铺镇卫生院、湘龙街道社区卫生服务中心、安沙镇卫生院、黄兴镇仙人卫生院、星沙街道社区卫生服务中心，以及广西柳州市柳北区胜利街道社区卫生服务中心和胜利街道宏力社区卫生服务中心、鱼峰区五里亭街道社区卫生服务中心和天马街道社区卫生服务中心、柳南区鹅山街道社区卫生服务中心为调查地。

（三）质量控制

1. 现场调查质量控制

现场调查时要求调查员及时检查问卷的填写情况，如发现有错、漏或涂改的情况，要求问卷填写人及时更正或重新填写。填写完后调查员仔细检查，没有问题后才能签字确认。当所有问卷收上来后，调查员还要核对问卷的回收情况，并在回收问卷中随机抽取一定数量的问卷，针对其中比较重要且易出差错的问题进行回访，以控制问卷的整体质量。

2. 调查数据质量控制

本研究拟采用双盲录入的方式进行问卷数据采集，对已录入并提交成功的调查数据，要求录入人员仔细核对录入数据与问卷填报数据的一致性，一旦发现问题数据，要求录入人员及时修正并签字确认。数据录入完成后，还要求录入人员按照调查方案确定的5%的抽查比例进行随机抽样并复审，以确保数据录入的正确率。

三 研究方法

(一) 改良的 SERVQUAL 模型

1. SERVQUAL 模型简介

SERVQUAL 理论的核心是"服务质量差距模型"。该模型是建立在顾客期望的服务质量与实际感知的服务质量之间差距的基础上的一种用于衡量服务质量和提高服务质量的有效工具。该模型将服务质量分为有形性、可靠性、响应性、保证性和移情性五个维度，每个维度下又细分为若干个维度，测量者可以通过问卷等形式让顾客从期望、感知两个方面对每个维度赋分，然后计算出服务质量的分数。分数越高，意味着质量越好，反之，则越差。目前，该模型已被广泛应用到管理学、社会学、医学等领域的服务质量评价之中。

2. 改良的 SERVQUAL 模型

然而，作为一种有别于其他服务领域尤其是一般医疗服务领域的精神卫生服务，其质量评价涉及医疗技术干预和社会保障干预两个方面，因而并不能完全照搬该模型。对此，本研究通过查阅大量文献资料，构建了包含六个维度 28 个条目的城市社区精神卫生服务质量评价模型。该初始模型将精神卫生服务质量分为有形性、可靠性、响应性、保证性、移情性和经济性六个维度。这里需要说明的是，城市社区精神卫生服务质量分析之所以增加"经济性"维度，是因为该维度能较好地说明其在社会保障干预方面的服务质量，更有利于精神卫生服务质量的地区间比较，从而有利于更好地厘清地区间差异产生的原因，并提出具有针对性的质量改进策略。

(二) 模糊综合评价法

模糊综合评价法是一种基于模糊数学的综合评价方法。该方法根据数学的隶属度理论把定性评价转化为定量评价，即利用模糊数学对受到多种因素制约的事物或对象做出一个总体的评价，它具有结果清晰、系统性强的特点，能较好地解决模糊的、难以量化的问题，适合各种非确定性问题的解决。因为不同的调查对象和不同的个体对于指标的理解可能存在差异（即模糊性），为减小这种差异，并形成一个相对准确的总体评价结果，所以，本研究采用该方法对我国城市社区精神卫生服务质量进行总体评价。评价的目的在于更加清晰地说明城市社区精神卫生服务质量与各因素之间的关系。评价步骤如下。

第一，建立城市社区精神卫生服务质量评价的因素集。这个因素集在本研究中是影响城市社区精神卫生服务质量的多方面因素。在模糊综合评价法中，设总因素集为 U，其他子因素分别为 U 的子集，设为 U_1，U_2，U_3，…，并且需要满足：

$$\bigcup_{i=1}^{n} u_i = U, \ U_i \cap U_j = \phi(i \neq j)$$

所有子集的总和为 U，在 i 和 j 不相等的情况下，U_i 和 U_j 的交集是一个空集，即 U_i 和 U_j 是互斥的，是两个没有交叉区域的独立集合。基于此，本研究把城市社区精神卫生服务质量评价指标分为6个维度，其中有形性维度设为 U_1、可靠性维度设为 U_2、响应性维度设为 U_3、保证性维度设为 U_4、移情性维度设为 U_5、经济性维度设为 U_6。各维度包括的指标如下。

$U_1 = \{A_1, A_2, A_3, A_4\}$ = ｛基础硬件，科研环境，疾病康复，职业发展｝；

$U_2 = \{B_1, B_2, B_3, B_4, B_5, B_6\}$ = ｛精神卫生知识宣教，宣传栏，资料形式，资料可及性，普及精神卫生知识质量，健康档案管理｝；

$U_3 = \{C_1, C_2, C_3, C_4, C_5\}$ = ｛随访形式，随访次数，随访内容，免费健康检查，对外宣传｝；

$U_4 = \{D_1, D_2, D_3, D_4, D_5\}$ = ｛薪酬福利，政策制度，服务态度，技能培训，职业能力｝；

$U_5 = \{E_1, E_2, E_3, E_4\}$ = ｛隐私保护，消除社会歧视，家属心理安慰，人际关系｝；

$U_6 = \{F_1, F_2, F_3, F_4\}$ = ｛精神卫生政策，医保类型，医保报销

比例，医保报销政策}。

第二，构建城市社区精神卫生服务质量评价评语集。评价评语集实际上是对于被评价对象的评价变化区间的划分，假设评价的总结果有 p 个，那么评语集可以表示为 $M = \{M_1, M_2, M_3, \cdots, M_p\}$，其中，$M_k$（$k = 1, 2, 3, \cdots, p$）为第 k 个可能的评价结果，在本研究中表示被调查者的满意程度。本问卷调查采用五级评分制，各级评语等级分别为 M1，M2，M3，M4，M5，并为各评语等级进行赋值，其中非常满意为 5，比较满意为 4，一般为 3，不太满意为 2，非常不满意为 1，获得综合评价评语集：

$$M = \{M_1, M_2, M_3, M_4, M_5,\} = \{5, 4, 3, 2, 1\}$$

第三，确定城市社区精神卫生服务质量评价变量（指标）权重集。在研究中，为了反映每一个因素的重要程度，一般会对因素赋权。各变量权重分别设为 $W_1, W_2, W_3, \cdots, W_N$，构成总权重集：$W = \{W_1, W_2, W_3, \cdots, W_N\}$。

第四，构建城市社区精神卫生服务质量评价矩阵并计算各因素（指标）的质量值（即评价向量）。构建从评价对象因素（指标）论域 U 到评价等级论域 M 的单因素矩阵 $\mathbf{R}$，并计算获得各单因素的质量值（$Q_1, Q_2, Q_3, \cdots, Q_n$）。各单因素的质量值计算公式如下：

有形性：$Q_1 = M \times (W_1 \times \mathbf{R}_1)^T$

可靠性：$Q_2 = M \times (W_2 \times \mathbf{R}_2)^T$

响应性：$Q_3 = M \times (W_3 \times \mathbf{R}_3)^T$

保证性：$Q_4 = M \times (W_4 \times \mathbf{R}_4)^T$

移情性：$Q_5 = M \times (W_5 \times \mathbf{R}_5)^T$

经济性：$Q_6 = M \times (W_6 \times \mathbf{R}_6)^T$

第五，运用加权平均法对城市社区精神卫生服务质量进行综合评价。计算公式可表示为：

$$Q = M \times (W \times \mathbf{R})^T$$

四 研究结果

（一）问卷回收情况

本次调研始于2021年1月15日，止于2022年5月30日。调研地点为我国东部的上海、中部的湖南和西部的广西地区。问卷回收情况如下。

本次调查共发放问卷950份，其中精神障碍患者600份，社区居民300份，精神卫生专业人才50份。回收问卷共905份，其中患者583份，社区居民277分，精神卫生专业人才45份。按照样本（问卷）的纳入与排除标准，三地回收的有效问卷总计741份，占问卷发放总量的78.0%，占问卷回收总量的81.9%。在三地回收的有效问卷中，患者的有效问卷共计461份，占患者问卷发放总量的76.8%，占患者问卷回收总量的79.1%；社区居民有效问卷共计235份，占社区居民问卷发放总量的78.3%，占社区居民问卷回收总量的84.8%；精神卫生专业人才的有效问卷共计45份，占精神卫生专业人才问卷发放总量的90.0%，占精神卫生专业人才问卷回收总量的100%（见表6-1）。

表6-1 我国城市社区精神卫生服务质量满意度调查问卷回收的总体情况

调查对象	发放数量（份）	回收数量（份）	问卷回收量占问卷发放总量的比重（%）	有效问卷数量（份）	有效问卷量占问卷发放总量的比重（%）	有效问卷量占问卷回收总量的比重（%）
精神障碍患者	600	583	97.2	461	76.8	79.1
社区居民	300	277	92.3	235	78.3	84.8
精神卫生专业人才	50	45	90.0	45	90.0	100
总计	950	905	95.3	741	78.0	81.9

注：有效问卷数量指患者版问卷和社区居民版问卷中剔除掉关于满意度调查问题皆未作答或虽有作答但答案皆为"非常满意"的问卷后，剩下的问卷数量。

（二）抽样人群的人口学特征

1. 患者的人口学特征

（1）性别情况

患者问卷回收583份，首先剔除无效样本122份，获得实际样本461份。然而，在实际样本中发现该项没有填写或有涂改的样本4份，因此，我们在分析时同样把其剔除①，最后确定用于分析的样本量（即有效样本量）为457份。有效样本量中，男性199人，占43.54%；女性258人，占56.46%（图见6-1）。

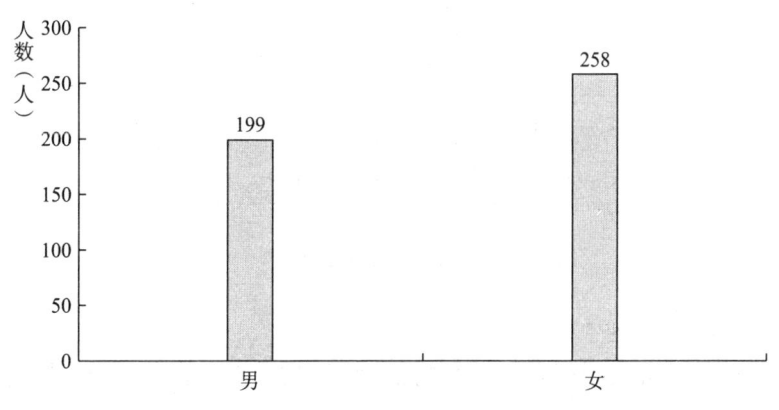

图6-1 患者性别情况

（2）年龄情况

从被调查者的年龄特征来看，在回收样本和有效样本中，患者年龄主要分布在30~60岁，多数为青壮年。患者人数在10~40岁年龄区间呈现逐段递增的趋势，在40~90岁年龄区间呈现逐段递减的趋势（见图6-2）。该数据在一定程度上说明心智的成熟度与患病率有关。心智成长大致可划分为三个阶段，即建立期（0~14岁）、成长期（15~60岁）和成熟期（60岁以上）。心智建立期的人群大多感受不到外界压力，即使感受到了来自外界的压力，也因有父母和亲朋好友的庇护和社会的宽容等而减轻压力。因此，该阶段不易因外界压力引发精神障碍。心智成熟

---

① 本节余下分析亦采用此方法。

期的人群则因"看透红尘"和抗压能力的增长而对外界压力"不屑一顾",因此,该时期亦不易引发精神障碍。唯有心智成长期的人群对外界压力的感知最多,抗压能力最弱,因此,该时期最易引发精神障碍。当然,这里需要说明的是,精神障碍的产生不仅与外界压力有关,其与生理机能的病变或天生缺陷亦有很大关系。

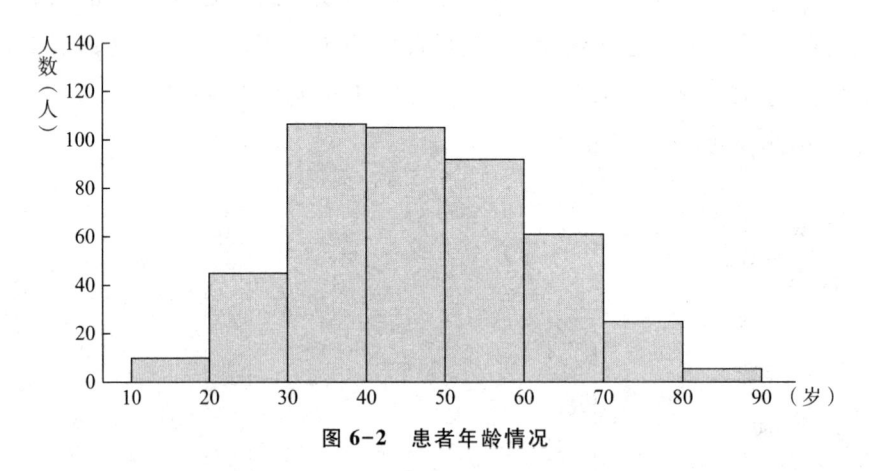

图 6-2 患者年龄情况

(3) 婚姻状况

从患者的婚姻状况看,未婚患者有 211 人,占有效样本总量的 46.17%;已婚患者有 194 人,占 42.45%;离婚患者有 34 人,占 7.44%;丧偶患者有 18 人,占 3.94%(见图 6-3)。该数据虽然不能说明精神障碍的引发机制与婚姻状况间的关联,但是如果把离婚和丧偶患者与未婚患者

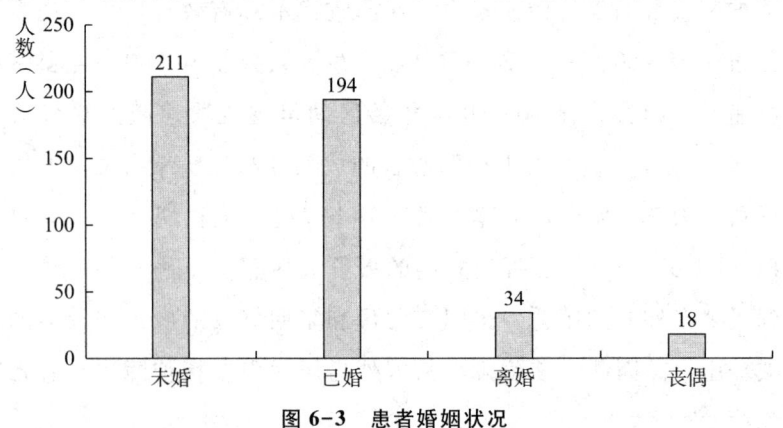

图 6-3 患者婚姻状况

合并（占比57.55%），则不难发现，单身人群患精神障碍的概率比已婚人群患精神障碍的概率大很多。

（4）文化程度情况

从患者的文化程度看，小学及以下学历的患者有141人，占有效样本总量的30.85%；初中学历的患者有182人，占39.82%；高中/中专学历的患者有90人，占19.69%；大专学历患者有21人，占4.60%；本科学历患者有21人，占4.60%；硕士及以上学历患者有2人，占0.44%（见图6-4）。该数据显示，初中及以下学历患病人数最多，占有效样本总量的70.67%，说明文化程度与精神障碍的患病率可能存在重大的关联。文化程度越低，对精神卫生知识的认知越少，抵抗外界压力的能力越弱。这从侧面说明了文化程度与心智成熟度和精神障碍的关系。

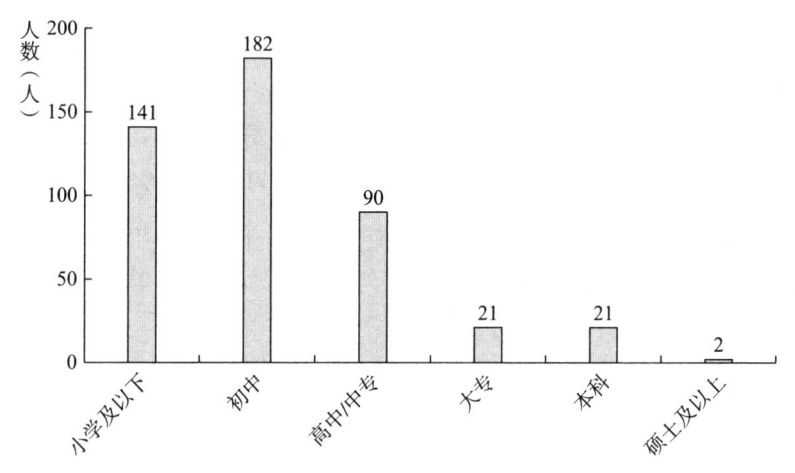

图6-4 患者文化程度情况

（5）职业情况

从患者的职业看，在家待业（也包括家务劳动者）的患者有164人，占有效样本总量的35.89%；离退休人员有67人，占14.66%；农民[①]有55人，占12.04%；其余患者有171人，占37.41%（见图6-5）。该数据说明三成以上的患者无法成为社会经济发展的人力资本（特指待业患者）。

---

① 这里的农民是指已融入城市（即在城市居住），但依然以从事农业生产活动为主的城市居民。

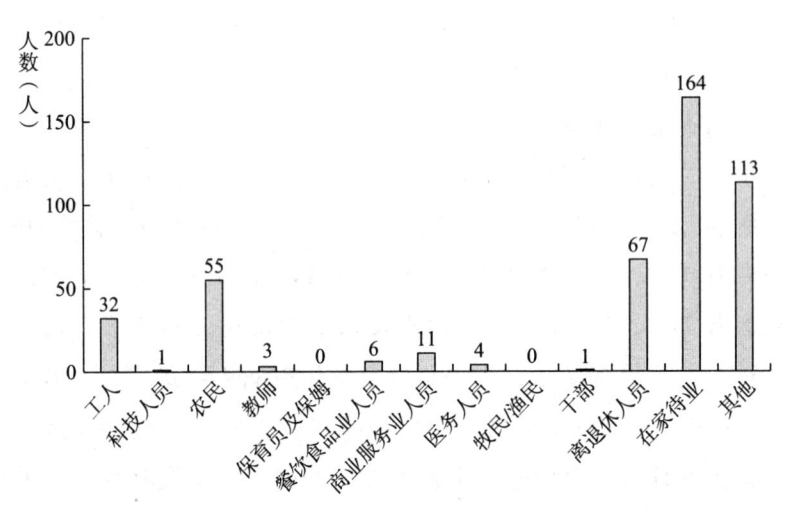

图 6-5　患者的职业情况

(6) 家庭人均月收入情况

从患者的家庭人均月收入看,家庭人均月收入在 1000 元及以下的患者有 112 人,占比 24.56%；1001~3000 元的患者有 213 人,占比 46.71%；3001~5000 元的患者有 96 人,占比 21.05%；5001~10000 元的患者有 26 人,占比 5.70%；10001 元及以上的患者有 9 人,占比 1.97%(见图 6-6)。该项数据表明,多数患者的家庭人均月收入低于 3000 元。

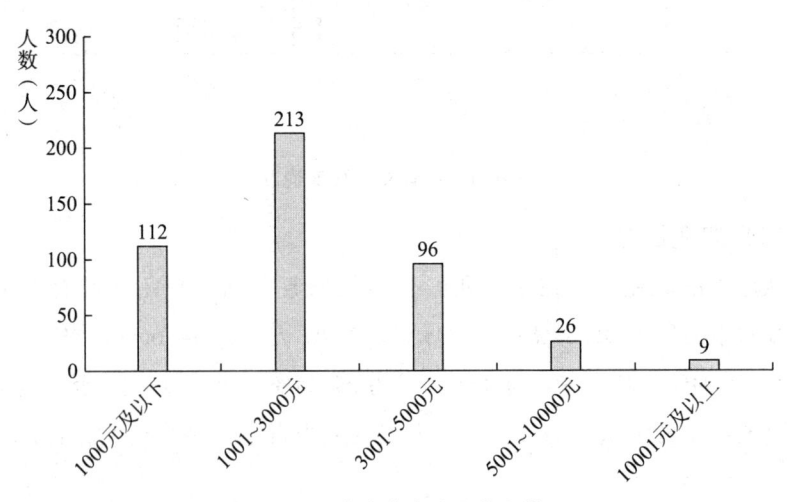

图 6-6　患者家庭人均月收入情况

(7) 患者就诊情况

①首选就诊机构。

我国的精神卫生服务网络是根据机构规模、机构等级、机构的主管部门等来分级分层的。机构等级越高，说明其服务质量越好，反之，则越低，因此，精神障碍患者及其监护人十分注重机构的选择。从该项调查的结果看，以社区/乡镇级医疗卫生服务机构作为首选就诊机构的患者有54人，占有效样本总量的12.00%；以县/区级医疗卫生服务机构作为首选就诊机构的患者有133人，占29.56%；以省/地市级医疗卫生服务机构作为首选就诊机构的患者有263人，占58.44%（见图6-7）。该数据表明，精神障碍患者及其监护人更信任等级高的机构。因为基层医疗卫生服务机构无论是技术还是设施都无法与等级更高的机构相比，所以在条件允许（主要指费用）的前提下，他们把省/地市级医疗卫生服务机构作为首选就诊机构。这说明基层尤其是社区卫生服务机构的服务质量还需要进一步提升。

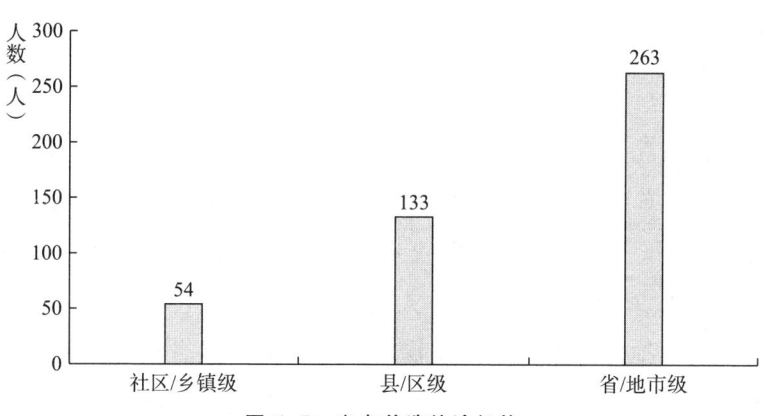

图6-7 患者首选就诊机构

②就诊机构选择的影响因素。

影响患者选择就诊机构的因素有很多，包括就诊距离、诊治费用、医院知名度（主要指技术水平高、设备条件好）、医院环境、服务态度等。在有效样本中，患者就诊机构选择的影响因素按频次从高到低排序依次为知名度、就诊距离、医保定点机构、服务收费、服务态度、医院环境等（见图6-8）。这说明精神卫生服务医疗技术质量和社会保障质量是影响精神障碍患者就诊机构选择的两个关键方面。故精神卫生服务工作需在精神卫生服务机构布局、精神卫生服务人力配置和政策安排等方面做出科学合理的规划。

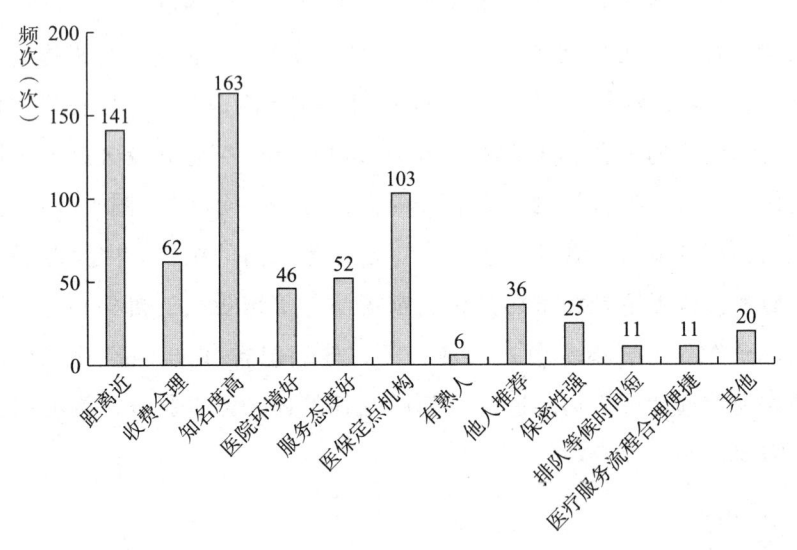

图 6-8　患者就诊机构选择的影响因素

③就诊情况。

患者接受诊疗的频次在一定程度上反映该患者的精神卫生服务需求。从调查结果看，首次就诊患者仅有 50 人次，占该项有效样本总量的 11.52%；多次就诊的患者有 384 人次，占 88.48%（见图6-9）。该数据一方面说明精神障碍作为慢性疾病的一种，需要患者接受长期或终生诊治；另一方面说明精神卫生服务质量不能完全用死亡率、伤残率等指标来衡量，病情稳定性（率）等指标应作为精神卫生服务质量评价的另一重要指标。

④就诊病种分布。

该项有效样本量只有 417 份，与本研究认定的有效样本量 461 份有较大差异，原因主要在于患者在该项填写时涂改太多，这可能与患者对精神障碍病种的认知率低有关。在可用样本中，确诊人数最多的病种为

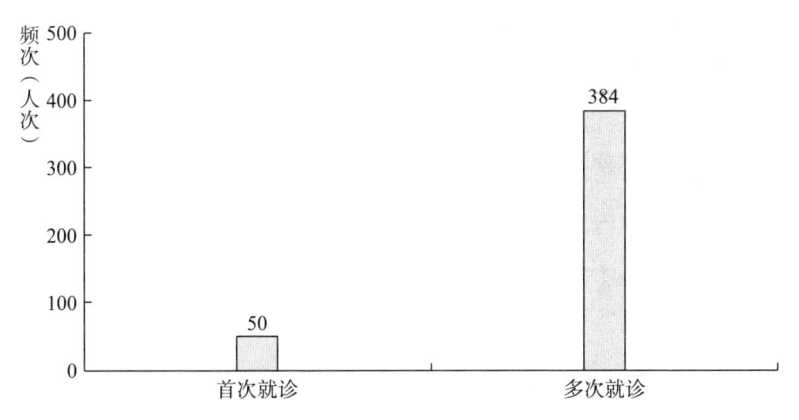

图 6-9　患者诊疗频次

精神分裂症（335人），患者占有效样本总量的80.34%；其次为精神发育迟滞，患者占有效样本总量的9.11%（见图6-10）。该项数据表明，精神分裂症被大多数人所认知，所以就诊人数多，而对于发病率较高的抑郁症、焦虑症等病种的认知还有待提高。当然，这也反映出社区精神卫生服务机构在精神障碍知识宣教方面的工作还不到位，宣教的质量还有待进一步提高。

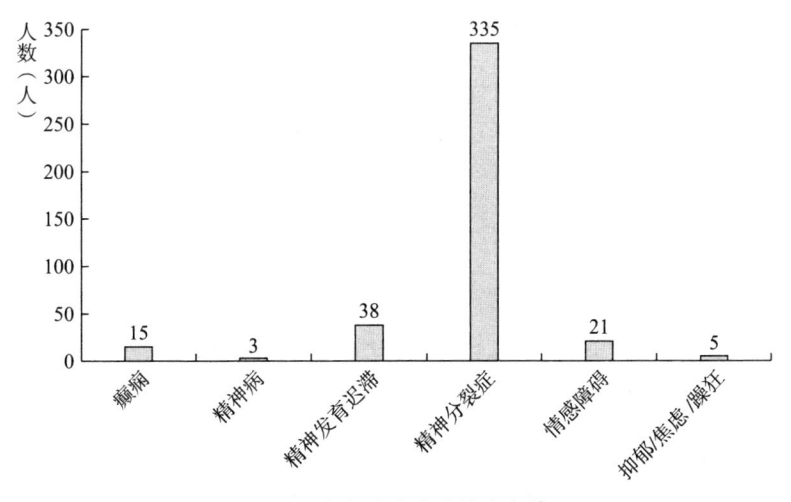

图 6-10　患者就诊病种的分布情况

⑤医疗保险类型。

从图6-11不难看出，参加城镇居民医疗保险的患者人数最多，达

239人，占有效样本总量的53.23%；参加城镇职工基本医疗保险和新型农村合作医疗的患者各有84人，两者各占18.71%；全自费医疗和没有任何保险的患者共17人，占3.79%（见图6-11）。该数据说明两个问题：一是我国针对精神障碍患者的基本医疗保险政策还没有做到全覆盖；二是精神障碍患者因疾病负担过重而有可能无法参保，他们只能靠政府或社会的救助。基于这两点，我们可以看出现有的精神卫生服务社会保障干预的结构质量并不理想。

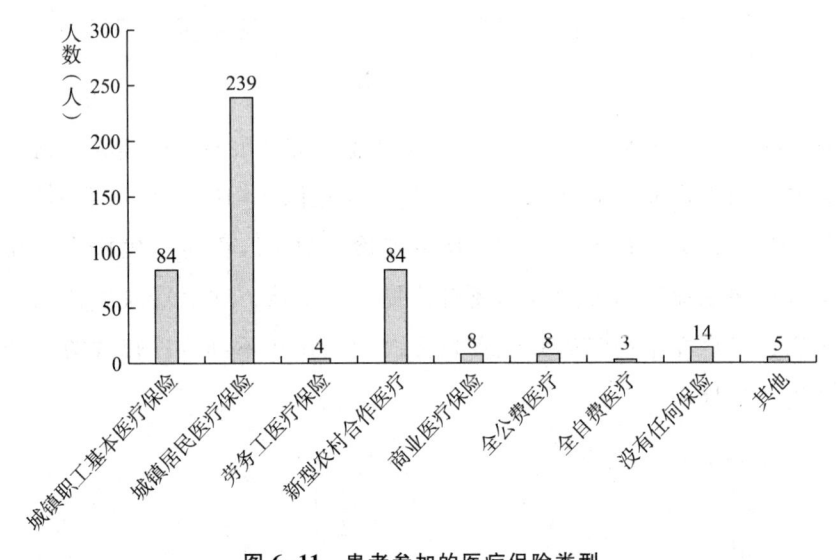

图6-11 患者参加的医疗保险类型

2. 社区居民的人口学特征

（1）性别情况

从社区居民的性别看，男性有91人，占可供此项分析的有效样本总量的39.91%；女性有137人，占60.09%（见图6-12）。

（2）年龄情况

从被调查者的年龄看，社区居民的年龄大多为30~60岁。其中，人数最多的是55~60岁年龄段，其次为45~50岁年龄段（见图6-13）。30~60岁是人的心智逐步走向成熟的时期，在该时期内，人们所掌握的知识越来越丰富，看待事物的眼光更敏锐，思考问题更全面，所以，以该年龄阶段社区居民为主要的调查对象可能使结论更接近真实情况。

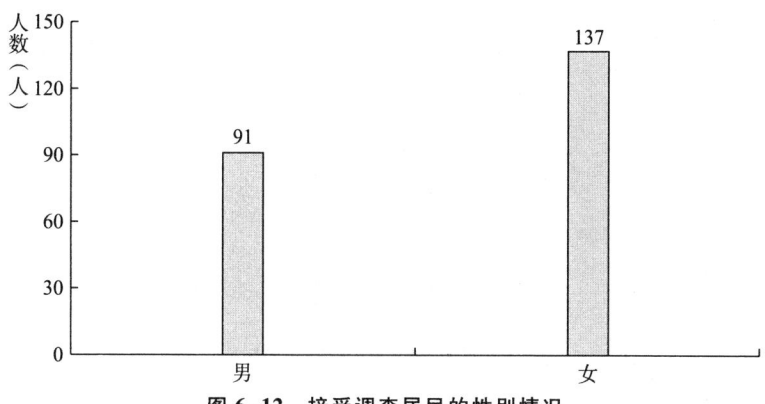

图 6-12 接受调查居民的性别情况

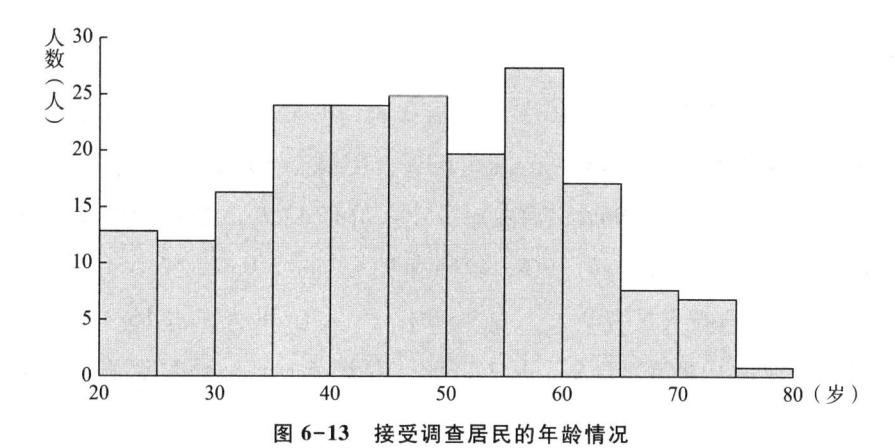

图 6-13 接受调查居民的年龄情况

（3）文化程度情况

从居民的文化程度看，拥有小学及以下学历的居民有 18 人，占有效样本总量的 7.76%；拥有初中学历的居民有 49 人，占 21.12%；拥有高中/中专学历的居民有 54 人，占 23.28%；拥有大专学历的居民有 52 人，占 22.41%；拥有本科学历的居民有 55 人，占 23.71%；拥有硕士及以上学历的居民有 4 人，占 1.72%。该调查结果表明，调查对象的整体文化水平呈现中间高两头低的状态（见图 6-14）。一般认为，调查对象的文化程度在一定程度上决定调查结果的质量。因为调查对象的文化程度越高，其对问题的理解越透彻，越愿意配合完成全部调查内容，获得有效样本的量也就越大，调查结果也就更可信。调查结果则恰好证明了这一观点的正确性。

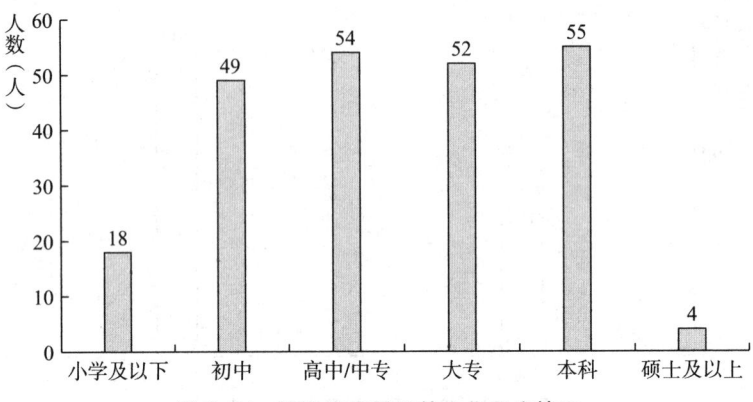

图 6-14 接受调查居民的文化程度情况

（4）职业情况

从居民的职业看，在家待业的居民有 20 人，占有效样本总量的 8.66%；离退休人员有 13 人，占 5.63%；干部有 10 人，占 4.33%；医务人员有 23 人，占 9.96%；商业服务业人员有 43 人，占 18.61%；餐饮食品业人员有 18 人，占 7.79%；教师有 7 人，占 3.03%；农民有 33 人，占 14.29%；科技人员有 9 人，占 3.90%；工人有 38 人，占 16.45%；从事其他职业的居民有 17 人，占 7.36%（见图 6-15）。该项调查结果表

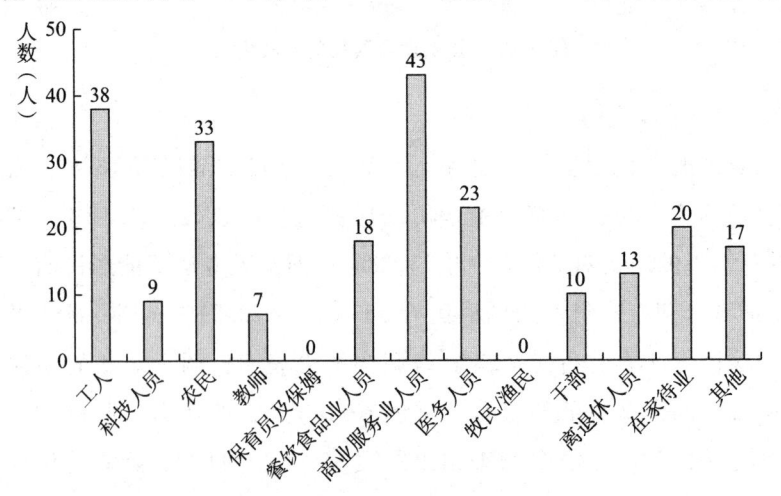

图 6-15 接受调查居民的职业情况

明，调查对象大多从事普通职业，处于社会底层，其意见能代表该社区大多数居民的意见，因此，其填写的问卷的真实性是可期的。

（5）家庭人均月收入情况

从居民的家庭人均月收入看，人均月收入在1000元及以下的居民有9人，占有效样本总量的3.88%；在1001~3000元的居民有57人，占24.57%；在3001~5000元的居民有73人，占31.47%；在5001~10000元的居民有61人，占26.29%；在10001元及以上的居民有32人，占13.79%（见图6-16）。调查对象家庭人均月收入可以在一定程度上反映其生活的幸福指数。在本项调查中，家庭人均月收入在3000元以上[①]的居民占有效样本总量的71.55%，说明大多数调查对象生活的幸福指数较高，所以其问卷问题回应的真实客观性可期。

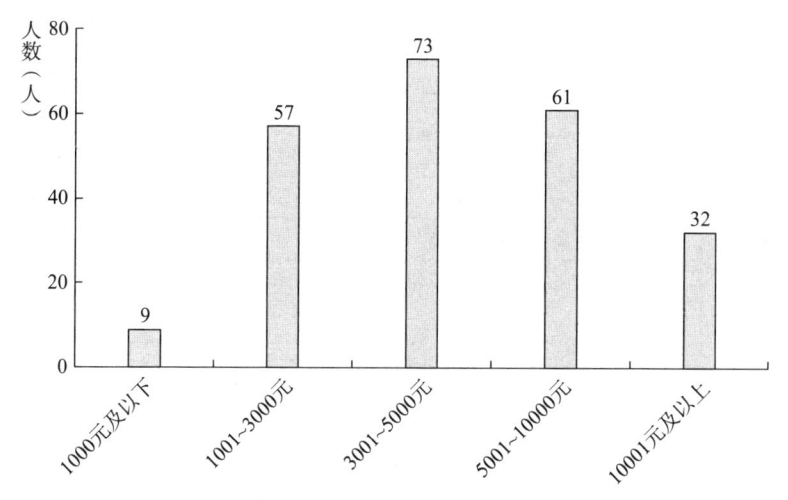

图6-16 接受调查居民的家庭人均月收入情况

3. 精神卫生专业人才的人口学特征

一般认为，对精神卫生专业人才进行问卷调查可以更好地了解和掌握社区精神卫生服务质量。原因有三：一是精神卫生专业人才的身份背景、技术能力、服务态度等可在一定程度上直接反映精神卫生服务质量；二是精神卫生专业人才对机构的满意度可在一定程度上反映机构的服务质量；三是

---

① 月均收入3000元已接近我国人均月收入水平（2022年约为3074元）。

精神卫生专业人才对医疗服务信息的把握更全面更准确，其对医疗服务的质量判断更客观。基于此，本研究对其展开深入的调研。调研以问卷形式进行，本次调研共发放问卷50份，回收45份，根据纳入与排除标准，最终确定有效样本量为45份。在有效样本中，调查对象的基本情况见表6-2。

表6-2 精神卫生专业人才的人口学特征

类别	选项	人数（人）	占比（%）
性别	男性	17	37.78
	女性	28	62.22
年龄	20~30岁	4	8.89
	31~40岁	20	44.44
	41~50岁	17	37.78
	51~60岁	4	8.89
文化程度	高中/中专及以下	3	6.67
	大专	11	24.44
	本科	31	68.89
所学专业	临床类专业	19	43.18
	护理类专业	14	31.82
	预防医学类专业	6	13.64
	医技类专业（检验/影像等）	1	2.27
	其他	4	9.09
诊治权限	拥有处方权（精神类药物用药权）	10	22.22
	无处方权	35	77.78
职称	高级	2	4.44
	中级	25	55.56
	初级	18	40.00
年薪	5万元及以下	5	11.11
	5万元至12万元	30	66.67
	12万元以上	10	22.22
继续教育	过去5年内接受过1~4次专业培训	16	35.56
	接受过5~10次专业培训	10	22.22
	接受过10次以上培训	17	37.78
	没有接受过培训	2	4.44

以上统计数据表明，精神卫生专业人才中女性比例偏高、有处方权的人占比偏低，且精神卫生专业人才接受继续教育的机会偏少。

（三）抽样人群的满意度

1. 患者满意度

（1）关于免费健康检查

从患者对免费健康检查的满意度看，认为非常满意的有237人，占有效样本总量的51.52%；认为比较满意的有177人，占38.48%；认为一般的有41人，占8.91%；认为不太满意和非常不满意的分别有4人和1人，两者分别占0.87%、0.22%（见图6-17）。该统计结果表明，总体上患者对此项服务的满意度高。

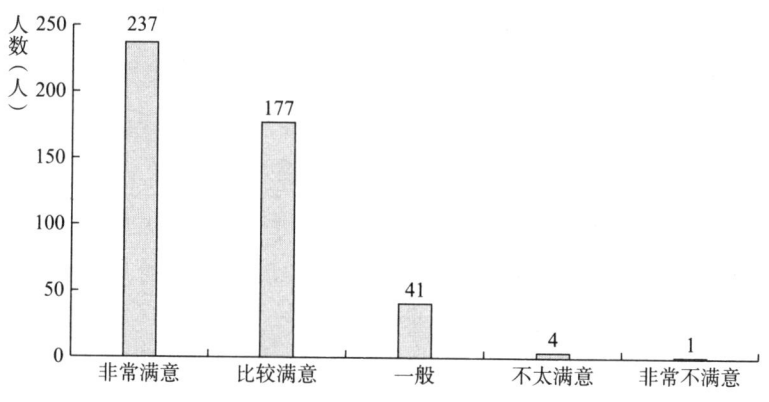

图6-17　患者对免费健康检查的满意度情况

（2）关于居民精神健康建档

从患者对居民精神健康建档的满意度看，对此项服务持非常满意态度的有245人，占该项有效样本总量的53.38%；持比较满意态度的有162人，占35.29%；持一般态度和不太满意态度的共有52人，占该项有效样本总量的11.33%；非常不满意的样本则没有（见图6-18）。该统计结果表明，只有极小部分患者对此项服务不满意，绝大多数患者对该项服务表示认同。患者的认同度高，意味着该项服务的质量高。

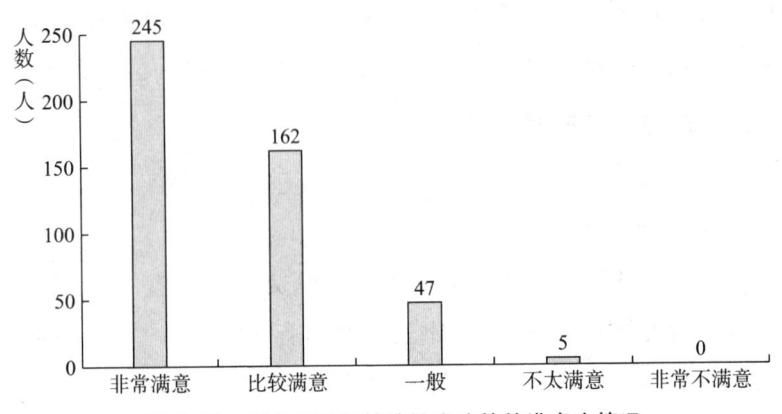

图 6-18　患者对居民精神健康建档的满意度情况

（3）关于隐私保护与尊严维护

从患者对隐私保护与尊严维护的满意度看，对该服务持非常满意态度的有 236 人，占该项有效样本总量的 51.30%；持比较满意态度的有 146 人，占 31.74%；持一般态度的有 72 人，占 15.65%；持不太满意态度的有 4 人，占 0.87%；持非常不满意态度的有 2 人，占 0.43%（见图 6-19）。该统计数据表明，患者隐私保护与尊严维护方面的满意度总体较高但仍然还存在不同的声音，尤其非常不满意情况的存在，说明社区精神卫生服务在该方面的工作质量还有提升空间。

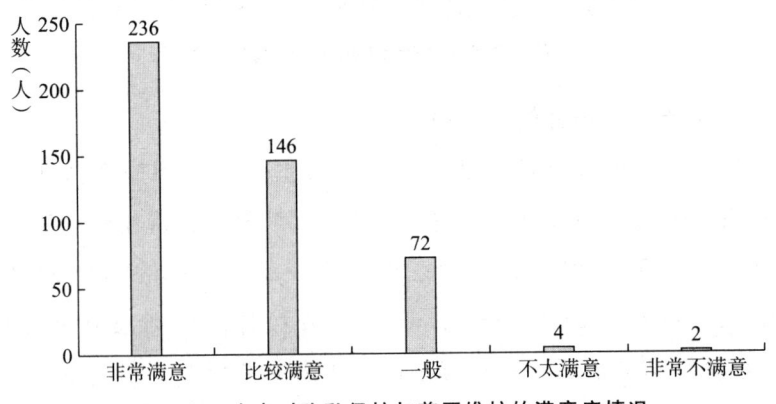

图 6-19　患者对隐私保护与尊严维护的满意度情况

（4）关于随访形式

从患者对随访形式的满意度看，对该项服务持非常满意态度的有

247人，占该项有效样本总量的53.81%；持比较满意态度的有147人，占32.03%；持一般态度的有60人，占13.07%；持不太满意态度的有4人，占0.87%；持非常不满意态度的有1人，占0.22%（见图6-20）。该统计数据表明，大多数患者对随访形式满意，意味着该项服务的质量较高。尽管如此，仍有少部分患者认为该项服务还不够完善，有进一步提升的空间。因此，社区精神卫生服务如何在该项工作上做到科学、合理、有效是值得重点思考的问题。

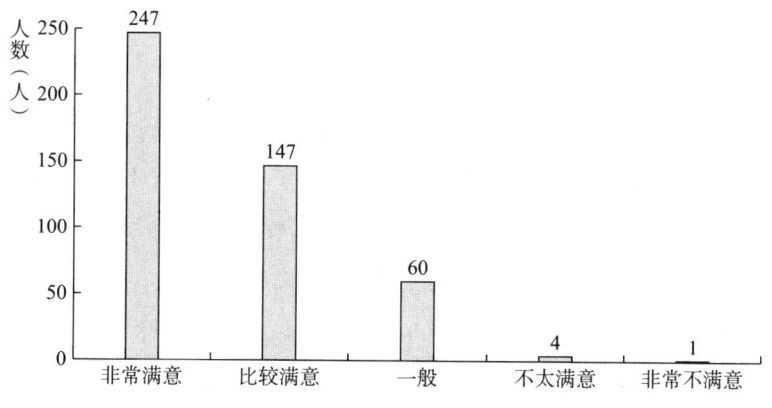

图6-20　患者对随访形式的满意度情况

（5）关于随访次数

从患者对随访次数的满意度看，对该项服务表示非常满意的有237人，占有效样本总量的51.52%；对该项服务持比较满意态度的有153人，占33.26%；对该项服务持一般态度的有62人，占13.48%；对该项服务不太满意的有6人，占1.30%；对该项服务非常不满意的有2人，占0.43%（见图6-21）。该统计数据表明，患者对随访次数服务的满意度较高，意味着该项服务的质量较高。少部分患者对此表达了不满，这可能与他们所获得的服务和他们所期望的服务之间差距较大有关，也可能与服务方案的不完善有关。因此，社区精神卫生服务工作者要重视该方面的工作。

（6）关于随访内容

从患者对随访内容的满意度看，对该项服务表示非常满意的有226

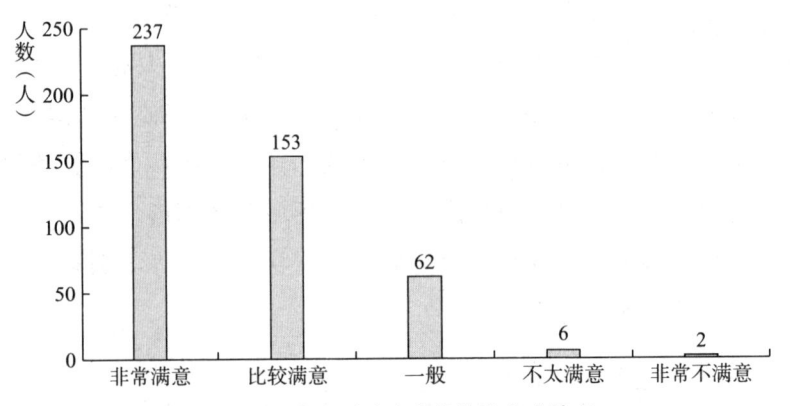

图 6-21　患者对随访次数的满意度情况

人，占有效样本总量的 49.24%；对该项服务持比较满意态度的有 154 人，占 33.55%；对该项服务持一般态度的有 64 人，占 13.94%；对该项服务持不太满意态度的有 15 人，占 3.27%；没有人表示非常不满意（见图 6-22）。随访内容是精神障碍患者普遍关心的事情，从调查结果看，对随访内容服务表示满意的患者占比高达 82.79%，意味着该项服务的质量相对较高，但仍有少部分患者对其不太满意，这可能是随访内容与他们的心理预期不太一致造成的。当然，也不排除是随访内容本身的缺陷或其他原因所致。

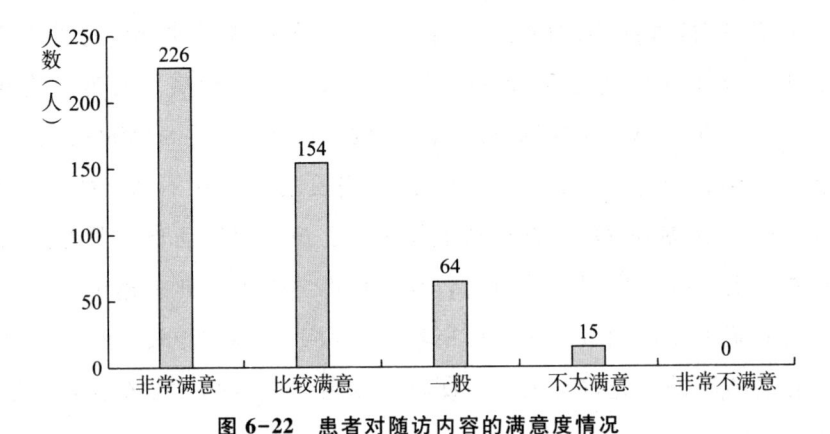

图 6-22　患者对随访内容的满意度情况

（7）关于用药建议

从患者对用药建议的满意度看，对该项服务持非常满意态度的有

192人，占有效样本总量的41.92%；持比较满意态度的有180人，占39.20%；持一般态度的有77人，占16.81%；持不太满意态度的有8人，占1.75%；持非常不满意态度的有1人，占0.22%（见图6-23）。从调查结果看，患者对该项服务满意的人数占比较高，但仍有部分患者表示不满，这既说明患者的服药依从性不是很好，也说明了社区精神卫生服务的水平有待进一步提高。

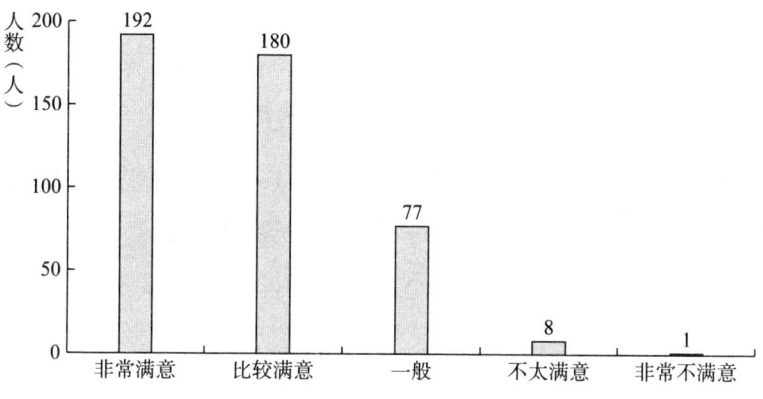

图6-23 患者对用药建议的满意度情况

（8）关于康复指导

从患者对康复指导的满意度看，对该项服务持非常满意态度的患者有186人，占有效样本总量的40.52%；持比较满意态度的患者有180人，占39.22%；持一般态度的患者有69人，占15.03%；持不太满意态度的患者有24人，占5.23%（见图6-24）。该数据表明，该项服务的质量符合绝大部分患者的预期，尽管有部分患者不太认可该服务，但至少没有完全反对者，这可能与患者对精神障碍知识的知晓度有关，也就是我们通常所说的医患之间的信息不对称。因此，加强精神卫生知识的宣教和加强与患者的沟通，应是今后社区精神卫生服务工作的发力重点之一。

（9）关于心理支持

从患者对心理支持的满意度看，对该项服务表示非常满意的患者有208人，占有效样本总量的45.41%；持比较满意态度的患者有157人，

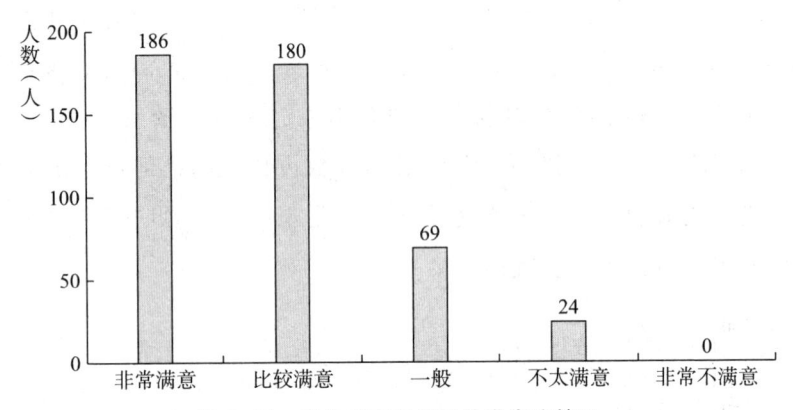

图 6-24　患者对康复指导的满意度情况

占 34.28%；持一般态度的患者有 76 人，占 16.59%；持不太满意态度的患者有 17 人，占 3.71%（见图 6-25）。这说明该项服务的满意度较高，但仍有少部分患者对该项服务持不认可的态度，这可能与患者的思维方式、性格特征、价值观等有关。

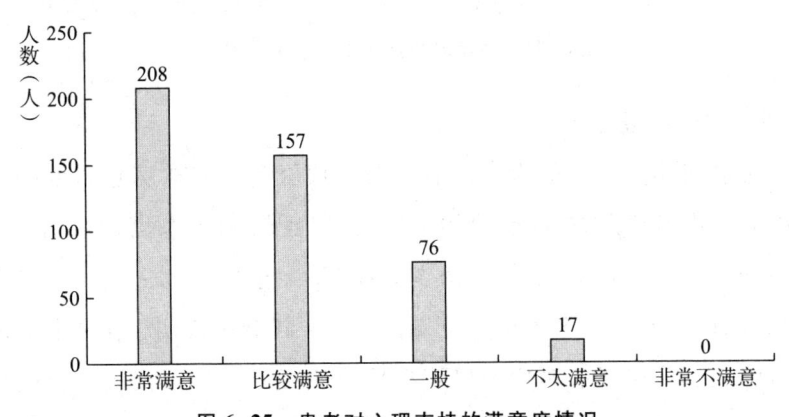

图 6-25　患者对心理支持的满意度情况

（10）关于精神卫生专业人才

从患者对精神卫生专业人才的满意度看，对精神卫生专业人才表示非常满意的患者有 254 人，占有效样本总量的 55.22%；持比较满意态度的患者有 154 人，占 33.48%；持一般态度的患者有 50 人，占 10.87%；持不太满意态度的患者有 2 人，占 0.43%（见图 6-26）。该统计结果表明，患者对精神卫生专业人才的满意度较高，但少部分患者对精神卫生专业人才不太满意,这既可能与精神卫生专业人才的态度、能力有关,也可能与其所在机构的服务文化有关。要改善这一情况,既需要社区精神卫生工作者加强对自身的管理和提高自身的服务能力,更需要社区精神卫生服务机构建立良好的服务文化。

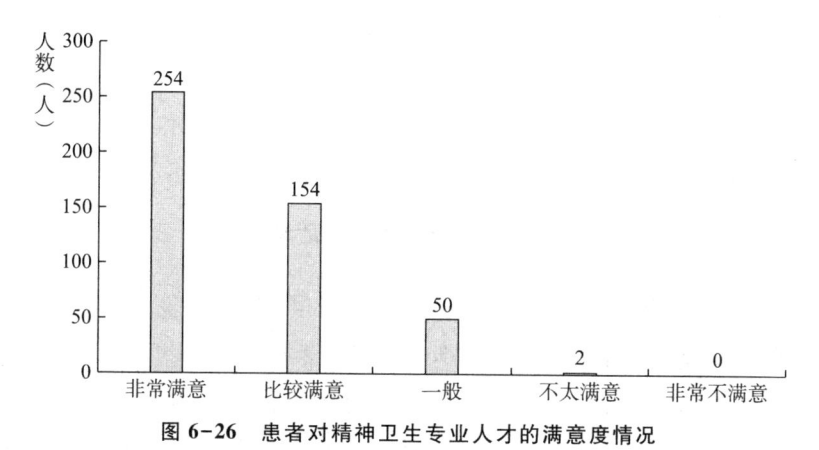

图 6-26 患者对精神卫生专业人才的满意度情况

(11) 关于医保报销比例

从患者对医保报销比例的满意度看,对该项服务持非常满意态度的患者有97人,占有效样本总量的21.27%;持比较满意态度的患者有164人,占35.96%;持一般态度的患者有149人,占32.68%;持不太满意态度的患者有41人,占8.99%;持非常不满意态度的患者有5人,占1.10%(见图6-27)。该统计数据表明,相对其他精神卫生服务项目的满意度而言,患者对医保报销比例的满意度不是很高,这既可能与该项政策的合理性或滞后性有关,也可能与患者的心态、认知等有关。因此,如何加深患者对医保政策的了解,以及如何使医保政策本身更具科学性、合理性等,是我国今后精神卫生服务工作应着重思考的问题。

(12) 关于精神卫生政策

从患者对精神卫生政策的满意度看,对该项服务持非常满意态度的患者有183人,占有效样本总量的39.78%;持比较满意态度的患者有195人,占42.39%;持一般态度的患者有70人,占15.22%;持不太满意和非常不满意态度的患者分别有9人和3人,分别占1.96%和0.65%

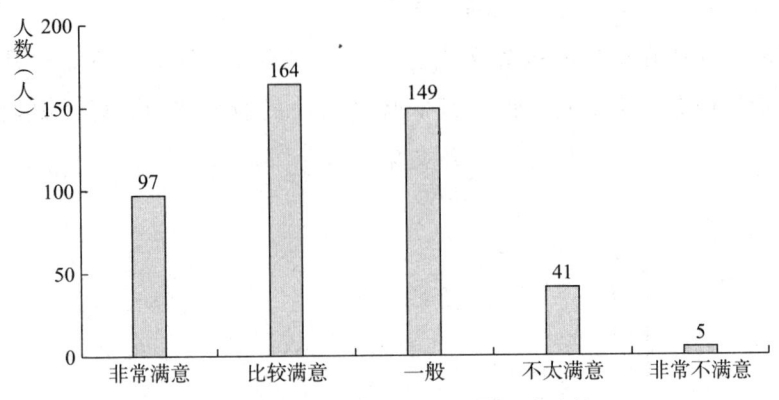

图 6-27 患者对医保报销比例的满意度情况

（见图6-28）。该统计数据表明，有82.17%的患者对政府提供的这项服务持满意态度，但同时也有15%左右的患者认为该项服务一般，有2.61%的患者对该项服务不满意。也就是说，该项服务的质量还需要提升。造成这一问题的原因既可能与精神卫生服务机构或部门对国家相关政策的宣讲不到位有关，也有可能与相关政策本身不合理有关。

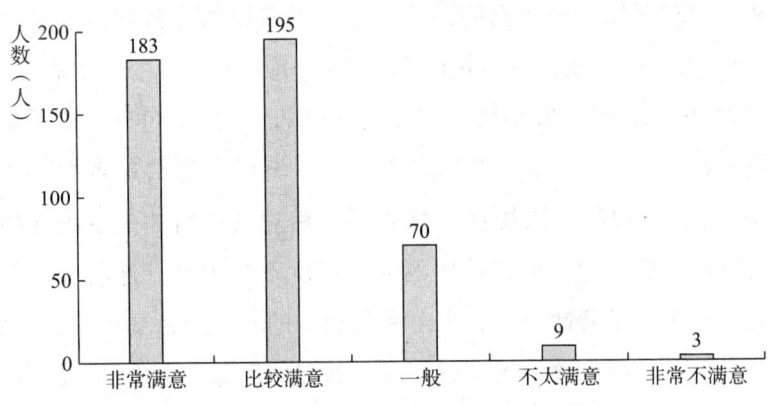

图 6-28 患者对精神卫生政策的满意度情况

(13) 关于总体服务

从患者对总体服务的满意度看，持非常满意态度的患者有201人，占有效样本总量的43.70%；持比较满意态度的患者有184人，占40%；持一般态度的患者有65人，占14.13%；持不太满意态度的患者有10人，占2.17%（见图6-29）。该统计数据表明，患者对社区精神卫生服务机构提供的服务和国家提供的政策性保障服务的质量是比较认可的，但社区精神卫生服务机构在某些项目上还存在一定的不足，需要继续完善，以便提供更加全面优质的服务。

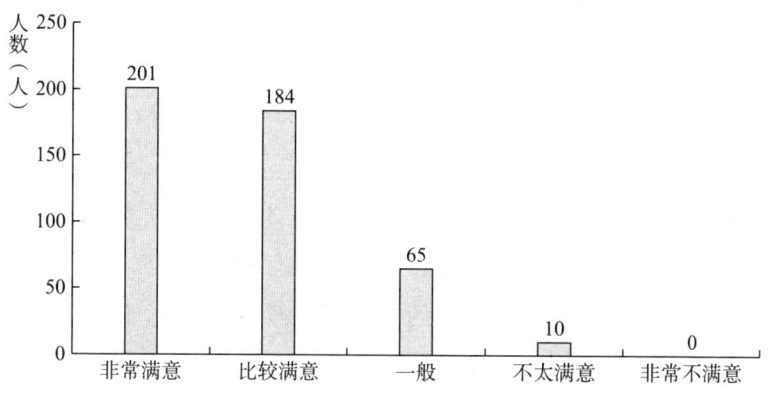

图 6-29 患者对总体服务的满意度情况

2. 居民满意度

（1）关于精神（心理）健康教育

从居民对精神（心理）健康教育的满意度看，对本项服务持非常满意态度的居民有 76 人，占有效样本总量的 32.62%；持比较满意态度的居民有 110 人，占 47.21%；持一般态度的居民有 38 人，占 16.31%；持不太满意和非常不满意态度的居民分别有 7 人和 2 人，分别占 3.00% 和 0.86%（见图 6-30）。该统计数据表明，尽管居民对该项服务的质量比

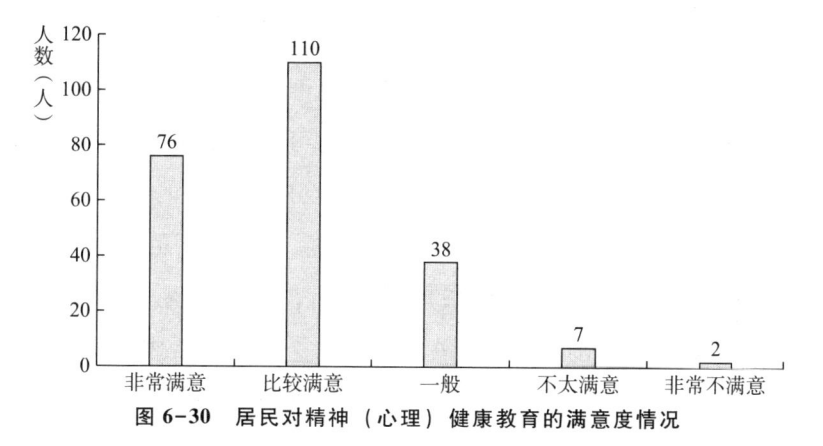

图 6-30 居民对精神（心理）健康教育的满意度情况

较认可，但还有约 1/5 的居民对此保持中立和不满意态度，这可能与提供该项服务的社区精神卫生服务机构的宣教形式、宣教内容、宣教方法等有关，也有可能与居民对精神障碍本身的态度有关。

（2）关于精神卫生健康教育资料形式

从居民对精神卫生健康教育资料形式的满意度看，对该项服务持非常满意态度的居民有 70 人，占有效样本总量的 20.04%；持比较满意态度的居民有 109 人，占 46.78%；持一般态度的居民有 45 人，占 19.31%；持不太满意态度的居民有 9 人，占 3.86%；没有非常不满意的居民（见图 6-31）。该统计数据表明，尽管有 65% 以上的居民对此项服务持满意的态度，但仍有 3.86% 的居民对此项服务表示不满。因此，本研究认为该项服务的质量还有待提高。

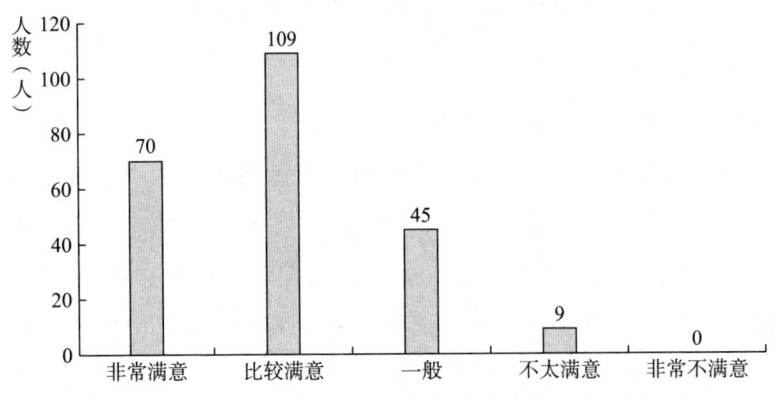

图 6-31 居民对精神卫生健康教育资料形式的满意度情况

（3）关于社区精神卫生健康教育资料的可及性

从居民对社区精神卫生健康教育资料的可及性的满意度看，对该项服务持非常满意态度的居民有 62 人，占有效样本总量的 26.61%；持比较满意态度的居民有 117 人，占 50.21%；持一般态度的居民有 41 人，占 17.60%；持不太满意态度的居民有 13 人，占 5.58%（见图 6-32）。该统计数据表明，该项服务的质量虽然得到了大部分居民的认可，但可能部分图书、影像等资料的缺少导致部分居民的不满。因此，社区精神卫生服务机构应加大这方面的投入力度。

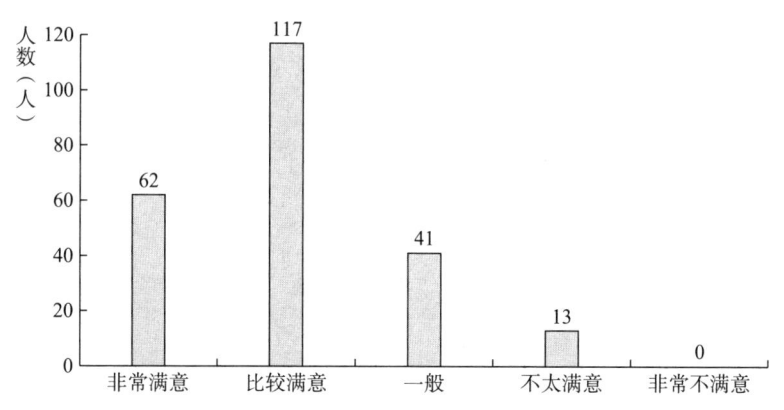

图 6-32　居民对社区精神卫生健康教育资料的可及性的满意度情况

(4) 关于社区精神卫生健康教育宣传栏

从居民对社区精神卫生健康教育宣传栏的满意度看，对该项服务持非常满意态度的居民有 70 人，占有效样本总量的 30.04%；持比较满意态度的居民有 111 人，占 47.64%；持一般态度的居民有 42 人，占 18.03%；表示不太满意的居民有 10 人，占 4.29%（见图 6-33）。统计数据表明，该项服务的质量虽然得到了 77.68% 的居民的认可，但还有 4.29% 的居民对该项服务不满意。所以，社区精神卫生服务机构应从形式到内容进行调整，从而更好地发挥宣传栏的作用。

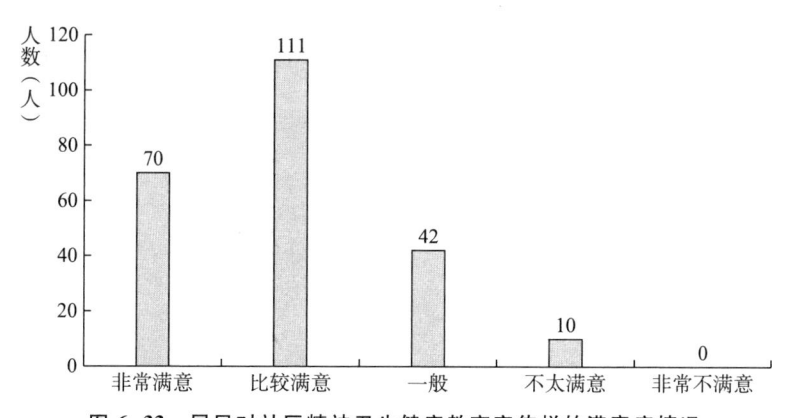

图 6-33　居民对社区精神卫生健康教育宣传栏的满意度情况

(5) 关于社区精神卫生健康知识讲座

从居民对社区精神卫生健康知识讲座的满意度看，对该项服务持非常满意态度的居民有 56 人，占有效样本总量的 24.03%；持比较满意态度的居民有 112 人，占 48.07%；持一般态度的居民有 52 人，占 22.32%；持不太满意态度的居民有 13 人，占 5.58%（见图 6-34）。该统计数据表明，社区精神卫生健康知识讲座的质量仍有提升空间。

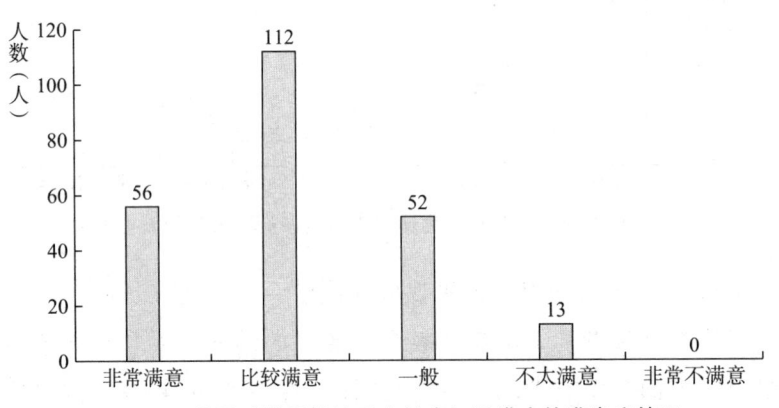

图 6-34 居民对社区精神卫生健康知识讲座的满意度情况

（6）关于社区精神卫生知识普及

从居民对社区精神卫生知识普及的满意度看，对该项服务持非常满意态度的居民有 63 人，占有效样本总量的 27.04%；持比较满意态度的居民有 114 人，占 48.93%；持一般态度的居民有 46 人，占 19.74%；持不太满意态度的居民有 10 人，占 4.29%（见图 6-35）。该统计数据表明，除三成左右的社区居民对该服务非常满意外，多数居民认为该项服

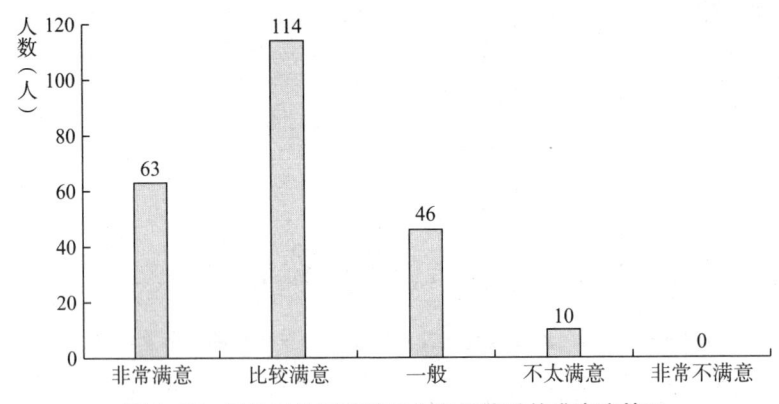

图 6-35 居民对社区精神卫生知识普及的满意度情况

务还存在一定的不足,具体表现为知识内容过于深奥以及普及形式拘泥于传统的宣传手册发放、宣传栏张贴和集中式讲座等,以现代传媒为载体的普及形式极少使用。因此,普及效果并不理想。

(7) 关于精神卫生政策法规(不包含医保政策)

从居民对精神卫生政策法规的满意度看,对该项服务持非常满意态度的居民有65人,占有效样本总量的27.90%;持比较满意态度的居民有120人,占51.50%;持一般态度的居民有40人,占17.17%;持不太满意和非常不满意态度的居民分别有7人和1人,分别占3.00%和0.43%(见图6-36)。该项统计数据表明,虽然多数居民认可该项服务的质量,但该项服务的质量仍有提升空间。因此,如何使国家的精神卫生政策与法规等更合理、更深入人心,是今后精神卫生服务工作应重点思考的问题。

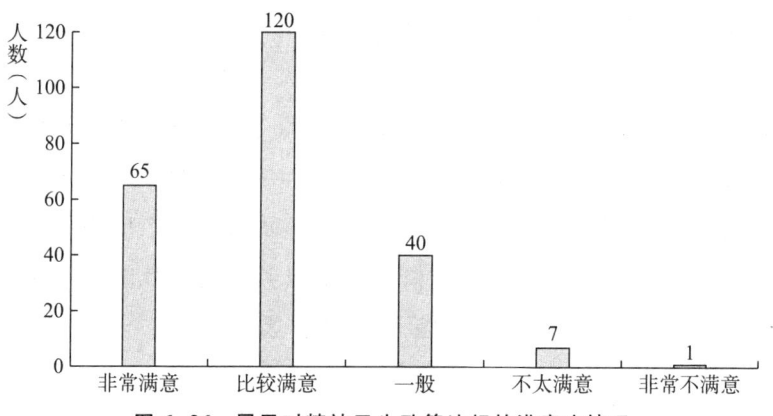

图6-36 居民对精神卫生政策法规的满意度情况

(8) 关于精神卫生医保政策

从居民对精神卫生医保政策的满意度看,对该项服务持非常满意态度的居民有11人,占有效样本总量的4.74%;持比较满意态度的居民有65人,占28.02%;持一般态度的居民有82人,占35.34%;持不太满意和非常不满意态度的居民分别有71人和3人,分别占30.60%和1.29%(见图6-37)。该项统计数据表明,该项服务的质量十分低。因此,政府应加强对现有医保政策的重视。

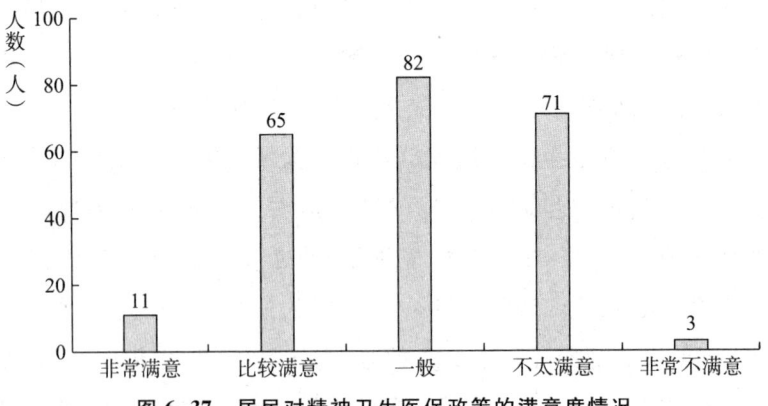

图 6-37　居民对精神卫生医保政策的满意度情况

（9）关于精神卫生服务文化

从居民对精神卫生服务文化的满意度看，对该项服务持非常满意态度的居民有 15 人，占有效样本总量的 6.52%；持比较满意态度的居民有 96 人，占 41.74%；持一般态度的居民有 70 人，占 30.43%；持不太满意和非常不满意态度的居民有 37 人和 12 人，分别占 16.09% 和 5.22%（见图 6-38）。与其他服务项目相比，该项服务的质量偏低，这既可能与精神卫生服务机构的服务文化有关，也可能与传统的社会文化或社会氛围（对精神障碍患者的歧视）有关，因此，政府和社区应强化现代精神卫生服务文化的建设，以此提升精神卫生服务机构、社区居民对精神障碍患者的包容度，提升社区精神卫生服务质量。

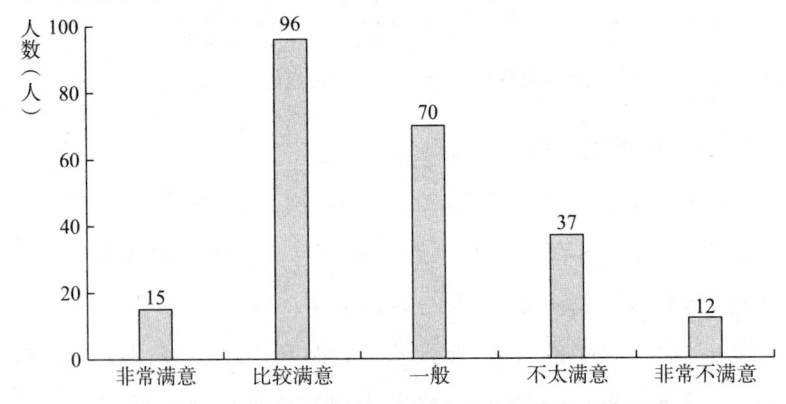

图 6-38　居民对精神卫生服务文化的满意度情况

3. 精神卫生专业人才满意度①

（1）关于薪酬

从精神卫生专业人才对薪酬的满意度看，对薪酬非常不满意的精神卫生专业人才有5人，占有效样本总量的11.11%；不太满意的有2人，占4.44%；持一般态度的有20人，占44.44%；持比较满意态度的有15人，占33.33%；持非常满意态度的有3人，占6.67%（见图6-39）。该项统计数据表明，精神卫生专业人才对薪酬的满意度十分低，不仅有44.44%的人员保持中立态度，甚至还有11.11%的人员表达了强烈的不满。这一情况也在一定程度上说明我国精神卫生服务尤其是社区精神卫生服务的供给结构的质量不高，今后需要加大改革力度，提高薪酬待遇，从而提高从业人员的服务积极性。

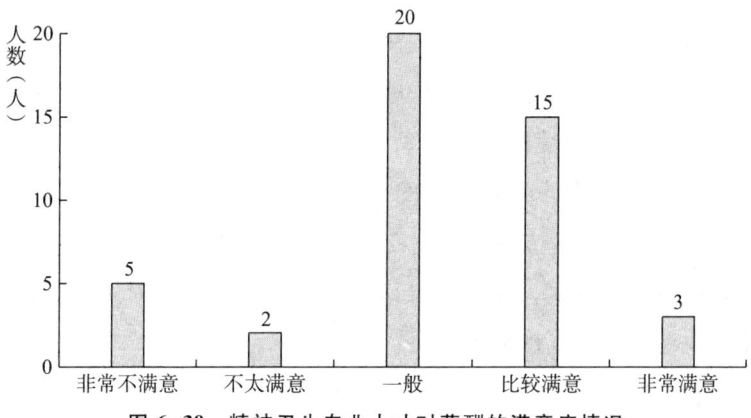

图6-39 精神卫生专业人才对薪酬的满意度情况

（2）关于福利

从精神卫生专业人才对福利的满意度看，对福利非常满意的精神卫生专业人才仅有1人，占有效样本总量的2.22%；比较满意的有19人，占42.22%；认为一般的有20人，占44.44%；不太满意（实际为0人）和非常不满意的共有5人，占11.11%（见图6-40）。该统计数据表明，我国精神卫生专业人才对福利的满意度普遍不高。因此，加大福利待遇

---

① 对精神卫生专业人才的满意度调查，主要考察其所在机构精神卫生服务供给结构质量和过程质量。

的改革力度应成为我国社区精神卫生服务工作的重要方面。

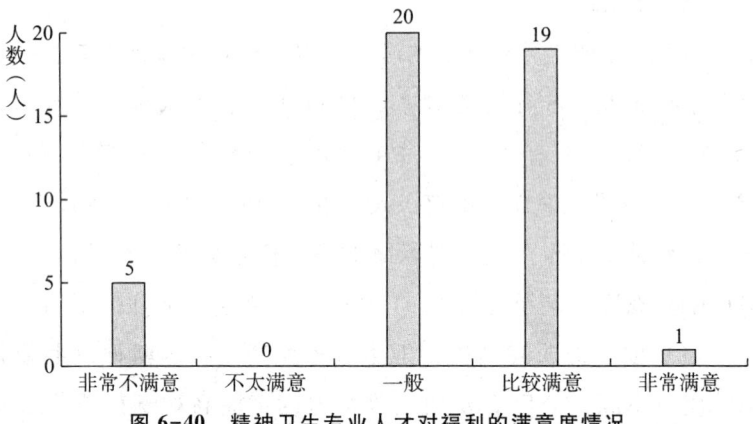

图 6-40 精神卫生专业人才对福利的满意度情况

（3）关于任务

从精神卫生专业人才对任务的满意度看，持非常不满意态度的精神卫生专业人才有 4 人，占有效样本总量的 8.89%；持不太满意态度的有 7 人，占 15.56%；持一般态度的有 20 人，占 44.44%；持比较满意态度的有 12 人，占 26.67%；持非常满意态度的有 2 人，占 4.44%（见图 6-41）。该统计数据表明，精神卫生专业人才对工作任务的满意度不够高，可能与其所在机构的管理方式有关，也可能与其所面对的服务对象有关。社区精神卫生服务机构有必要在管理上下功夫。

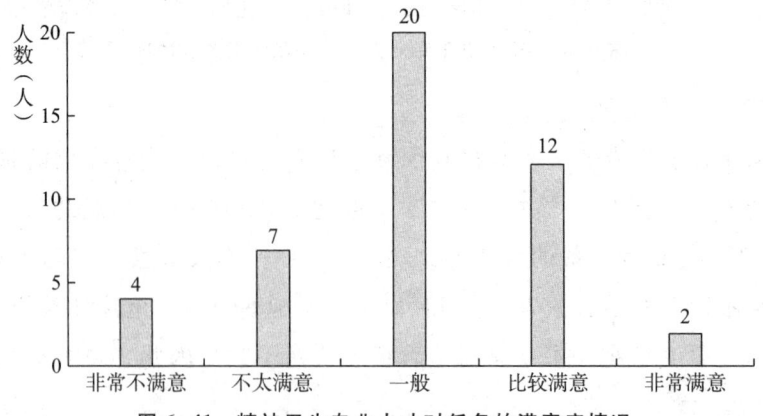

图 6-41 精神卫生专业人才对任务的满意度情况

(4) 关于个人服务能力发挥空间

从调查结果看，精神卫生专业人才对其所在机构提供的能力发挥空间表示非常不满意的有4人，占有效样本总量的8.89%；不太满意的有4人，占8.89%；持一般态度的有15人，占33.33%；持比较满意态度的有19人，占42.22%；持非常满意态度的有3人，占6.67%（见图6-42）。由此可知，社区精神卫生服务机构为精神卫生专业人才提供的能力发挥空间还不够，这可能与国家政策对机构的扶持力度不大有关，也可能与精神卫生专业人才自身的服务能力有限有关。因此，如何平衡两者的关系，是我国社区精神卫生服务机构应重点思考的问题之一。

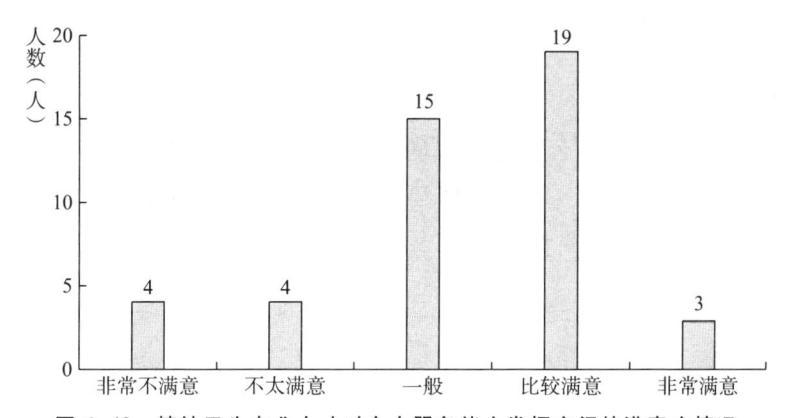

图6-42　精神卫生专业人才对个人服务能力发挥空间的满意度情况

(5) 关于工作压力

从精神卫生专业人才对工作压力的满意度看，表示非常不满意的精神卫生专业人才有7人，占有效样本总量的15.56%；表示不太满意的有8人，占17.78%；持一般态度的有19人，占42.22%；持比较满意态度的有10人，占22.22%；持非常满意态度的有1人，占2.22%（见图6-43）。该统计数据表明，精神卫生专业人才普遍面临一定的工作压力。

(6) 关于科室设置

精神卫生专业人才对科室设置持非常不满意态度的有5人，占有效样本总量的11.11%；持不太满意态度的有3人，占6.67%；持一般

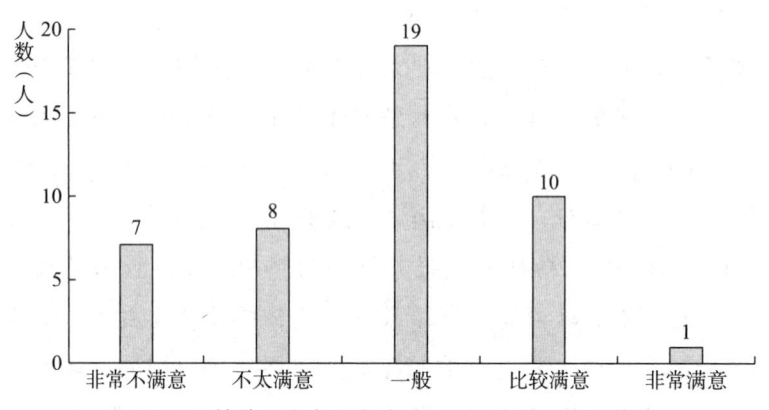

图 6-43　精神卫生专业人才对工作压力的满意度情况

态度的有 16 人，占 35.56%；持比较满意态度的有 19 人，占 42.22%；持非常满意态度的有 2 人，占 4.44%（见图 6-44）。该统计数据表明，精神卫生专业人才对科室设置的满意度不够高，这可能是机构科室设置不够科学合理所致，因此机构应根据相关政策文件要求和当地实际对科室设置进行合理调整。

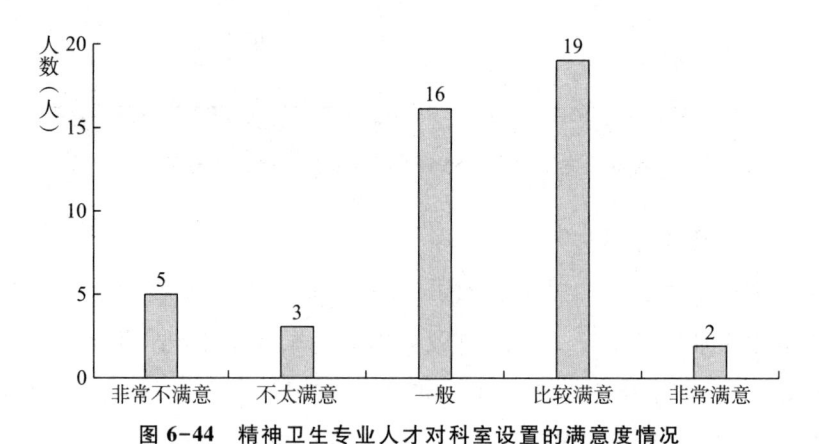

图 6-44　精神卫生专业人才对科室设置的满意度情况

（7）关于科研环境

精神卫生专业人才对科研环境持非常不满意态度的有 3 人，占有效样本总量的 6.67%；持不太满意态度的有 7 人，占 15.56%；持一般态度的有 16 人，占 35.56%；持比较满意态度的有 15 人，占 33.33%；持非常满意态度的有 4 人，占 8.89%（见图 6-45）。该统计数据表明，精神卫生专业人才对科研环境的满意度不高。

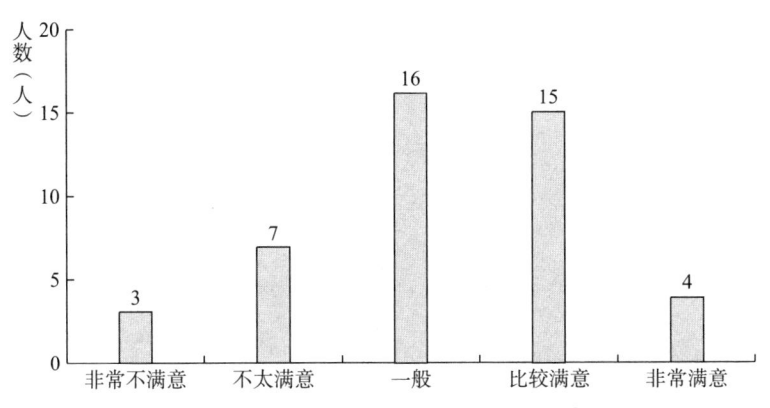

图 6-45　精神卫生专业人才对科研环境的满意度情况

（8）关于技能培训安排

精神卫生专业人才对技能培训安排持非常不满意态度的有2人，占有效样本总量的4.44%；持不太满意态度的有3人，占6.67%；持一般态度的有10人，占22.22%；持比较满意态度的有27人，占60%；持非常满意态度的有3人，占6.67%（见图6-46）。从统计数据看，对该项服务满意的人员较多，但仍有部分人员持不满意态度，说明机构对于培训的安排仍存在不合理之处。因此，机构应进一步优化继续教育工作方案。

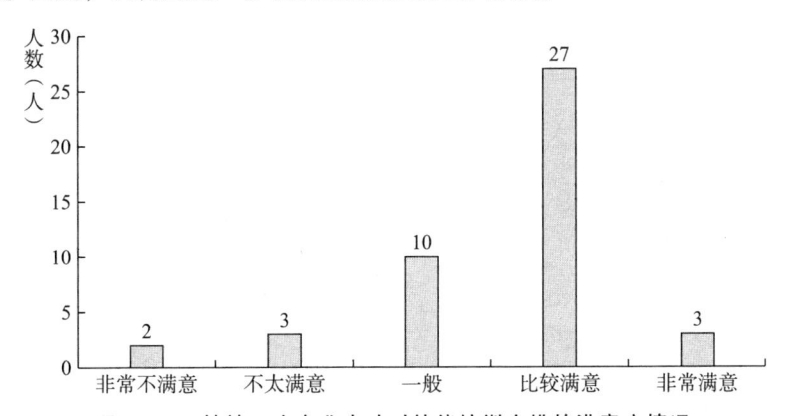

图 6-46　精神卫生专业人才对技能培训安排的满意度情况

（9）关于考核晋升制度

从精神卫生专业人才对考核晋升制度的满意度看，持非常不满意态度的有 1 人，占有效样本总量的 2.22%；持不太满意态度的有 6 人，占 13.33%；持一般态度的有 15 人，占 33.33%；持比较满意态度的有 20 人，占 4.44%；持非常满意态度的有 3 人，占 6.67%（见图 6-47）。

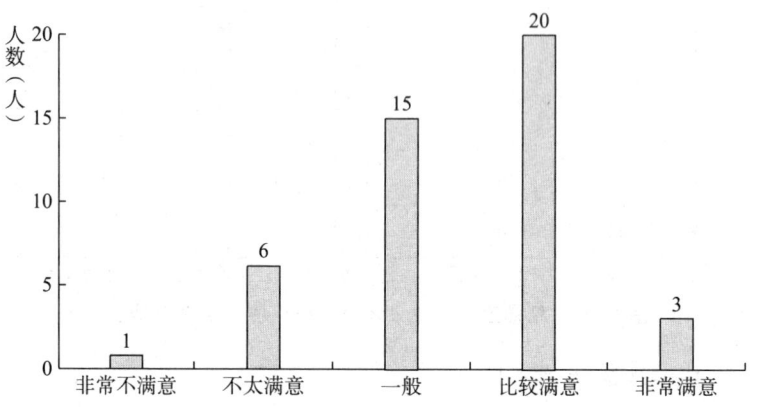

图 6-47 精神卫生专业人才对考核晋升制度的满意度情况

（10）关于患者人文关怀

从精神卫生专业人才对患者人文关怀的满意度看，持非常不满意态度的有 1 人，占有效样本总量的 2.22%；持不太满意态度的有 2 人，占 4.44%；持一般态度的有 13 人，占 28.89%；持比较满意态度的有 25 人，占 55.56%；持非常满意态度的有 4 人，占 8.89%（见图 6-48）。从统计数据看，该项的满意度较高，但也有部分人员持不满意态度。因此，机构应重新审视自身的人文关怀工作，在患者隐私、尊严、人格保护方

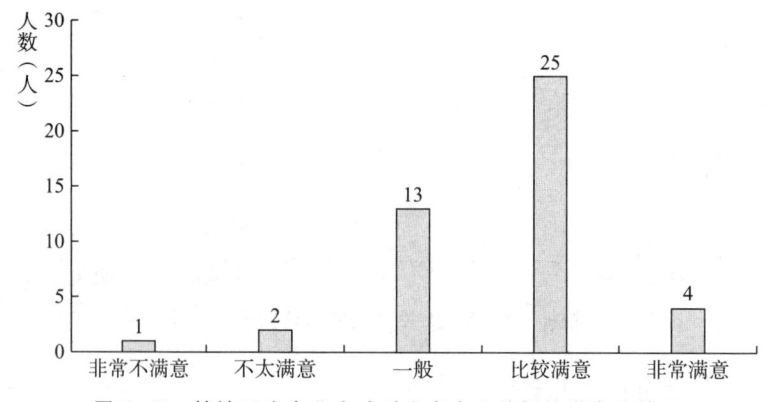

图 6-48 精神卫生专业人才对患者人文关怀的满意度情况

面进行优化。

（11）关于管理人性化

在管理人性化有效样本中，持非常不满意态度的有1人，占有效样本总量的2.22%；持不太满意态度的有4人，占8.89%；持一般态度的有13人，占28.89%；持比较满意态度的有23人，占51.11%；持非常满意态度的有4人，占8.89%（见图6-49）。该统计数据表明，精神卫生专业人才对管理人性化的满意度相对较高。不满意声音的存在，可能与机构的理念有关。

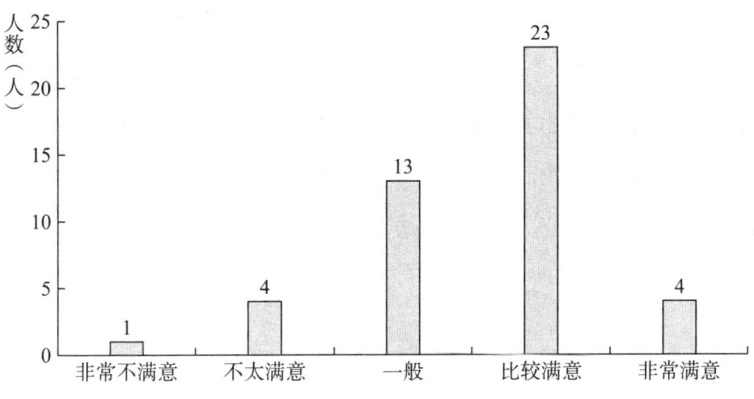

图6-49 精神卫生专业人才对管理人性化的满意度情况

（12）关于人际关系

从精神卫生专业人才对人际关系的满意度看，持非常不满意态度的有1人，占有效样本总量的2.22%；持不太满意态度的有1人，占2.22%；持一般态度的有13人，占28.89%；持比较满意态度的有23人，占51.11%；持非常满意态度的有7人，占15.56%（见图6-50）。该统计数据表明，精神卫生专业人才对该项的满意度较高，但也存在不满意的情况。因此，机构应适当组织团建活动，改善人员间的关系。

（13）关于工作时间

从精神卫生专业人才对工作时间的满意度看，持非常不满意态度的有5人，占有效样本总量的11.11%；持一般态度的有4人，占8.89%；持比较满意态度的有31人，占68.89%；持非常满意态度的有5人，占

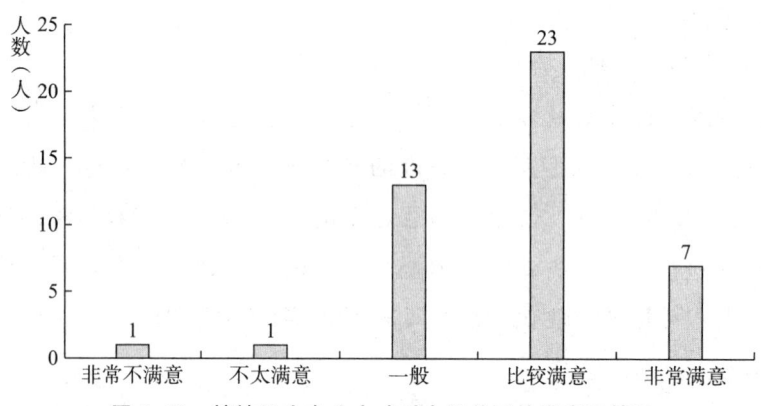

图 6-50　精神卫生专业人才对人际关系的满意度情况

11.11%（见图 6-51）。该统计数据表明，该项服务的质量较高，但仍有部分人员对工作时间非常不满意，这可能是工作实际与精神卫生专业人才的心理预期不符所致，也可能与工作内容的特殊性有关。这要求机构合理安排精神卫生专业人才的数量，缩短平均工作时间。

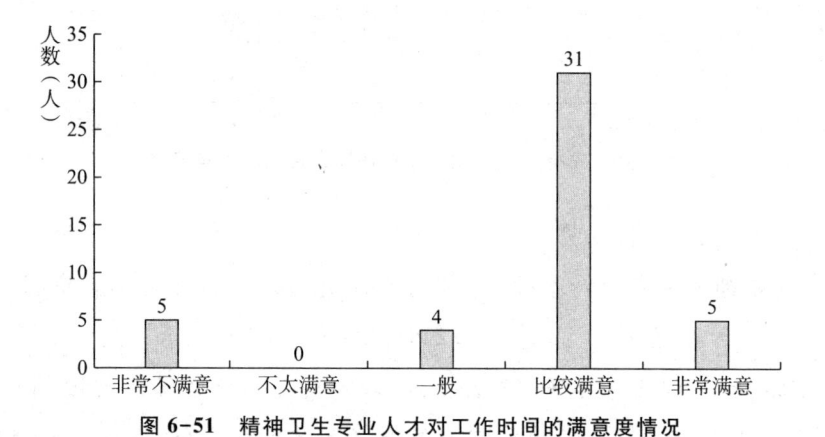

图 6-51　精神卫生专业人才对工作时间的满意度情况

（14）关于机构声望

从精神卫生专业人才对机构声望的满意度看，持非常不满意态度的有 1 人，占有效样本总量的 2.22%；持不太满意态度的有 2 人，占 4.44%；持一般态度的有 12 人，占 26.67%；持比较满意态度的有 26 人，占 57.78%；持非常满意态度的有 4 人，占 8.89%（见图 6-52）。该统计数据表明，该项服务的质量较高，但仍有少数人员持不满意态度。

因此，机构应重视自身建设，做好舆论宣传，提升诊疗水平和服务能力，全方位提高自身水平，以此维护机构声誉。

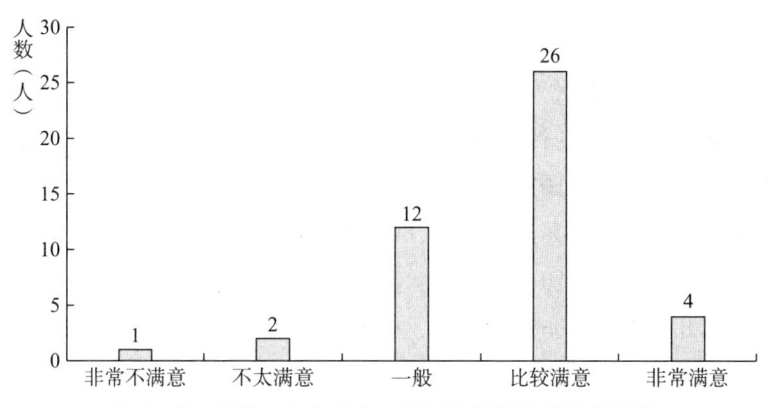

图 6-52 精神卫生专业人才对机构声望的满意度情况

(15) 关于精神卫生政策法规

从精神卫生专业人才对精神卫生政策法规的满意度看，持不太满意态度的有 2 人，占有效样本总量的 4.44%；持一般态度的有 4 人，占 8.89%；持比较满意态度的有 28 人，占 62.22%；持非常满意态度的有 11 人，占 24.44%（见图 6-53）。该统计数据表明，该项服务的质量较高，虽然持反对意见的人数较少，但仍应予以重视。因此当地政府应不断完善政策内容，为精神卫生工作提供更加全面的保障。

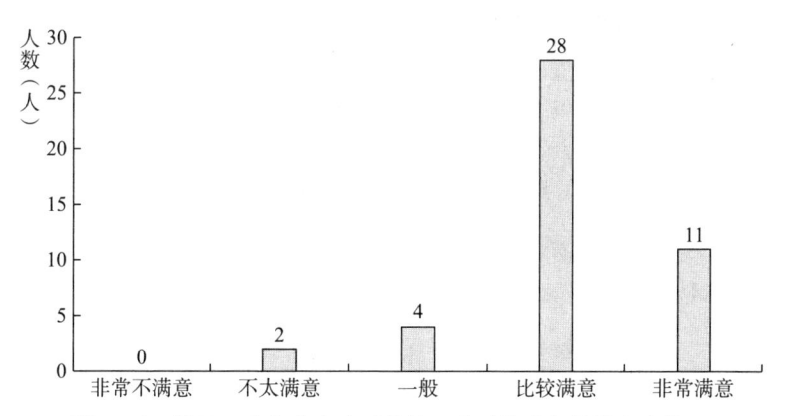

图 6-53 精神卫生专业人才对精神卫生政策法规的满意度情况

(四) 抽样地区的综合评价结果

运用模糊综合评价法对我国城市社区精神卫生服务质量进行评价,计算过程及结果如下。

首先,根据前述研究方法中的假设,计算得出各评价变量的权重。各变量权重及总权重的计算结果如下:

$W_1 = \{0.143, 0.107, 0.386, 0.365\}$

$W_2 = \{0.060, 0.064, 0.077, 0.171, 0.320, 0.307\}$

$W_3 = \{0.079, 0.107, 0.162, 0.387, 0.264\}$

$W_4 = \{0.092, 0.066, 0.160, 0.285, 0.397\}$

$W_5 = \{0.102, 0.290, 0.252, 0.355\}$

$W_6 = \{0.102, 0.290, 0.252, 0.355\}$

$W = \{0.101, 0.147, 0.177, 0.173, 0.188, 0.214\}$

其次,通过计算获得各维度的质量评价值。

① 有形性。

$$Q_1 = M \times (W_1 \times \mathbf{R}_1)^T$$

$$= (1 \ 2 \ 3 \ 4 \ 5) \times \left((0.143 \ 0.107 \ 0.386 \ 0.365) \times \begin{bmatrix} 0.111 & 0.067 & 0.356 & 0.422 & 0.044 \\ 0.067 & 0.156 & 0.356 & 0.333 & 0.089 \\ 0.002 & 0.017 & 0.168 & 0.393 & 0.419 \\ 0.022 & 0.133 & 0.333 & 0.444 & 0.067 \end{bmatrix} \right)^T$$

$$= (1 \ 2 \ 3 \ 4 \ 5) \times (0.032 \ 0.082 \ 0.275 \ 0.410 \ 0.202)^T$$

$$= 3.671$$

② 可靠性。

$$Q_2 = M \times (W_2 \times \mathbf{R}_2)^T$$

$$= (1 \ 2 \ 3 \ 4 \ 5) \times \left((0.060 \ 0.064 \ 0.077 \ 0.171 \ 0.320 \ 0.307) \times \right.$$

$$\left.\begin{bmatrix} 0.009 & 0.030 & 0.163 & 0.472 & 0.326 \\ 0.000 & 0.043 & 0.180 & 0.476 & 0.300 \\ 0.000 & 0.039 & 0.193 & 0.468 & 0.300 \\ 0.000 & 0.056 & 0.176 & 0.502 & 0.266 \\ 0.000 & 0.043 & 0.197 & 0.489 & 0.270 \\ 0.000 & 0.011 & 0.102 & 0.353 & 0.534 \end{bmatrix}\right)^T$$

$= (1 \quad 2 \quad 3 \quad 4 \quad 5) \times (0.001 \quad 0.034 \quad 0.161 \quad 0.446 \quad 0.358)^T$

$= 4.127$

③响应性。

$Q_3 = M \times (W_3 \times \mathbf{R}_3)^T$

$= (1 \quad 2 \quad 3 \quad 4 \quad 5) \times \left((0.079 \quad 0.107 \quad 0.162 \quad 0.387 \quad 0.264) \times \right.$

$$\left.\begin{bmatrix} 0.002 & 0.009 & 0.131 & 0.320 & 0.538 \\ 0.004 & 0.013 & 0.135 & 0.333 & 0.515 \\ 0.000 & 0.033 & 0.139 & 0.336 & 0.492 \\ 0.002 & 0.009 & 0.089 & 0.385 & 0.515 \\ 0.022 & 0.044 & 0.267 & 0.578 & 0.089 \end{bmatrix}\right)^T$$

$= (1 \quad 2 \quad 3 \quad 4 \quad 5) \times (0.007 \quad 0.023 \quad 0.152 \quad 0.417 \quad 0.401)^T$

$= 4.181$

④保证性。

$Q_4 = M \times (W_4 \times \mathbf{R}_4)^T$

$= (1 \quad 2 \quad 3 \quad 4 \quad 5) \times \left((0.092 \quad 0.066 \quad 0.160 \quad 0.285 \quad 0.397) \times \right.$

$$\left.\begin{bmatrix} 0.111 & 0.044 & 0.444 & 0.333 & 0.067 \\ 0.000 & 0.044 & 0.089 & 0.622 & 0.244 \\ 0.000 & 0.004 & 0.109 & 0.335 & 0.552 \\ 0.044 & 0.067 & 0.222 & 0.600 & 0.067 \\ 0.089 & 0.156 & 0.444 & 0.267 & 0.044 \end{bmatrix}\right)^T$$

$$= (1\ 2\ 3\ 4\ 5) \times (0.058\ 0.088\ 0.304\ 0.402\ 0.147)^T$$
$$= 3.489$$

⑤移情性。

$$Q_5 = M \times (W_5 \times \mathbf{R}_5)^T$$

$$= (1\ 2\ 3\ 4\ 5) \times \left((0.102\ 0.290\ 0.252\ 0.355) \begin{bmatrix} 0.004 & 0.009 & 0.157 & 0.317 & 0.513 \\ 0.052 & 0.161 & 0.304 & 0.417 & 0.065 \\ 0.000 & 0.037 & 0.166 & 0.343 & 0.454 \\ 0.022 & 0.089 & 0.289 & 0.511 & 0.089 \end{bmatrix} \right)^T$$

$$= (1\ 2\ 3\ 4\ 5) \times (0.023\ 0.089\ 0.249\ 0.422\ 0.218)^T$$
$$= 3.726$$

⑥经济性。

$$Q_6 = M \times (W_6 \times \mathbf{R}_6)^T$$

$$= (1\ 2\ 3\ 4\ 5) \times \left((0.102\ 0.290\ 0.252\ 0.355) \times \begin{bmatrix} 0.013 & 0.306 & 0.353 & 0.280 & 0.047 \\ 0.029 & 0.097 & 0.393 & 0.310 & 0.171 \\ 0.011 & 0.090 & 0.327 & 0.360 & 0.213 \\ 0.038 & 0.018 & 0.198 & 0.727 & 0.018 \end{bmatrix} \right)^T$$

$$= (1\ 2\ 3\ 4\ 5) \times (0.026\ 0.088\ 0.303\ 0.468\ 0.115)^T$$
$$= 3.557$$

⑦总体质量。

$$Q = M \times (W \times \mathbf{R})^T$$

$$= (1\ 2\ 3\ 4\ 5) \times \left((0.101\ 0.147\ 0.177\ 0.173\ 0.188\ 0.214) \times \right.$$

$$\begin{bmatrix} 0.032 & 0.082 & 0.275 & 0.410 & 0.202 \\ 0.001 & 0.034 & 0.161 & 0.446 & 0.358 \\ 0.007 & 0.023 & 0.152 & 0.417 & 0.401 \\ 0.058 & 0.088 & 0.304 & 0.402 & 0.147 \\ 0.023 & 0.089 & 0.249 & 0.422 & 0.218 \\ 0.026 & 0.088 & 0.303 & 0.468 & 0.115 \end{bmatrix}^T$$

$$= (1 \quad 2 \quad 3 \quad 4 \quad 5) \times (0.025 \quad 0.068 \quad 0.243 \quad 0.430 \quad 0.235)^T$$

$$= 3.785$$

最后，根据各维度得分情况和李克特量表的 5 级打分规则得到的评价结果如表 6-3 所示。

表 6-3 我国城市社区精神卫生服务质量评价结果

评价维度	有形性	可靠性	响应性	保证性	移情性	经济性	总体
得分	3.671	4.127	4.181	3.489	3.726	3.557	3.785
评语	一般	比较好	比较好	一般	一般	一般	一般

表 6-3 显示，我国城市社区精神卫生服务质量总体得分为 3.782 分，六个维度的质量从高到低排列依次为响应性（4.181 分）、可靠性（4.127 分）、移情性（3.726 分）、有形性（3.671 分）、经济性（3.557 分）和保证性（3.489 分）。

五 结论与建议

我国城市社区精神卫生服务的总体质量不高。在参与评价的六个维度中，除在响应性和可靠性方面质量相对较高外，其他四个维度的质量既没有达到社区精神卫生服务机构的预期，也没有达到民众的预期。其中，保证性维度得分最低，该维度下的薪酬福利等指标主要反映精神卫生服务的结构质量，职业能力等指标则主要反映精神卫生服务的过程质量。当患者对精神卫生专业人才的技能不信任、精神卫生专业人才对机构提供的薪酬与福利不满意时，精神卫生服务的结构质量和过程质量差，由此导致的结果质量不理想也就在预料之中。经济性维度得分排在倒数第二位，这一方面说明低收入或无收入的精神障碍人群对精神卫生社会保障服务的经济期望与现有政策法规实施结果之间有巨大差异；另一方面说明现有政策法规本身的科学性与合理性还有待提升。如针对精神疾病病种的医疗服务价格是否需要进行动态调整，如需调整，怎样调整？针对精神疾病的医疗保险政策是否需要修订？如需修订，哪些精神疾病病种可纳入医保范畴？在目前还不具备条件纳入医保范畴的病种，是否可以把其纳入医疗救助的范畴？纳入医保范畴的病种的医疗费用报销比例如何设置？纳入医疗救助范畴的条件的设置等政策方面的支持，以及其他方面的社会支持，既需要站在国家层面加以考虑，又需要站在服务机构和个人层面加以思索。

　　本研究尽管得出了一个相对客观的结果——我国城市社区精神卫生服务质量不高，但由于本研究侧重于社会学视角，因此评价指标难免偏向精神卫生社会保障服务方面，研究结果亦可能对精神卫生社会保障服务的提升更有借鉴作用。因此，有待于进一步完善研究方案，获得信度更高的研究结果，从而为我国城市社区精神卫生服务改革提供更有力的依据。

第七章 我国城市社区精神卫生服务质量的地区差异分析

一 调查地区城市社区精神卫生服务发展现状

（一）上海城市社区精神卫生服务发展现状

2023年，上海患有各类精神障碍的人数达40.76万[1]，相较于2016年增长了7.3倍左右[2]。针对这一现象，上海市委、市政府高度重视精神障碍防治工作，并为此付出了巨大的努力。

1. 上海精神卫生服务政策与卫生财政投入情况

上海市委、市政府首先从精神卫生服务政策规制入手，正确引导和严格规范本地精神卫生服务工作，同时投入大量的政府财政资金为上海的卫生事业尤其是精神卫生事业的发展保驾护航。具体措施如下。

在政策规制方面，早在20世纪50年代，上海就形成了三级精神疾病防治模式。20世纪80年代，三级精神疾病防治模式在全市得到了推广，发展成为独具特色的"上海模式"。进入21世纪以来，上海又先后出台了《精神卫生工作指标调查评估方案》《上海市精神卫生条例》《上海市精神卫生体系建设发展规划（2020—2030年）》《上海市卫生健康

---

[1] 根据《2023年上海市国民经济和社会发展统计公报》，上海市常住人口为2487万，按照16.39‰的患病率计算可得到2023年患有精神障碍患病的人数。
[2] 地理监测云平台.上海市2016年精神障碍人数［EB/OL］.http://www.dsac.cn/DataProduct/Detail/30030914.

发展"十四五"规划》等十几个政策性文件。这些政策规制的出台，充分表明上海市委、市政府对该项工作的重视程度。其中，《上海市精神卫生条例》明确提出，"市和区县人民政府应当将精神卫生工作纳入本地区国民经济和社会发展计划，提供资金等物质保障，建立和完善精神卫生服务网络，推进精神卫生事业发展"；同时，其还对精神卫生服务机构的工作内容做了明确的规定，要求各机构从心理健康咨询、精神疾病预防、医疗看护、精神疾病治疗、精神疾病康复等方面为患者提供保护。《上海市精神卫生体系建设发展规划（2020—2030年）》明确提出，要进一步巩固"政府组织领导、各部门齐抓共管、社会组织广泛参与、单位家庭尽责尽力"工作机制，形成能级突出、结构合理、紧密协作的精神疾病综合防治服务网络，构建覆盖全社会的心理健康服务网络框架和社区精神障碍康复养护网络框架，实现精神卫生工作理念从"以精神疾病防治为中心"向"以心理健康为中心"转变，构建国际一流水平的精神卫生体系。《上海市卫生健康发展"十四五"规划》明确提出要"构建覆盖全人群全生命周期的心理健康服务网络，打造医防融合、功能互补、市区协同、优质高效的精神疾病综合防治服务网络；提升精神专科医疗机构和综合性医疗机构心理治疗及心理咨询服务功能，普及常见精神障碍防治知识，提高人群对抑郁、焦虑等心理行为问题的自我识别能力"等。上海精神卫生政策规制的这种变化，不仅为上海精神卫生服务工作的未来发展指明了方向，而且为当下合理配置精神卫生资源、提供高质量的精神卫生服务产品提供了充分的保障。

在经济保障方面，上海市政府在卫生领域的财政投入虽然在近年增长，但在 GDP 中的占比并没有太大变化。据历年《中国卫生健康统计年鉴》数据，2009 年，上海地区在卫生方面的政府支出（即实际投入）为141.30 亿元，占卫生总费用的 21.50%，但均低于社会和个人卫生支出在卫生总费用中的占比（55.90%和 22.60%），这可能与当时的医疗卫生政策、个人的就医偏好等有关。2014 年，上海地区在卫生方面的政府支出相较 2009 年，尽管差不多翻了一倍（275.29 亿元），但其在该地区卫生总费用中的占比下降了 1.04 个百分点。2018 年，上海地区的政府卫生支出高达507.92亿元，相较于2014年，尽管将近翻了一倍，但其在该地区的卫生总费用中的占比仅为22.07%（见表7-1）。由于精神卫生服务归属于基本公共卫生服务范畴，故精神卫生服务工作的运作经费大多来自政府财政支出。一般认为，政府的所有支出均可视为政府的投入。基于上述分析，我们可以大胆推出这样的一个结论，即在四个直辖市中，上海在精神卫生服务的经济保障方面的水平居中。

表7-1 我国四大直辖市政府卫生支出及在地区卫生总费用中的占比

年份	地区	政府卫生支出（亿元）	在地区卫生总费用中的占比（%）	人均卫生总费用（元）
2009	北京	213.53	29.10	4179.87
	天津	65.06	20.60	2568.46
	上海	141.30	21.50	3417.76
	重庆	76.73		
2014	北京	394.38	24.73	7411.41
	天津	171.18	26.30	4291.29
	上海	275.29	20.46	5546.92
	重庆	255.09	31.05	2746.3
2018	北京	579.99	23.19	11609.06
	天津	216.33	24.34	5698.41
	上海	507.92	22.07	9495.89
	重庆	380.65	27.70	4430.65

2. 上海城市社区精神卫生服务机构发展情况

调查结果表明，上海城市社区精神卫生服务机构的拥有量和服务的实际供给量存在明显不足。从设施及人员拥有量看，《上海统计年鉴（2021年）》显示，截至2020年12月底，上海拥有社区卫生服务中心（站）1114个，病床15612张，从业成员37454人。从机构的诊疗人次看，尽管全年达到7955.57万人次，但在社区卫生服务中心进行诊治的精神障碍患者的人次不到总诊疗人次的千分之一。从病床的拥有量和利用率来看，尽管平均每万人拥有约 6.28 张病床，但社区卫生服务中心的功能职责与精神病专科医院不同，因此专门为精神障碍患者设置的病床不多，大多数社区卫生服务中心仅设 3~5 张病床。假设一个社区按平均 2 万人计算，那么每万人最多只有 2.5 张病床，这与全国精神科病床的高配置相比（每万人 8.56 张病床）还有一定的差距。当然，这里需要说明的是，这种比较可能不合理，因为社区卫生服务中心的精神病床设置主要与社区的精神障碍患者的人数和精神卫生服务需求有关。尽管如此，我们还是可以从中窥知社区卫生服务中心在这方面的供给稍显不足。

此外，从机构开放的床位和利用率看，存在不足和不高的问题。从床位开放情况看，截至 2020 年 12 月底，社区卫生服务中心虽然共开放床位 15157 张，病床的周转次数达到 2.44 次，床位的使用率达到了 77.51%，但是专门为精神障碍患者开放的床位数明显不足，且床位的利用率不高，这可能与精神疾病的特殊性（压床）有关。从床位利用率看，与最合理利用率还有一定差距。有学者指出，将床位利用率控制在 95% 左右是最为合理的[1]，也有学者认为该指标处于 85%~93% 是较为合理的[2]，但无论采用何种标准，上海城市社区卫生服务中心的床位利用率都明显偏低。

3. 上海城市社区精神卫生服务人力资源配置情况

据现场调查结果推测，上海城市社区精神卫生服务机构的专业人才[3]较为缺乏，主要表现在两个方面。一是专业人才配比不足。截至 2021 年 12 月底，三个抽样社区卫生服务中心虽然平均拥有服务人员 180.5 人（其中卫技人员 161.5 人，执业医师 70.5 人，注册护士 53.5 人，药剂师 12.5 人，西药师 10.5 人，中药师 2 人，检验人员 4 人，放射人员 4 人，管理人员 1.5 人，工勤技能人员 3.5 人），但三个社区卫生服务中心均没有专业精神科执业医师，从事精神卫生服务的工作人员均

---

[1] 朴银实.JD 医院床位资源配置与使用效率提升策略研究［D］.长春：吉林大学，2018.
[2] 杨雷，王军爽.基于 DEA 模型的综合医院病床利用效率评价［J］.中国卫生统计，2015，32（5）.
[3] 这里的专业人才是指拥有精神病学专业学习经历，并取得相关学历和从业资格证的卫技人员。

为全科医生或其他医生兼任。如果按 2020 年我国精神科执业医师占分科执业（助理）医师人数的平均比重（1.1%）进行计算，那么，上海凡设置有精神科的城市社区卫生服务中心至少应配备专业执业（助理）医师 0.77 人；如果按国家关于社区卫生服务中心精神科医护人力资源的基本配备标准（每五张病床至少配备一名执业医师、一名注册护士）计算，那么，抽样社区至少应配备 1 名精神类专业人才或取得精神类疾病执业资格的执业（助理）医师。但抽样社区的专业执业医师数几乎为零，这与陈春梅等于 2018 年对上海地区的调查结果[①]（242 家社区卫生服务中心共有精神卫生服务人员 2330 人，其中专职人员占总人数的 8.84%，兼职人员占总人数的 91.16%）基本一致。二是从业成员的学历职称结构不合理。调查结果显示，精神卫生专干和兼职护士的学历、职称均在本科、中级及以下水平；由全科医生兼任精神科医生的，其学历和职称大多为本科学历和主治医师（中级），只有极少数人拥有硕士研究生学历和副主任医师（副高级）职称。

4. 上海城市社区精神卫生设施设备配置情况

根据《上海市社区卫生服务机构功能与建设指导标准》（简称《标准》）的规定——社区卫生服务中心和社区卫生服务站（村卫生室）建筑面积标准分别不低于每千人 80 平方米和每千人 15 平方米，心理咨询室独立业务用房面积不低于 9 平方米、每张床位的建筑面积为 25~30 平方米，调查社区基本符合《标准》要求。但《标准》要求的设施设备尤其是用于诊疗康复的仪器设备配比不足。具体表现在高精尖设备较少，50 万元及以上的仪器设备仅 6 台，未配备全自动生化仪、CT 机和核磁共振机等仪器设备，甚至连国家规定的影像类设备如移动式 X 光机、全身多功能 X 光机 CR、500max 光机，电生理设备如睡眠脑电分析系统等均没有配置。

[①] 陈春梅，马宁，朱益. 上海市社区精神卫生人力资源调查 [J]. 预防医学，2019，31（5）.

（二）湖南城市社区精神卫生服务发展现状

早在2009年，湖南地区抑郁症患者就达280万人左右[①]，2014年，湖南地区6种重性精神疾病（精神分裂症、分裂情感性障碍、偏执性精神病、双相情感障碍、癫痫所致精神障碍、精神发育迟滞伴发精神障碍）的总患病率达9.35‰（约合65万人），其中，没有接受过精神专科医院的系统治疗（含住院和门诊）的患者占67%左右，有肇事肇祸行为的患者占12.63%，有自伤、自杀未遂行为的患者占3.61%[②]。面对这一状况，湖南省委、省政府及卫生行政部门高度重视、积极行动，在精神卫生服务工作方面取得了较为优异的成绩。截至2016年8月31日，全省累计录入国家严重精神障碍信息系统28.4万名患者，平均报告患病率为4.22‰，位居全国第三；全省管理患者26.2万余人，管理率为92.34%，位居全国第二；规范管理患者23.9万余人，规范管理率为84.17%；随访患者中服药率为78.07%，位居全国第二。

1. 湖南精神卫生服务政策与卫生财政投入情况

作为我国精神障碍患病率最高的地区之一，湖南省委、省政府及卫生行政管理部门十分重视精神卫生服务工作，在出台了一系列政策规制的同时，还加大了政府的财政投入力度，有效促进了湖南地区精神卫生事业的发展。由于湖南地区发布的与精神卫生服务相关的政策规制较多，本研究就2010年以来出台的几个较为重要的政策（制度）性文件进行阐述。其中，2015年出台的《湖南省精神卫生工作规划（2015—2020年）》不仅明确提出了统筹推进精神卫生服务工作应坚持"应收尽收、应治尽治、应管尽管、应保尽保"的防治原则，而且在提出了2020年精神卫生服务工作应达到的七大目标（即精神卫生综合管理协调机制更加完善、全面健全精神卫生防控网络、精神卫生专业人员紧缺状况得到初

---

① 桂立辉，肖水源，方丽，张德杏.湖南省浏阳市农村居民抑郁症患病率调查［J］.中国临床心理学杂志，2009，17（4）.
② 长沙社区通.湖南6种主要重性精神疾病的总患病率为9.35‰［EB/OL］.http://www.cssqt.com/xw/hn/ms/98887.sHtml.

步缓解、严重精神障碍救治管理任务有效落实、常见精神障碍和心理行为问题防治能力明显提升、精神障碍康复工作初具规模、精神卫生工作的社会氛围显著改善）的同时，还从宏观上提出了促进这些目标实现的策略与措施。2021年出台的《健康湖南"十四五"建设规划》则对精神卫生服务体系建设和重性精神障碍管理等提出了明确的目标和要求。其中，在精神卫生服务体系建设方面提出了力争各市（州）均有1家精神病医院达到三级精神病医院标准，常住人口超过30万的县（市）至少有1家县级公立医院设置有病房的精神科，常住人口低于30万的县（市）则至少有1家县级公立医院设置精神心理门诊。每个基层医疗卫生机构至少配备1名承担重性精神障碍患者服务管理任务的专职或兼职人员。在严重精神障碍管理方面，则对严重精神障碍患者发展、诊断、登记、报告、随访管理与指导、居家药物治疗、应急处置、精神康复等提出严格的操作规范。2021年5月出台的《湖南省精神疾病医保支付管理暂行办法》第2条明确其适用范围为全省纳入医疗保险支付范围精神疾病的医保支付和监督管理；第13条则规定了不纳入精神疾病患者医疗保险基金支付范围（按床日付费结算除外）的情形：未纳入医保药品目录范围的药品、未纳入《湖南省基本医疗保险、工伤保险和生育保险医疗服务项目目录》范围的服务项目和医用耗材、非疾病治疗项目类（如健康体检、精神疾病司法鉴定费等）以及由第三方责任导致产生的医疗费用和其他法律法规明确规定不予支付的情形等。总之，该法规的出台，不仅为精神卫生服务的开展提供了依据，而且可以有效提高精神疾病患者的待遇水平和有效控制医保基金的运作风险。

在政府卫生支出方面，如表7-2所示，2011年，湖南在卫生方面的财政支出达282.55亿元，占该地区卫生总费用的32.00%；2014年，政府在卫生方面的财政支出高达434.90亿元，比2011年增长了53.92%，政府卫生支出占该地区卫生总费用的29.72%，相较于2011年，则下降了2.28个百分点；2018年，政府在卫生方面的财政支出高达698.39亿元，占卫生总费用的28.11%。总体来看，与周边6省区市相比湖南在政府卫生支出方面处于较高水平。

表 7-2　湖南及周边 6 省区市政府卫生支出及在卫生总费用中的占比

年份	地区	政府卫生支出（亿元）	在地区卫生总费用中的占比（%）	人均卫生总费用（元）
2011	湖北	278.04	30.00	1608.66
	湖南	282.55	32.00	1336.71
	江西	234.16	39.90	1308.88
	广东	501.73	27.10	1762.74
	广西	260.46	39.10	1433.08
	贵州	205.66	48.6	1220.91
	重庆	165.95	32.4	1754.14
2014	湖北	415.91	29.84	2396.66
	湖南	434.90	29.72	2168.01
	江西	358.98	42.23	1871.65
	广东	803.78	28.38	2641.11
	广西	359.27	32.46	1910.10
	贵州	310.36	47.91	1846.75
	重庆	255.09	31.05	2746.30
2018	湖北	586.86	25.10	3951.21
	湖南	698.39	28.11	3601.22
	江西	590.87	40.09	3170.63
	广东	1435.87	27.62	4581.96
	广西	554.11	34.31	3278.54
	贵州	485.59	40.24	3352.12
	重庆	380.65	27.70	4430.65

数据来源：历年《中国卫生健康统计年鉴》。

2. 湖南城市社区精神卫生服务机构发展情况

改革开放前，在湖南的城市社区很难见到专门的精神卫生服务机构（即精神病专科医院），即使有部分医院设置了精神科，也只局限于二级及以上的综合性医院。改革开放后，湖南地区的城市社区精神卫生服务才开始迅猛发展，目前已基本建成了覆盖全体城市居民的精神卫生服务网络。《湖南卫生·卫生统计年鉴》统计数据显示，2010~

2020年湖南的社区卫生服务机构发展迅猛，2011年湖南仅拥有540个社区卫生服务机构，2020年发展到831个，十年间增加了291个，增长率达53.89%。2020年与2019年相比，社区卫生服务机构增加25个，同比增长3.10%。然而，与我国经济发达地区相比，湖南的社区卫生服务机构明显偏少。即使湖南落实了国家关于社区卫生服务机构设置1名精神卫生专干的要求（即每个社区卫生服务中心均为精神卫生服务机构），社区卫生服务机构也难以满足600余万名重性精神障碍患者的服务需求（意味着每个社区卫生服务中心平均要服务7200余名重性精神障碍患者），更何况还有大量没有统计在内的轻度精神障碍患者。由此可见，湖南城市社区精神卫生服务机构数量还有待增加。与机构扩充需求矛盾的是，现有机构的服务量很少。调查显示，湖南地区的城市社区精神卫生服务机构为精神障碍患者提供的年均门急诊服务不到2人次。如何提高城市社区精神卫生服务的效率应是当前湖南地区卫生行政部门应重点思考的问题。

此外，从床位利用率看，目前湖南地区社区卫生服务中心拥有床位16348张，床位利用率为53.4%。相较于上海地区77.51%的利用率而言，湖南社区卫生服务中心的床位利用率明显偏低，与至少达到85%的标准相比较，差距则更大。这可能与服务机构的服务能力和患者的"病耻感"有关。但需要注意的是，社区卫生服务中心的床位利用率虽然不能与社区精神卫生服务机构的床位利用率等同，但我们仍然可以从中窥知精神科床位的利用率不高这一事实。

3. 湖南城市社区精神卫生服务人力资源配置情况

湖南城市社区卫生服务中心的精神卫生专业人才十分缺乏，即使有机构设置了心理（精神）科门诊，医生也大多由全科医师兼任。尽管湖南按国家卫健委有关要求为每个社区卫生服务中心配置了1名精神卫生专干，但这些人均不具备精神病学专业背景，没有处方权，仅对精神障碍患者提供建档、监督服药、转诊等服务，因此，这些人还不能称为精神卫生专业人才。当前从事精神卫生服务诊疗的专业人才大多为全科医师。调查显示，截至2020年12月底，湖南城市社区卫生服务中心虽然平均拥有服务人员69.2人（其中卫技人员53人，执业医师30.6人，注册护士24.2人，药剂师5.4人，西药师2.8人，中药师1.6人，检验人员3.6人，放射人员2.8人，管理人员7.6人，工勤技能人员2.6人），但大多数社区卫生服务机构缺少精神卫生专业人才。目前在社区卫生服务中心的精神科从事门急诊服务的医护专业人员大多由大内科或全科医师等兼任。因此，加强精神卫生专业人才的培养和均衡配置精神卫生专业人才是湖南当下需要重点考虑的问题。

4. 湖南城市社区精神卫生设施设备配置情况

卫生部颁发的《关于印发城市社区卫生服务中心、站基本标准的通知》（卫医发〔2006〕240号）和湖南省关于《湖南省城市社区卫生服务站规范化建设标准（试行）》（湘卫妇社发〔2009〕12号）要求：城市社区卫生服务中心的最低建筑面积至少在1000平方米，业务用房建筑面积不低于150平方米（其中各科室净使用面积最小不低于6平方米，最大不超过13平方米），仪器设备除配置必备的基本医疗设备（如诊断床、听诊器等）外，还应配置有B超机、心电图机和生化分析仪等辅助性仪器设备。对湖南的抽样调查结果显示，湖南城市社区卫生服务中心大多缺乏高精尖仪器设备，部分社区卫生服务中心甚至只配备了国家有关部门规定的基本医疗设备，辅助性仪器设备基本没有，高精尖设备就更无从谈起。如精神疾病诊断所需的CT机和核磁共振机等均没有，每个社区卫生服务中心应至少配备1台B超机和1台全自动生化仪（第三代生化仪），实际却平均只有0.8台（见表7-3）。因此，湖南应强化对社区卫生服务中心的投入。

表7-3 湖南五个社区卫生服务中心设备情况

单位：台

机构	1~9万元设备	10~49万元设备	50~99万元设备	100万元及以上设备	X光机	CT机	核磁共振机	B超机	彩超仪	全自动生化仪
A	10	3	1	0	1	0	0	1	1	1
B	21	4	1	0	1	0	0	1	0	1

续表

机构	1~9万元设备	10~49万元设备	50~99万元设备	100万元及以上设备	X光机	CT机	核磁共振机	B超机	彩超仪	全自动生化仪
C	35	5	0	0	1	0	0	1	1	1
D	40	40	0	0	1	0	0	1	1	1
E	202	25	3	2	1	0	0	0	0	0

（三）广西城市社区精神卫生服务发展现状

早在 2007 年，广西对 15 岁以上人群进行精神疾病流行病调查，发现精神障碍时点患病率为 2.16%[1]。2010 年，中国疾病预防控制中心精神卫生中心公布的数据显示，广西重性精神疾病患者人数超过 10 万人。截至 2013 年 12 月 31 日，黎平县确诊登记入网重性精神疾病患者共计 1002 人，患病率为 1.90‰[2]。调查发现，当时的黎平县并未设置精神疾病相关的管理机构，因此可以预见的是，仍有大量的精神障碍患者未上报政府登记。通过这些数据我们可以发现，近十几年来，广西的精神障碍时点患病率和终生患病率都在提高，患者人数不断增加。据有关报道，2015 年广西的精神障碍患病率高达 15%，据此推算，截至 2024 年，该地区至少有 750 万精神障碍患者。然而，2014 年广西各医疗机构精神科门诊量仅为 6.8 万人次[3]，由此可见，广西的精神卫生服务工作面临严峻挑战。

1. 广西精神卫生服务政策与卫生财政投入情况

近年来，广西先后发布了《广西精神卫生工作实施方案（2016—2020 年）》《关于加强广西心理健康服务工作的实施意见》《广西医疗卫生服务体系"十四五"规划》《广西壮族自治区人民政府办公厅关于加强基层医疗卫生人才队伍建设的实施意见》。其中，《广西精神卫生工

---

[1] 韦波，陈强，冯启明，等.广西壮族自治区城乡居民精神疾病流行病学调查[J].广西医科大学学报，2010，27（6）.
[2] 杨继宝，曾晓华.2013 年黎平县重性精神疾病的流行病学调查分析[J].现代预防医学，2015，42（1）.
[3] 陈佳嘉.广西约 15%人患有精神疾病 精神病阴影逼近青壮年[EB/OL]. http://www.gx-news.com.cn/staticpages/20151010/newgx561843f2-13701926-3.shtml.

作实施方案（2016—2020年）》要求到2020年，普遍形成政府组织领导、各部门齐抓共管、社会组织广泛参与、家庭和单位尽力尽责的精神卫生综合服务管理机制；健全与经济社会发展水平相适应的精神卫生预防、治疗、康复服务体系，基本满足人民群众的精神卫生服务需求；健全精神障碍患者救治救助保障制度，显著减少患者重大肇事肇祸案（事）件发生；积极营造理解、接纳、关爱精神障碍患者的社会氛围，提高全社会对精神卫生重要性的认识，促进公众心理健康，推动社会和谐发展。《关于加强广西心理健康服务工作的实施意见》要求加强心理健康服务体系建设，各地要把心理健康服务作为城乡社区服务的重要内容，依托城乡社区综合服务设施或基层综治中心建立心理咨询（辅导）室或社会工作室（站），配备心理辅导人员或社会工作者，对社区居民开展心理健康宣传教育和心理疏导；大力推进心理健康服务，全面开展心理健康宣传教育，加强心理危机干预和心理援助，大力开展心理咨询和心理治疗服务；关注青少年、老年人、妇女、儿童和残疾人等重点人群心理健康服务；加强心理健康人才队伍建设。《广西医疗卫生服务体系"十四五"规划》提出到2025年，基本建成能有效应对重大疫情和突发公共卫生事件、满足公共卫生安全形势需要、有力支撑健康广西建设的强大公共卫生体系；基本建成分工明确、密切协作、运行高效、整体智治的整合型医疗卫生服务体系，基本实现"大病不出省"目标，实现优质医疗卫生资源配置均衡化、基本医疗卫生服务均质化、基本公共卫生服务均等化，基本形成"基层首诊、双向转诊、急慢分治、上下联动"的分级诊疗就医格局，持续提升人民健康水平。《广西壮族自治区人民政府办公厅关于加强基层医疗卫生人才队伍建设的实施意见》提出通过建立健全适应新时代基层医疗卫生人才队伍发展的保障体制、激励机制和管理制度，逐步提高基层医务人员待遇保障水平，提升基层医疗卫生机构［政府办乡镇卫生院、社区卫生服务中心（站）和村卫生室］引才留才的吸引力，促进优质医疗资源下沉基层，加大基层医疗卫生人才培养力度，进一步夯实基层人才队伍基础的目标。

由表7-4可知，2010年，广西在卫生方面的财政支出达191.40亿元，占该地区卫生总费用的 27.20%。2013 年，广西在卫生方面的财政支出达 322.49 亿元，相较于 2010 年，增长了 68.49%；政府卫生支出占该地区卫生总费用的 38.10%，相较于 2010 年上升了 10.9 个百分点。2019 年，广西在卫生方面的财政支出高达 587.17 亿元，占卫生总费用的 35.20%。总体来看，广西的政府卫生支出与周边 6 省市相比处于中等偏下水平。

表 7-4 广西及周边 6 省市政府卫生支出及其在卫生总费用中的占比

年份	地区	政府卫生支出（亿元）	在地区卫生总费用中的占比（%）	人均卫生总费用（元）
2010	湖北	207.13	30.40	1191.11
	湖南	213.19	28.90	1042.05
	江西	180.17	40.70	992.04
	广东	359.33	23.80	1445.87
	广西	191.40	27.20	1116.88
	贵州	153.54	46.60	946.61
	重庆	120.45	27.80	1500.98
2013	湖北	368.37	29.90	2123.10
	湖南	392.91	30.10	1953.09
	江西	325.75	44.10	1632.17
	广东	667.69	26.50	2366.42
	广西	322.49	38.10	1795.64
	贵州	278.00	50.30	1577.70
	重庆	226.79	30.80	2482.61
2019	湖北	638.57	24.74	4354.57
	湖南	709.78	25.61	4006.25
	江西	644.18	38.63	3573.89
	广东	1666.10	27.20	5317.60
	广西	587.17	35.20	3363.52
	贵州	550.13	39.55	3838.96
	重庆	391.89	27.69	4530.36

数据来源：历年《中国卫生健康统计年鉴》。

2. 广西城市社区精神卫生服务机构发展情况

根据《广西统计年鉴（2021年）》，截至2020年12月底，广西共有社区卫生服务中心（站）325个。社区卫生服务中心诊疗人次为9951.38万人次。平均而言，各机构的年均门诊量为30.62万人次。然而，实地调研数据显示，该地区精神疾病门诊量年均只有162人次（其中精神科急诊量为67人次）。这与湖南的情况类似，这不能说明广西地区的精神卫生服务需求很少，因为患者可能出于对社区精神卫生服务机构的不信任而选择了等级更高的医院或精神病专科医院。《2020年自治区卫生健康事业发展统计公报》显示，2020年末全区社区卫生服务中心虽然拥有3169张床位，但每万人口的床位数只有0.63张，与我国精神科床位的高等配置（每万人8.56张）相比差距较大。由此可见，广西应加大对城市社区精神卫生服务机构病床的投入力度。

3. 广西城市社区精神卫生服务人力资源配置情况

据调查，每个社区卫生服务机构平均拥有卫技人员42.6人，执业医师19.6人，精神科执业医师有3.4人，注册护士15.2人，精神科注册护士3.2人，药剂师3.6人，中药师1.2人，西药师3.8人，检验人员14人，放射人员1人，管理人员2.6人，工勤技能人员3.4人。相较于上海和湖南，虽然广西在精神卫生专业人才的配置上更为合理（每10万人口有精神科执业医师4.07人、精神科注册护士3.83人），但与西方发达国家的精神科医护人员配置（8.59人/10万人）相比仍有十分明显的差距。正因为广西精神卫生专业人才相对充足，因此，其提供的服务量亦比较大，且呈逐年增长趋势。《中国卫生统计年鉴（2015年）》和《中国卫生健康统计年鉴（2021年）》显示，广西壮族自治区精神科门急诊人次从2014年的93万人次上升至2020年的166.1万人次；精神科出院人数从2014年的56962人上升至178460人。门诊量和出院人数的增长，从侧面说明广西的精神卫生服务质量较高。

4. 广西城市社区精神卫生设施设备配置情况

在对广西社区卫生服务中心的设备资源进行调查时发现，从设备整体数量看，设备资源不足且配置不均，部分社区卫生服务中心配置的仪

第七章　我国城市社区精神卫生服务质量的地区差异分析

器偏多，部分偏少，且50万元及以上的设备平均仅有0.4台，这说明社区卫生服务中心缺少高精尖的仪器。从基础设备看，社区卫生服务中心的B超机平均仅有0.8台，全自动生化仪平均仅有0.4台，与国家标准相去甚远。而其他基础仪器的配置情况也不容乐观，X光机平均仅有0.8台，CT机平均仅有0.2台，核磁共振机为0，彩超仪平均仅有0.6台（见表7-5）。

表7-5　广西五个城市社区卫生服务中心设备配置情况

机构	1~9万元设备	10~49万元设备	50~99万元设备	100万元及以上设备	X光机	CT机	核磁共振机	B超机	彩超仪	全自动生化仪
A	15	3	0	0	1	0	0	1	1	1
B	28	2	0	0	2	1	0	0	1	0
C	33	0	0	0	0	0	0	1	0	0
D	12	46	2	0	0	0	0	1	1	1
E	15	2	0	0	1	0	0	1	0	0

二　调查地区城市社区精神卫生服务质量评价

（一）上海地区的评价结果

1. 问卷回收结果

该地区共发放问卷290份，其中患者170份、居民100份、精神卫生专业人才20份。调查共回收问卷271份，其中患者159份、居民95份，精神卫生专业人才17份。调查问卷回收情况详见表7-6。

表7-6　上海城市社区精神卫生服务质量满意度调查问卷回收情况

调查对象	发放数量（份）	回收数量（份）	问卷回收量占问卷发放总量的比重（%）	有效问卷数量（份）	有效问卷量占问卷发放总量的比重（%）	有效问卷量占问卷回收总量的比重（%）
患者	170	159	93.5	106	62.4	66.7

续表

调查对象	发放数量（份）	回收数量（份）	问卷回收量占问卷发放总量的比重（%）	有效问卷数量（份）	有效问卷量占问卷发放总量的比重（%）	有效问卷量占问卷回收总量的比重（%）
居民	100	95	95.0	74	74.0	77.9
精神卫生专业人才	20	17	85.0	17	85.0	100
总计	290	271	93.4	197	67.9	72.7

2. 调查对象的人口学特征

（1）患者的人口学特征

上海地区患者的有效样本量为106份，其人口学特征详见表7-7。

表7-7 上海地区患者人口学特征调查情况

分类	项目	样本量（份）	占比（%）
性别	男性	49	46.23
	女性	57	53.77
婚姻状况	未婚	51	48.11
	已婚	45	42.45
	离婚或丧偶	10	9.43
文化程度	小学及以下	35	33.02
	初中	45	42.45
	高中/中专	18	16.98
	大学（含专科、本科）	7	6.60
	研究生（含硕士、博士）	1	0.94
职业	在家待业	46	43.40
	农民和工人	19	17.92
	商业服务业人员和医务人员	6	5.66
	其他	35	33.02
家庭人均月收入	≤1000元	1	0.94
	1001~3000元	42	39.62
	3001~5000元	49	46.23

续表

分类	项目	样本量（份）	占比（%）
家庭人均月收入	5001~10000元	13	12.26
	≥10001元	1	0.94
诊疗频次	首次就诊	1	0.94
	多次就诊	105	99.06
疾病种类	精神发育迟滞	102	96.23
	精神分裂症	4	3.77
医保类型	城镇职工基本医疗保险	19	17.92
	城镇居民医疗保险	62	58.49
	新型农村合作医疗	2	1.89
	没有任何保险	12	11.32
	其他	11	10.38
首选就诊机构	社区/乡镇级医疗机构	20	18.87
	县/区级医疗机构	65	61.32
	省/地市级医疗机构	21	19.81

（2）居民的人口学特征

上海地区居民的有效样本量为74份，我们从性别、文化程度、职业和家庭人均月收入四个方面对上海地区居民的人口学特征进行了调查，内容详见表7-8。

表7-8 上海地区居民人口学特征调查情况

分类	项目	样本量（份）	占比（%）
性别	男性	32	43.24
	女性	42	56.76
文化程度	小学及以下	4	5.41
	初中	10	13.51
	高中/中专	15	20.27
	大学（含大专、本科）	41	55.40
	研究生（含硕士、博士）	4	5.41

续表

分类	项目	样本量（份）	占比（%）
职业	在家待业（含离退休）	11	14.86
	行政事业单位从业人员（干部、教师、医务人员等）	17	22.97
	工人和农民	18	24.32
	商业服务业人员	25	33.78
	其他	3	4.05
家庭人均月收入	≤1000元	1	1.35
	1001~3000元	3	4.05
	3001~5000元	20	27.03
	5001~10000元	38	51.35
	≥10001元	12	16.22

（3）精神卫生专业人才的人口学特征

上海地区精神卫生专业人才的有效样本量为17份，我们从性别、文化程度、所学专业等九个方面对上海地区精神卫生专业人才的人口学特征进行了调查，内容详见表7-9。

表7-9 上海地区精神卫生专业人才的人口学特征调查情况

分类	项目	样本量（份）	占比（%）
性别	男性	6	35.29
	女性	11	64.71
文化程度	大学学历	17	100
所学专业	临床类专业	11	64.71
	护理类专业	2	11.76
	预防医学类专业	3	17.65
	医技类专业（检验/影像等）	1	5.88
诊治权限	拥有处方权（精神类药物用药权）	9	52.94
	无处方权	8	47.06

续表

分类	项目	样本量（份）	占比（%）
随访人次	1~5 人次/周	5	29.41
	6~10 人次/周	1	5.88
	11~20 人次/周	2	11.76
	21~30 人次/周	2	11.76
	30 人次及以上/周	7	41.18
职称	初级职称	6	35.29
	中级职称	10	58.82
	无职称	1	5.88
年薪	8 万~12 万元	7	41.18
	12 万元及以上	10	58.82
采用的诊断标准	CCMD-3	5	29.41
	ICD-10	4	23.53
	不清楚	2	11.76
	不参与诊断	6	35.29
继续教育	过去五年接受过 5~10 次专业培训	7	41.18
	过去五年接受过 10 次以上专业培训	10	58.82

3. 调查对象的满意度

（1）患者满意度

上海地区患者满意度调查的有效样本量为 106 份，我们从免费健康检查、健康档案管理、隐私保护与尊严维护、随访形式、随访频次、随访内容等 14 个方面对上海地区患者的满意度进行了调查，内容详见表 7-10。

表 7-10 上海地区患者对所在社区精神卫生服务满意度调查情况

服务项目	满意度	样本量（份）	占比（%）
免费健康检查	非常满意	33	31.13
	比较满意	47	44.34
	一般	26	24.53

续表

服务项目	满意度	样本量（份）	占比（%）
健康档案管理	非常满意	28	26.42
	比较满意	44	41.51
	一般	33	31.13
	不太满意	1	0.94
隐私保护与尊严维护	非常满意	26	24.53
	比较满意	41	38.68
	一般	38	35.85
	非常不满意	1	0.94
随访形式	非常满意	31	29.25
	比较满意	39	36.79
	一般	34	32.08
	不太满意	1	0.94
	非常不满意	1	0.94
随访频次	非常满意	31	29.25
	比较满意	31	29.25
	一般	40	37.74
	不太满意	3	2.83
	非常不满意	1	0.94
随访内容	非常满意	30	28.30
	比较满意	46	43.40
	一般	29	27.36
	不太满意	1	0.94
用药建议	非常满意	24	22.64
	比较满意	48	45.28
	一般	34	32.08
康复指导	非常满意	23	21.70
	比较满意	50	47.17
	一般	32	30.19
	不太满意	1	0.94

续表

服务项目	满意度	样本量（份）	占比（%）
心理支持	非常满意	26	24.53
	比较满意	37	34.91
	一般	42	39.62
	不太满意	1	0.94
专业人才	非常满意	36	33.96
	比较满意	46	43.40
	一般	23	21.70
	不太满意	1	0.94
总体服务质量	非常满意	28	26.42
	比较满意	52	49.06
	一般	25	23.58
	不太满意	1	0.94
政府服务	非常满意	26	24.53
	比较满意	52	49.06
	一般	27	25.47
	不太满意	1	0.94
医保政策	非常满意	29	27.36
	比较满意	48	45.28
	一般	28	26.42
	不太满意	1	0.94
医保报销比例	非常满意	12	11.32
	比较满意	62	58.49
	一般	31	29.25
	不太满意	1	0.94

（2）居民满意度

上海地区居民满意度调查的有效样本量为73份，我们从社区精神（心理）健康教育、社区精神卫生健康教育资料形式、社区精神卫生健康教育资料的可及性等八个方面对上海地区居民对所在社区精神卫生服务的满意度进行了调查，内容详见表7-11。

表 7-11　上海地区居民对所在社区精神卫生服务满意度调查情况

服务项目	满意度	样本量（份）	占比（％）
社区精神（心理）健康教育	非常满意	28	38.36
	比较满意	27	36.99
	一般	15	20.55
	不太满意	3	4.11
社区精神卫生健康教育资料形式	非常满意	27	36.99
	比较满意	25	34.25
	一般	15	20.55
	不太满意	6	8.22
社区精神卫生健康教育资料的可及性	非常满意	25	34.25
	比较满意	30	41.10
	一般	12	16.44
	不太满意	6	8.22
社区精神卫生健康教育宣传栏	非常满意	23	31.51
	比较满意	34	46.58
	一般	12	16.44
	不太满意	4	5.48
社区精神卫生健康知识讲座	非常满意	20	27.40
	比较满意	29	39.73
	一般	19	26.03
	不太满意	5	6.85
社区精神卫生知识普及	非常满意	23	31.51
	比较满意	33	45.21
	一般	12	16.44
	不太满意	5	6.85
精神卫生医保政策	非常满意	23	31.51
	比较满意	26	35.62
	一般	18	24.66
	不太满意	6	8.22

续表

服务项目	满意度	样本量（份）	占比（%）
精神卫生服务文化	非常满意	3	4.11
	比较满意	21	28.77
	一般	25	34.25
	不太满意	18	24.66
	非常不满意	6	8.22

（3）精神卫生专业人才满意度

上海地区精神卫生专业人才满意度调查的有效样本量为17份，我们从薪酬、福利、任务、个人服务能力发挥空间、工作压力、科室设置等16个方面对上海地区精神卫生专业人才对所在医疗机构精神卫生服务的满意度进行了调查，内容详见表7-12。

表7-12 上海地区精神卫生专业人才对所在医疗机构精神卫生服务满意度调查情况

服务项目	满意度	样本量（份）	占比（%）
薪酬	非常满意	3	17.65
	比较满意	5	29.41
	一般	4	23.53
	非常不满意	5	29.41
福利	非常满意	1	5.88
	比较满意	5	29.41
	一般	6	35.29
	非常不满意	5	29.41
任务	非常满意	1	5.88
	比较满意	5	29.41
	一般	2	11.76
	不太满意	5	29.41
	非常不满意	4	23.53

续表

服务项目	满意度	样本量（份）	占比（%）
个人服务能力发挥空间	非常满意	1	5.88
	比较满意	3	17.65
	一般	8	47.06
	不太满意	1	5.88
	非常不满意	4	23.53
工作压力	一般	5	29.41
	不太满意	5	29.41
	非常不满意	7	41.18
科室设置	非常满意	1	5.88
	比较满意	2	11.76
	一般	8	47.06
	不太满意	1	5.88
	非常不满意	5	29.41
科研环境	非常满意	1	5.88
	比较满意	2	11.76
	一般	6	35.29
	不太满意	6	35.29
	非常不满意	2	11.76
技能培训安排	非常满意	1	5.88
	比较满意	7	41.18
	一般	6	35.29
	不太满意	1	5.88
	非常不满意	2	11.76
考核晋升制度	非常满意	1	5.88
	比较满意	3	17.65
	一般	9	52.94
	不太满意	3	17.65
	非常不满意	1	5.88
患者人文关怀	非常满意	2	11.76
	比较满意	6	35.29
	一般	8	47.06
	不太满意	1	5.88

续表

服务项目	满意度	样本量（份）	占比（%）
管理人性化	非常满意	2	11.76
	比较满意	5	29.41
	一般	7	41.18
	不太满意	2	11.76
	非常不满意	1	5.88
人际关系	非常满意	5	29.41
	比较满意	5	29.41
	一般	6	35.29
	非常不满意	1	5.88
工作时间	非常满意	2	11.76
	比较满意	9	52.94
	一般	2	11.76
	非常不满意	4	23.53
机构声望	非常满意	1	5.88
	比较满意	7	41.18
	一般	7	41.18
	不太满意	1	5.88
	非常不满意	1	5.88
疾病纳入医保	非常满意	8	47.06
	比较满意	7	41.18
	一般	2	11.76
精神卫生政策法规	非常满意	6	35.29
	比较满意	9	52.94
	一般	1	5.88
	不太满意	1	5.88

4. 服务质量评价

运用模糊综合评价法对上海城市社区精神卫生服务质量进行评价，评价过程如下。

首先，根据研究假设，计算各评价变量的权重。各变量权重及总权重的计算结果如下。

$W_1 = \{0.143, 0.107, 0.386, 0.365\}$

$W_2 = \{0.060, 0.064, 0.077, 0.171, 0.320, 0.307\}$

$W_3 = \{0.079, 0.107, 0.162, 0.387, 0.264\}$

$W_4 = \{0.092, 0.066, 0.160, 0.285, 0.397\}$

$W_5 = \{0.102, 0.290, 0.252, 0.355\}$

$W_6 = \{0.102, 0.290, 0.252, 0.355\}$

$W_总 = \{0.101, 0.147, 0.177, 0.173, 0.188, 0.214\}$

其次，计算各维度的评价得分。

A. 有形性

$$Q_1 = M \times (W_1 \times R_1)^T$$

$$= (1 \ 2 \ 3 \ 4 \ 5) \times \left((0.143 \ 0.107 \ 0.386 \ 0.365) \times \begin{bmatrix} 0.294 & 0.059 & 0.471 & 0.118 & 0.059 \\ 0.118 & 0.353 & 0.353 & 0.118 & 0.059 \\ 0.000 & 0.000 & 0.321 & 0.453 & 0.226 \\ 0.059 & 0.176 & 0.529 & 0.176 & 0.059 \end{bmatrix} \right)^T$$

$$= (1 \ 2 \ 3 \ 4 \ 5) \times (0.076 \ 0.110 \ 0.422 \ 0.268 \ 0.123)^T$$

$$= 3.249$$

B. 可靠性

$$Q_2 = M \times (W_2 \times R_2)^T$$

$$= (1 \ 2 \ 3 \ 4 \ 5) \times \left((0.060 \ 0.064 \ 0.077 \ 0.171 \ 0.320 \ 0.307) \times \begin{bmatrix} 0.000 & 0.041 & 0.205 & 0.370 & 0.384 \\ 0.000 & 0.055 & 0.164 & 0.466 & 0.315 \\ 0.000 & 0.082 & 0.205 & 0.342 & 0.370 \\ 0.000 & 0.082 & 0.164 & 0.411 & 0.342 \\ 0.000 & 0.068 & 0.164 & 0.452 & 0.315 \\ 0.000 & 0.009 & 0.311 & 0.415 & 0.264 \end{bmatrix} \right)^T$$

$$= (1 \quad 2 \quad 3 \quad 4 \quad 5) \times (0.000 \quad 0.051 \quad 0.215 \quad 0.421 \quad 0.312)^T$$
$$= 3.991$$

C. 响应性

$$Q_3 = M \times (W_3 \times \mathbf{R}_3)^T$$

$$= (1 \quad 2 \quad 3 \quad 4 \quad 5) \times \left((0.079 \quad 0.107 \quad 0.162 \quad 0.387 \quad 0.264) \times \begin{bmatrix} 0.009 & 0.009 & 0.321 & 0.368 & 0.292 \\ 0.009 & 0.028 & 0.377 & 0.292 & 0.292 \\ 0.000 & 0.009 & 0.274 & 0.434 & 0.283 \\ 0.000 & 0.000 & 0.245 & 0.443 & 0.311 \\ 0.059 & 0.059 & 0.412 & 0.412 & 0.059 \end{bmatrix} \right)^T$$

$$= (1 \quad 2 \quad 3 \quad 4 \quad 5) \times (0.017 \quad 0.021 \quad 0.314 \quad 0.411 \quad 0.236)^T$$
$$= 3.825$$

D. 保证性

$$Q_4 = M \times (W_4 \times \mathbf{R}_4)^T$$

$$= (1 \quad 2 \quad 3 \quad 4 \quad 5) \times \left((0.092 \quad 0.066 \quad 0.160 \quad 0.285 \quad 0.397) \times \begin{bmatrix} 0.294 & 0.000 & 0.235 & 0.294 & 0.176 \\ 0.000 & 0.059 & 0.059 & 0.529 & 0.353 \\ 0.000 & 0.009 & 0.217 & 0.434 & 0.340 \\ 0.118 & 0.059 & 0.353 & 0.412 & 0.059 \\ 0.235 & 0.294 & 0.118 & 0.294 & 0.059 \end{bmatrix} \right)^T$$

$$= (1 \quad 2 \quad 3 \quad 4 \quad 5) \times (0.154 \quad 0.139 \quad 0.208 \quad 0.365 \quad 0.134)^T$$
$$= 3.186$$

E. 移情性

$$Q_5 = M \times (W_5 \times \mathbf{R}_5)^T$$

$$= (1 \quad 2 \quad 3 \quad 4 \quad 5) \times \left((0.102 \quad 0.290 \quad 0.252 \quad 0.355) \times \begin{bmatrix} 0.009 & 0.000 & 0.358 & 0.387 & 0.245 \\ 0.083 & 0.250 & 0.347 & 0.292 & 0.028 \\ 0.000 & 0.009 & 0.396 & 0.349 & 0.245 \\ 0.059 & 0.118 & 0.412 & 0.294 & 0.118 \end{bmatrix} \right)^T$$

$$= (1 \quad 2 \quad 3 \quad 4 \quad 5) \times (0.046 \quad 0.117 \quad 0.384 \quad 0.317 \quad 0.137)^T$$

$$= 3.385$$

F. 经济性

$$Q_6 = M \times (W_6 \times \mathbf{R}_6)^T$$

$$= (1 \quad 2 \quad 3 \quad 4 \quad 5) \times \left((0.102 \quad 0.290 \quad 0.252 \quad 0.355) \times \begin{bmatrix} 0.000 & 0.288 & 0.384 & 0.301 & 0.027 \\ 0.000 & 0.009 & 0.170 & 0.453 & 0.368 \\ 0.000 & 0.009 & 0.292 & 0.585 & 0.113 \\ 0.120 & 0.010 & 0.020 & 0.810 & 0.040 \end{bmatrix} \right)^T$$

$$= (1 \quad 2 \quad 3 \quad 4 \quad 5) \times (0.043 \quad 0.038 \quad 0.169 \quad 0.598 \quad 0.152)^T = 3.779$$

G. 总体

$$Q_{总} = M \times (W \times \mathbf{R})^T$$

$$= (1 \quad 2 \quad 3 \quad 4 \quad 5) \times \left((0.101 \quad 0.147 \quad 0.177 \quad 0.173 \quad 0.188 \quad 0.214) \times \begin{bmatrix} 0.076 & 0.110 & 0.422 & 0.268 & 0.123 \\ 0.000 & 0.051 & 0.215 & 0.421 & 0.312 \\ 0.017 & 0.021 & 0.314 & 0.411 & 0.236 \\ 0.154 & 0.139 & 0.208 & 0.365 & 0.134 \\ 0.046 & 0.117 & 0.384 & 0.317 & 0.137 \\ 0.043 & 0.038 & 0.169 & 0.598 & 0.152 \end{bmatrix} \right)^T$$

$$= (1\ 2\ 3\ 4\ 5) \times (0.055\ 0.077\ 0.274\ 0.412\ 0.182)^T$$
$$= 3.589$$

最后，根据各维度得分情况和李克特量表的5级打分规则（5分为好，4分为比较好，3分为一般，2分为比较差，1分为差），得到评价结果如表7-13所示。

表7-13 上海城市社区精神卫生服务质量综合得分

评价	有形性	可靠性	响应性	保证性	移情性	经济性	总体
得分（分）	3.249	3.991	3.825	3.186	3.385	3.779	3.589
评语	一般	一般	一般	一般	一般	一般	一般

表7-13显示，上海城市社区精神卫生服务质量的总体得分为3.589分，质量表现一般。六个维度的质量从高到低排列依次为可靠性（3.991分）、响应性（3.825分）、经济性（3.779分）、移情性（3.385分）、有形性（3.249分）和保证性（3.186分）。从质量得分情况看，六个维度的质量均有待改善。

（二）湖南的评价结果

1. 问卷回收结果

该地区共发放问卷320份，其中患者200份，居民100份，精神卫生专业人才20份。调查共回收问卷296份，其中患者196份，居民82份，精神卫生专业人才18份。问卷回收情况见表7-14。

表7-14 湖南城市社区精神卫生服务质量满意度调查问卷回收情况

调查对象	发放数量（份）	回收数量（份）	问卷回收量占问卷发放总量的比重（%）	有效问卷数量（份）	有效问卷量占问卷发放总量的比重（%）	有效问卷量占问卷回收总量的比重（%）
患者	200	196	98.0	135	67.5	68.9
居民	100	82	82.0	70	70.0	85.4
精神卫生专业人才	20	18	90.0	18	90.0	100
总计	320	296	92.5	223	69.7	75.3

2. 调查对象的人口学特征

（1）患者的人口学特征

湖南地区患者的有效样本量为135份，我们从性别、婚姻状况、文化程度、职业等九个方面对湖南地区患者的人口学特征进行了调查，内容详见表7-15。

表7-15 湖南地区患者人口学特征调查情况

分类	项目	样本量（份）	占比（%）
性别	男性	59	44.03
	女性	75	55.97
婚姻状况	未婚	55	41.67
	已婚	70	53.03
	离婚或丧偶	7	5.30
文化程度	小学及以下	48	36.09
	初中	49	36.84
	高中/中专	22	16.54
	大学（含专科、本科）	13	9.77
	研究生（含硕士、博士）	1	0.75
职业	在家待业	44	33.08
	农民和工人	49	36.84
	商业服务业人员和医务人员	3	2.26
	其他	37	27.82
家庭人均月收入	≤1000元	59	44.03
	1001~3000元	43	32.09
	3001~5000元	22	16.42
	5001~10000元	4	2.99
	≥10001元	6	4.48
诊疗频次	首次就诊	16	12.60
	多次就诊	111	87.40

续表

分类	项目	样本量（份）	占比（%）
疾病种类	精神发育迟滞	68	79.07
	抑郁/焦虑/狂躁	9	10.47
	其他精神病	9	10.47
医保类型	城镇职工基本医疗保险	12	9.38
	城镇居民医疗保险	34	26.56
	新型农村合作医疗	73	57.03
	没有任何保险	1	0.78
	其他	8	6.25
首选就诊机构	社区/乡镇级医疗机构	19	15.08
	县/区级医疗机构	46	36.51
	省/地市级医疗机构	61	48.41

（2）居民的人口学特征

湖南地区居民的有效样本量为70份，我们从性别、文化程度、职业和家庭人均月收入四个方面对湖南地区居民的人口学特征进行了调查，内容详见表7-16。

表7-16　湖南地区居民人口学特征调查情况

分类	项目	样本量（份）	占比（%）
性别	男性	30	42.86
	女性	40	57.14
文化程度	小学及以下	8	11.43
	初中	26	37.14
	高中/中专	14	20.00
	大学（含大专、本科）	21	30.00
	研究生（含硕士、博士）	1	1.43
职业	在家待业（含离退休）	8	11.43
	行政事业单位从业人员（干部、教师、医务人员等）	10	14.29
	工人和农民	32	45.71

续表

分类	项目	样本量（份）	占比（%）
职业	商业服务业人员	14	20.00
	其他	6	8.57
家庭人均月收入	≤1000 元	1	1.43
	1001~3000 元	26	37.14
	3001~5000 元	19	27.14
	5001~10000 元	12	17.14
	≥10001 元	12	17.14

（3）精神卫生专业人才的人口学特征

湖南地区精神卫生专业人才的有效样本量为18份，我们从性别、文化程度、所学专业等九个方面对湖南地区精神卫生专业人才的人口学特征进行了调查，内容详见表7-17。

表7-17 湖南地区精神卫生专业人才的人口学特征调查情况

分类	项目	样本量（份）	占比（%）
性别	男性	3	16.67
	女性	15	83.33
文化程度	高中/中专及以下	1	5.56
	大学学历	17	94.44
所学专业	临床类专业	5	27.78
	护理类专业	7	38.89
	预防医学类专业（检验/影像等）	3	16.67
	其他专业	3	16.67
诊治权限	拥有处方权（精神类药物用药权）	15	83.24
	无处方权	2	11.76
随访人次	1~5 人次/周	7	43.75
	6~10 人次/周	4	25.00
	11~20 人次/周	2	12.50

续表

分类	项目	样本量（份）	占比（%）
随访人次	21~30人次/周	1	6.25
	30人次及以上/周	2	12.50
职称	初级职称	10	55.56
	中级职称	8	44.44
年薪	3万元以下	1	5.56
	3万~5万元（不含）	1	5.56
	5万~8万元（不含）	9	50.00
	8万~12万元	7	38.89
采用的诊断标准	CCMD-3	5	27.78
	ICD-10	10	55.56
	不清楚	3	16.67
继续教育情况	过去五年未接受过专业培训	2	11.11
	过去五年接受过1~4次专业培训	11	61.11
	过去五年接受过5~10次专业培训	3	16.67
	过去五年接受过10次以上专业培训	2	11.11

3. 满意度情况

（1）患者满意度

我们从免费健康检查、健康档案管理、隐私保护与尊严维护、随访形式、随访频次、随访内容等14个方面对湖南地区患者的满意度进行了调查，内容详见表7-18。

表7-18 湖南地区患者对所在社区精神卫生服务满意度调查情况

服务项目	满意度	样本量（份）	占比（%）
免费健康检查	非常满意	73	54.48
	比较满意	55	41.04
	一般	3	2.24
	不太满意	2	1.49
	非常不满意	1	0.75

续表

服务项目	满意度	样本量（份）	占比（%）
健康档案管理	非常满意	71	53.38
	比较满意	56	42.11
	一般	4	3.01
	不太满意	2	1.50
隐私保护与尊严维护	非常满意	65	48.51
	比较满意	53	39.55
	一般	14	10.45
	不太满意	1	0.75
	非常不满意	1	0.75
随访形式	非常满意	71	53.38
	比较满意	50	37.59
	一般	9	6.77
	不太满意	3	2.26
随访频次	非常满意	66	49.25
	比较满意	56	41.79
	一般	10	7.46
	不太满意	1	0.75
	非常不满意	1	0.75
随访内容	非常满意	60	45.11
	比较满意	49	36.84
	一般	19	14.29
	不太满意	5	3.76
用药建议	非常满意	63	47.37
	比较满意	52	39.10
	一般	12	9.02
	不太满意	5	3.76
	非常不满意	1	0.75
康复指导	非常满意	51	38.35
	比较满意	55	41.35
	一般	19	14.29
	不太满意	8	6.02

续表

服务项目	满意度	样本量（份）	占比（%）
心理支持	非常满意	49	37.12
	比较满意	61	46.21
	一般	17	12.88
	不太满意	5	3.79
专业人才	非常满意	75	55.97
	比较满意	53	39.55
	一般	5	3.73
	不太满意	1	0.75
总体服务质量	非常满意	57	42.54
	比较满意	62	46.27
	一般	13	9.70
	不太满意	2	1.49
政府服务	非常满意	58	43.28
	比较满意	61	45.52
	一般	11	8.21
	不太满意	1	0.75
	非常不满意	3	2.24
医保政策	非常满意	21	16.03
	比较满意	49	37.40
	一般	34	25.95
	不太满意	19	14.50
	非常不满意	8	6.11
医保报销比例	非常满意	26	20.00
	比较满意	56	43.08
	一般	31	23.85
	不太满意	12	9.23
	非常不满意	5	3.85

（2）居民满意度

我们从社区精神（心理）健康教育、社区精神卫生健康教育资料形式、社区精神卫生健康教育资料的可及性等八个方面对湖南地区居民的满意度进行了调查,内容详见表 7-19。

表 7-19 湖南地区居民对所在社区精神卫生服务满意度调查情况

服务项目	满意度	样本量（份）	占比（%）
社区精神（心理）健康教育	非常满意	17	24.29
	比较满意	40	57.14
	一般	12	17.14
	非常不满意	1	1.43
社区精神卫生健康教育资料形式	非常满意	15	21.43
	比较满意	40	57.14
	一般	13	18.57
	不太满意	2	2.86
社区精神卫生健康教育资料的可及性	非常满意	13	18.57
	比较满意	39	55.71
	一般	16	22.86
	不太满意	2	2.86
社区精神卫生健康教育宣传栏	非常满意	16	22.86
	比较满意	38	54.29
	一般	14	20.00
	不太满意	2	2.86
社区精神卫生健康知识讲座	非常满意	11	15.71
	比较满意	38	54.29
	一般	18	25.71
	不太满意	3	4.29
社区精神卫生知识普及	非常满意	15	21.43
	比较满意	35	50.00
	一般	18	25.71
	不太满意	2	2.86
精神卫生医保政策	非常满意	13	18.57
	比较满意	47	67.14
	一般	10	14.29

续表

服务项目	满意度	样本量（份）	占比（%）
精神卫生服务文化	非常满意	5	7.35
	比较满意	43	63.24
	一般	17	25.00
	不太满意	3	4.41

（3）精神卫生专业人才满意度

湖南地区精神卫生专业人才满意度调查有效样本量为18份，我们从薪酬、福利、任务、个人服务能力发挥空间、工作压力、科室设置等16个方面对湖南地区精神卫生专业人才的满意度进行了调查，内容详见表7-20。

表7-20 湖南地区精神卫生专业人才对所在医疗机构精神卫生服务满意度调查情况

服务项目	满意度	样本量（份）	占比（%）
薪酬	比较满意	5	27.78
	一般	11	61.11
	不太满意	2	11.11
福利	比较满意	9	50.00
	一般	9	50.00
任务	非常满意	1	5.56
	比较满意	6	33.33
	一般	11	61.11
个人服务能力发挥空间	非常满意	1	5.56
	比较满意	11	61.11
	一般	6	33.33
工作压力	非常满意	1	5.56
	比较满意	8	44.44
	一般	9	50.00

续表

服务项目	满意度	样本量（份）	占比（%）
科室设置	非常满意	1	5.56
	比较满意	11	61.11
	一般	6	33.33
科研环境	非常满意	2	11.11
	比较满意	9	50.00
	一般	7	38.89
技能培训安排	非常满意	2	11.11
	比较满意	12	66.67
	一般	3	16.67
	不太满意	1	5.56
考核晋升制度	非常满意	1	5.56
	比较满意	12	66.67
	一般	4	22.22
	不太满意	1	5.56
患者人文关怀	非常满意	1	5.56
	比较满意	13	72.22
	一般	3	16.67
	不太满意	1	5.56
管理人性化	非常满意	2	11.11
	比较满意	12	66.67
	一般	3	16.67
	不太满意	1	5.56
人际关系	非常满意	2	11.11
	比较满意	13	72.22
	一般	3	16.67
工作时间	比较满意	16	88.89
	一般	2	11.11
机构声望	非常满意	2	11.11
	比较满意	12	66.67
	一般	4	22.22

续表

服务项目	满意度	样本量（份）	占比（%）
疾病纳入医保	非常满意	3	16.67
	比较满意	12	66.67
	一般	3	16.67
精神卫生政策法规	非常满意	3	16.67
	比较满意	13	72.22
	一般	1	5.56
	不太满意	1	5.56

4. 服务质量评价

运用模糊综合评价法对湖南城市社区精神卫生服务质量进行评价，计算过程及结果如下。

首先，根据研究假设，计算各评价变量的权重。各变量权重及总权重的计算结果如下。

$W_1 = \{0.143, 0.107, 0.386, 0.365\}$

$W_2 = \{0.060, 0.064, 0.077, 0.171, 0.320, 0.307\}$

$W_3 = \{0.079, 0.107, 0.162, 0.387, 0.264\}$

$W_4 = \{0.092, 0.066, 0.160, 0.285, 0.397\}$

$W_5 = \{0.102, 0.290, 0.252, 0.355\}$

$W_6 = \{0.102, 0.290, 0.252, 0.355\}$

$W_总 = \{0.101, 0.147, 0.177, 0.173, 0.188, 0.214\}$

其次，计算获得各维度的评价得分。

A. 有形性

$Q_1 = M \times (W_1 \times R_1)^T$

$= (1 \quad 2 \quad 3 \quad 4 \quad 5) \times ((0.143 \quad 0.107 \quad 0.386 \quad 0.365) \times$

$$\begin{bmatrix} 0.000 & 0.000 & 0.333 & 0.611 & 0.056 \\ 0.000 & 0.000 & 0.389 & 0.500 & 0.111 \\ 0.008 & 0.038 & 0.090 & 0.391 & 0.474 \\ 0.000 & 0.056 & 0.222 & 0.667 & 0.056 \end{bmatrix}^T \Bigg)$$

$= (1 \ 2 \ 3 \ 4 \ 5) \times (0.003 \ 0.035 \ 0.205 \ 0.535 \ 0.223)^T$

$= 3.943$

B. 可靠性

$Q_2 = M \times (W_2 \times \mathbf{R}_2)^T$

$= (1 \ 2 \ 3 \ 4 \ 5) \times \Bigg((0.060 \ 0.064 \ 0.077 \ 0.171 \ 0.320 \ 0.307) \times$

$$\begin{bmatrix} 0.014 & 0.000 & 0.171 & 0.571 & 0.243 \\ 0.000 & 0.029 & 0.200 & 0.543 & 0.229 \\ 0.000 & 0.029 & 0.186 & 0.571 & 0.214 \\ 0.000 & 0.029 & 0.229 & 0.557 & 0.186 \\ 0.000 & 0.029 & 0.257 & 0.500 & 0.214 \\ 0.000 & 0.015 & 0.030 & 0.421 & 0.534 \end{bmatrix}^T \Bigg)$$

$= (1 \ 2 \ 3 \ 4 \ 5) \times (0.001 \ 0.023 \ 0.168 \ 0.498 \ 0.310)^T$

$= 4.094$

C. 响应性

$Q_3 = M \times (W_3 \times \mathbf{R}_3)^T$

$= (1 \ 2 \ 3 \ 4 \ 5) \times \Bigg((0.079 \ 0.107 \ 0.162 \ 0.387 \ 0.264) \times$

$$\begin{bmatrix} 0.000 & 0.023 & 0.068 & 0.376 & 0.534 \\ 0.007 & 0.007 & 0.075 & 0.418 & 0.493 \\ 0.000 & 0.038 & 0.143 & 0.368 & 0.451 \\ 0.007 & 0.015 & 0.022 & 0.410 & 0.545 \\ 0.000 & 0.000 & 0.222 & 0.667 & 0.111 \end{bmatrix}^T \Bigg)$$

$$= (1 \quad 2 \quad 3 \quad 4 \quad 5) \times (0.004 \quad 0.014 \quad 0.104 \quad 0.469 \quad 0.408)^T$$

$$= 4.260$$

D. 保证性

$$Q_4 = M \times (W_4 \times \mathbf{R}_4)^T$$

$$= (1 \quad 2 \quad 3 \quad 4 \quad 5) \times \left((0.092 \quad 0.066 \quad 0.160 \quad 0.285 \quad 0.397) \times \begin{bmatrix} 0.000 & 0.111 & 0.611 & 0.278 & 0.000 \\ 0.000 & 0.056 & 0.056 & 0.722 & 0.167 \\ 0.000 & 0.007 & 0.037 & 0.396 & 0.560 \\ 0.000 & 0.056 & 0.167 & 0.667 & 0.111 \\ 0.000 & 0.000 & 0.611 & 0.333 & 0.056 \end{bmatrix} \right)^T$$

$$= (1 \quad 2 \quad 3 \quad 4 \quad 5) \times (0.000 \quad 0.031 \quad 0.356 \quad 0.459 \quad 0.154)^T$$

$$= 3.736$$

E. 移情性

$$Q_5 = M \times (W_5 \times \mathbf{R}_5)^T$$

$$= (1 \quad 2 \quad 3 \quad 4 \quad 5) \times \left((0.102 \quad 0.290 \quad 0.252 \quad 0.355) \times \begin{bmatrix} 0.007 & 0.007 & 0.104 & 0.396 & 0.485 \\ 0.000 & 0.044 & 0.250 & 0.632 & 0.074 \\ 0.000 & 0.038 & 0.129 & 0.462 & 0.371 \\ 0.000 & 0.056 & 0.167 & 0.667 & 0.111 \end{bmatrix} \right)^T$$

$$= (1 \quad 2 \quad 3 \quad 4 \quad 5) \times (0.001 \quad 0.043 \quad 0.175 \quad 0.577 \quad 0.204)^T$$

$$= 3.941$$

F. 经济性

$$Q_6 = M \times (W_6 \times \mathbf{R}_6)^T$$

$$= (1\ 2\ 3\ 4\ 5) \times \left((0.102\ 0.290\ 0.252\ 0.355) \times \begin{bmatrix} 0.043 & 0.214 & 0.329 & 0.400 & 0.014 \\ 0.061 & 0.145 & 0.260 & 0.374 & 0.160 \\ 0.038 & 0.092 & 0.238 & 0.431 & 0.200 \\ 0.016 & 0.000 & 0.594 & 0.359 & 0.031 \end{bmatrix} \right)^T$$

$$= (1\ 2\ 3\ 4\ 5) \times (0.037\ 0.087\ 0.380\ 0.386\ 0.110)^T$$

$$= 3.445$$

G. 总体

$$Q_\text{总} = M \times (W \times \mathbf{R})^T$$

$$= (1\ 2\ 3\ 4\ 5) \times \left((0.101\ 0.147\ 0.177\ 0.173\ 0.188\ 0.214) \times \begin{bmatrix} 0.003 & 0.035 & 0.205 & 0.535 & 0.223 \\ 0.001 & 0.023 & 0.168 & 0.498 & 0.310 \\ 0.004 & 0.014 & 0.104 & 0.469 & 0.408 \\ 0.000 & 0.031 & 0.356 & 0.459 & 0.154 \\ 0.001 & 0.043 & 0.175 & 0.577 & 0.204 \\ 0.037 & 0.087 & 0.380 & 0.386 & 0.110 \end{bmatrix} \right)^T$$

$$= (1\ 2\ 3\ 4\ 5) \times (0.009\ 0.041\ 0.240\ 0.481\ 0.229)^T$$

$$= 3.879$$

最后，根据各维度得分情况和李克特量表的 5 级打分规则（5 分为好，4 分为比较好，3 分为一般，2 分为比较差，1 分为差），得到评价结果如表 7-21 所示。

表 7-21　湖南城市社区精神卫生服务质量综合得分

评价	有形性	可靠性	响应性	保证性	移情性	经济性	总体
得分（分）	3.943	4.094	4.260	3.736	3.941	3.445	3.879

续表

评价	有形性	可靠性	响应性	保证性	移情性	经济性	总体
评语	一般	比较好	比较好	一般	一般	一般	一般

表7-21显示，湖南城市社区精神卫生服务质量的总体得分为3.836分，质量一般。六个维度的质量从高到低排列依次为响应性（4.260分）、可靠性（4.094分）、有形性（3.943分）、移情性（3.941分）、保证性（3.736分）和经济性（3.445分）。湖南城市社区精神卫生服务质量虽然总体上表现一般，但就六个维度的质量得分来看，还是有可圈可点的地方，如响应性和可靠性维度的质量比较好，有形性和移情性维度的质量，也十分接近"比较好"的标准。经济性维度的质量与"比较好"的标准相差较远，因此，在后续服务工作中需要特别注重经济性维度质量的提升，同时，也需要注意各维度质量的平衡发展。

（三）广西的评价结果

1. 问卷回收结果

该地区共发放问卷340份，其中患者230份，居民100份，精神卫生专业人才10份。调查共回收问卷338份，其中患者228份，居民100份，精神卫生服务人员10份。调查问卷回收情况见表7-22。

表7-22 广西城市社区精神卫生服务质量满意度调查问卷回收情况

调查对象	发放数量（份）	回收数量（份）	问卷回收量占问卷发放总量的比重（%）	有效问卷数量（份）	有效问卷量占问卷发放总量的比重（%）	有效问卷量占问卷回收总量的比重（%）
患者	230	228	99.1	220	95.7	96.5
居民	100	100	100	91	91.0	91.0
精神卫生专业人才	10	10	100	10	100	100
总计	340	338	99.7	321	94.4	95.0

2. 调查对象的人口学特征

(1) 患者的人口学特征

广西地区患者的有效样本量为 220 份,我们从性别、婚姻状况、文化程度、职业等九个方面对广西地区患者的人口学特征进行了调查,内容详见表 7-23。

表 7-23　广西地区患者人口学特征调查情况

分类	项目	样本量(份)	占比(%)
性别	男性	91	41.94
	女性	126	58.06
婚姻状况	未婚	105	47.95
	已婚	79	36.07
	离婚或丧偶	35	15.98
文化程度	小学及以下	58	26.61
	初中	88	40.37
	高中/中专	50	22.94
	大学(含专科、本科)	22	10.09
职业	在家待业	94	43.12
	农民和工人	23	10.55
	商业服务业人员和医务人员	13	5.96
	其他	88	40.37
家庭人均月收入	≤1000 元	52	24.07
	1001~3000 元	128	59.26
	3001~5000 元	25	11.57
	5001~10000 元	9	4.17
	≥10001 元	2	0.93
诊疗频次	首次就诊	34	16.83
	多次就诊	168	83.17
疾病种类	精神分裂症	165	81.28
	精神发育迟滞	28	13.79
	情感障碍	10	4.93

续表

分类	项目	样本量（份）	占比（%）
医保类型	城镇职工基本医疗保险	53	24.54
	城镇居民医疗保险	143	66.20
	新型农村合作医疗	9	4.17
	没有任何保险	1	0.46
	其他医疗保险	10	4.63
首选就诊机构	社区/乡镇级医疗机构	15	6.88
	县/区级医疗机构	22	10.09
	省/地市级医疗机构	181	83.03

（2）居民的人口学特征

广西地区居民的有效样本量为91份，我们从性别、文化程度、职业和家庭人均月收入四个方面对广西地区居民的人口学特征进行了调查，内容详见表7-24。

表7-24 广西地区居民人口学特征调查情况

分类	项目	样本量（份）	占比（%）
性别	男性	33	37.08
	女性	56	62.92
文化程度	小学及以下	6	6.67
	初中	13	14.44
	高中/中专	25	27.78
	大学（包括大专、本科）	45	50.00
	研究生（含硕士、博士）	1	1.11
职业	在家待业（含离退休）	14	15.91
	行政事业单位从业人员（干部、教师、医务人员等）	22	25.00
	工人和农民	21	23.86
	商业服务业人员	22	25.00
	其他	9	10.23

续表

分类	项目	样本量（份）	占比（%）
家庭人均月收入	≤1000元	8	8.99
	1001~3000元	28	31.46
	3001~5000元	34	38.20
	5001~10000元	11	12.36
	≥10001元	8	8.99

（3）精神卫生专业人才的人口学特征

广西地区精神卫生专业人才的有效样本量为10份，我们从性别、文化程度、所学专业等九个方面对广西地区精神卫生专业人才的人口学特征进行了调查，内容详见表7-25。

表7-25 广西地区精神卫生专业人才的人口学特征调查情况

分类	项目	样本量（份）	占比（%）
性别	男性	8	80
	女性	2	20
文化程度	高中/中专及以下	2	20
	本科/大专	8	80
所学专业	临床类专业	3	33.33
	护理类专业	5	55.56
	其他专业	1	11.11
诊治权限	无处方权	10	100
随访人次	1~5人次/周	2	20
	6~10人次/周	3	30
	11~20人次/周	5	50
职称	初级职称	1	10
	中级职称	7	70
	无职称	2	20
年薪	3万元以下	1	10
	3万~5万元（不含）	2	20
	5万~8万元（不含）	6	60
	8万~12万元	1	10

续表

分类	项目	样本量（份）	占比（%）
采用的诊断标准	ICD-10	4	40
	不清楚	2	20
	不参与诊断	4	40
继续教育	过去五年中接受1~4次专业培训	5	50
	过去五年中接受10次以上专业培训	5	50

3. 调查对象的满意度

（1）患者满意度

广西地区患者满意度调查的有效样本量为220份，我们从免费健康检查、健康档案管理、隐私保护与尊严维护、随访形式、随访频次、随访内容等14个方面对广西地区患者对所在社区精神卫生服务的满意度进行了调查，内容详见表7-26。

表7-26　广西地区患者对所在社区精神卫生服务满意度调查情况

服务项目	满意度	样本量（份）	占比（%）
免费健康检查	非常满意	131	59.55
	比较满意	75	34.09
	一般	12	5.45
	不太满意	2	0.91
健康档案管理	非常满意	146	66.36
	比较满意	62	28.18
	一般	10	4.55
	不太满意	2	0.91
隐私保护与尊严维护	非常满意	145	65.91
	比较满意	52	23.64
	一般	20	9.09
	不太满意	3	1.36
随访形式	非常满意	145	65.91
	比较满意	58	26.36
	一般	17	7.73

续表

服务项目	满意度	样本量（份）	占比（%）
随访频次	非常满意	140	63.64
	比较满意	66	30
	一般	12	5.45
	不太满意	2	0.91
随访内容	非常满意	136	61.82
	比较满意	59	26.82
	一般	16	7.27
	不太满意	9	4.09
用药建议	非常满意	106	48.18
	比较满意	80	36.36
	一般	31	14.09
	不太满意	3	1.36
康复指导	非常满意	112	50.91
	比较满意	75	34.09
	一般	18	8.18
	不太满意	15	6.82
心理支持	非常满意	133	60.45
	比较满意	59	26.82
	一般	17	7.73
	不太满意	11	5
专业人才	非常满意	143	65
	比较满意	55	25
	一般	22	10
总体服务质量	非常满意	116	52.73
	比较满意	70	31.82
	一般	27	12.27
	不太满意	7	3.18
政府服务	非常满意	99	45
	比较满意	82	37.27
	一般	32	14.55
	不太满意	7	3.18

续表

服务项目	满意度	样本量（份）	占比（%）
医保政策	非常满意	92	41.82
	比较满意	79	35.91
	一般	31	14.09
	不太满意	18	8.18
医保报销比例	非常满意	59	26.82
	比较满意	46	20.91
	一般	87	39.55
	不太满意	28	12.73

（2）居民满意度

广西地区居民满意度调查的有效样本量为90份，我们从社区精神（心理）健康教育、社区精神卫生健康教育资料形式、社区精神卫生健康教育资料的可及性等八个方面对广西地区居民对所在社区精神卫生服务的满意度进行了调查，内容详见表7-27。

表7-27 广西地区居民对所在社区精神卫生服务满意度调查情况

服务项目	满意度	样本量（份）	占比（%）
社区精神（心理）健康教育	非常满意	31	34.44
	比较满意	43	47.78
	一般	11	12.22
	不太满意	4	4.44
	非常不满意	1	1.11
社区精神卫生健康教育资料形式	非常满意	28	31.11
	比较满意	44	48.89
	一般	17	18.89
	不太满意	1	1.11
社区精神卫生健康教育资料的可及性	非常满意	24	26.67
	比较满意	48	53.33
	一般	13	14.44
	不太满意	5	5.56

续表

服务项目	满意度	样本量（份）	占比（%）
社区精神卫生健康教育宣传栏	非常满意	31	34.44
	比较满意	39	43.33
	一般	16	17.78
	不太满意	4	4.44
社区精神卫生健康知识讲座	非常满意	25	27.78
	比较满意	45	50
	一般	15	16.67
	不太满意	5	5.56
社区精神卫生知识普及	非常满意	25	27.78
	比较满意	46	51.11
	一般	16	17.78
	不太满意	3	3.33
精神卫生医保政策	非常满意	29	32.22
	比较满意	47	52.22
	一般	12	13.33
	不太满意	1	1.11
	非常不满意	1	1.11
精神卫生服务文化	非常满意	8	8.89
	比较满意	32	35.56
	一般	28	31.11
	不太满意	16	17.78
	非常不满意	6	6.67

（3）精神卫生专业人才满意度

广西地区精神卫生专业人才满意度调查有效样本量为10份，我们从薪酬、福利、任务、个人服务能力发挥空间、工作压力、科室设置等16个方面对广西地区精神卫生专业人才对所在医疗机构精神卫生服务的满意度进行了调查，内容详见表7-28。

表 7-28 广西地区精神卫生专业人才对所在医疗机构
精神卫生服务满意度调查情况

服务项目	满意度	样本量（份）	占比（%）
薪酬	比较满意	5	50
	一般	5	50
福利	比较满意	5	50
	一般	5	50
任务	比较满意	1	10
	一般	7	70
	不太满意	2	20
个人服务能力发挥空间	非常满意	1	10
	比较满意	5	50
	一般	1	10
	不太满意	3	30
工作压力	比较满意	2	20
	一般	5	50
	不太满意	3	30
科室设置	比较满意	6	60
	一般	2	20
	不太满意	2	20
科研环境	非常满意	1	10
	比较满意	4	40
	一般	3	30
	不太满意	1	10
	非常不满意	1	10
技能培训安排	比较满意	8	80
	一般	1	10
	不太满意	1	10
考核晋升制度	非常满意	1	10
	比较满意	5	50
	一般	2	20
	不太满意	2	20

续表

服务项目	满意度选项	样本量（份）	占比（%）
患者人文关怀	非常满意	1	10
	比较满意	6	60
	一般	2	20
	不太满意	1	10
管理人性化	比较满意	6	60
	一般	3	30
	不太满意	1	10
人际关系	比较满意	5	50
	一般	4	40
	不太满意	1	10
工作时间	非常满意	3	30
	比较满意	6	60
	非常不满意	1	10
机构声望	非常满意	1	10
	比较满意	7	70
	一般	1	10
	不太满意	1	10
疾病纳入医保	非常满意	2	20
	比较满意	6	60
	一般	2	20
精神卫生政策法规	非常满意	2	20
	比较满意	6	60
	一般	2	20

4. 服务质量评价

运用模糊综合评价法对广西城市社区精神卫生服务质量进行评价，评价过程如下。

首先，根据研究假设，计算得出各评价变量的权重。各变量权重及总权重的计算结果如下。

$W_1 = \{0.143, 0.107, 0.386, 0.365\}$

$W_2 = \{0.060, 0.064, 0.077, 0.171, 0.320, 0.307\}$

$W_3 = \{0.079, 0.107, 0.162, 0.387, 0.264\}$

$W_4 = \{0.092, 0.066, 0.160, 0.285, 0.397\}$

$W_5 = \{0.102, 0.290, 0.252, 0.355\}$

$W_6 = \{0.102, 0.290, 0.252, 0.355\}$

$W_总 = \{0.101, 0.147, 0.177, 0.173, 0.188, 0.214\}$

其次，计算获得各维度的质量评价得分。

A. 有形性

$$Q_1 = M \times (W_1 \times \mathbf{R}_1)^\mathrm{T}$$

$$= (1 \quad 2 \quad 3 \quad 4 \quad 5) \times \left((0.143 \quad 0.107 \quad 0.386 \quad 0.365) \times \begin{bmatrix} 0.000 & 0.200 & 0.200 & 0.600 & 0.000 \\ 0.100 & 0.100 & 0.300 & 0.400 & 0.100 \\ 0.000 & 0.014 & 0.142 & 0.365 & 0.479 \\ 0.000 & 0.200 & 0.200 & 0.500 & 0.100 \end{bmatrix} \right)^\mathrm{T}$$

$$= (1 \quad 2 \quad 3 \quad 4 \quad 5) \times (0.011 \quad 0.118 \quad 0.188 \quad 0.452 \quad 0.232)^\mathrm{T}$$

$$= 3.779$$

B. 可靠性

$$Q_2 = M \times (W_2 \times \mathbf{R}_2)^\mathrm{T}$$

$$= (1 \quad 2 \quad 3 \quad 4 \quad 5) \times \left((0.060 \quad 0.064 \quad 0.077 \quad 0.171 \quad 0.320 \quad 0.307) \times \begin{bmatrix} 0.011 & 0.044 & 0.122 & 0.478 & 0.344 \\ 0.000 & 0.044 & 0.178 & 0.433 & 0.344 \\ 0.000 & 0.011 & 0.189 & 0.489 & 0.311 \\ 0.000 & 0.056 & 0.144 & 0.533 & 0.267 \\ 0.000 & 0.033 & 0.178 & 0.511 & 0.278 \\ 0.000 & 0.009 & 0.045 & 0.282 & 0.664 \end{bmatrix} \right)^\mathrm{T}$$

$$= (1 \quad 2 \quad 3 \quad 4 \quad 5) \times (0.001 \quad 0.029 \quad 0.129 \quad 0.436 \quad 0.405)^T$$
$$= 4.215$$

C. 响应性

$$Q_3 = M \times (W_3 \times \mathbf{R}_3)^T$$

$$= (1 \quad 2 \quad 3 \quad 4 \quad 5) \times \left((0.079 \quad 0.107 \quad 0.162 \quad 0.387 \quad 0.264) \times \begin{bmatrix} 0.000 & 0.000 & 0.077 & 0.264 & 0.659 \\ 0.000 & 0.009 & 0.055 & 0.300 & 0.636 \\ 0.000 & 0.041 & 0.073 & 0.268 & 0.618 \\ 0.000 & 0.009 & 0.055 & 0.341 & 0.595 \\ 0.000 & 0.100 & 0.100 & 0.700 & 0.100 \end{bmatrix} \right)^T$$

$$= (1 \quad 2 \quad 3 \quad 4 \quad 5) \times (0.000 \quad 0.038 \quad 0.071 \quad 0.414 \quad 0.478)^T$$
$$= 4.335$$

D. 保证性

$$Q_4 = M \times (W_4 \times \mathbf{R}_4)^T$$

$$= (1 \quad 2 \quad 3 \quad 4 \quad 5) \times \left((0.092 \quad 0.066 \quad 0.160 \quad 0.285 \quad 0.397) \times \begin{bmatrix} 0.000 & 0.000 & 0.500 & 0.500 & 0.000 \\ 0.000 & 0.000 & 0.200 & 0.600 & 0.200 \\ 0.000 & 0.000 & 0.100 & 0.250 & 0.650 \\ 0.000 & 0.100 & 0.100 & 0.800 & 0.000 \\ 0.000 & 0.200 & 0.700 & 0.100 & 0.000 \end{bmatrix} \right)^T$$

$$= (1 \quad 2 \quad 3 \quad 4 \quad 5) \times (0.000 \quad 0.108 \quad 0.382 \quad 0.393 \quad 0.117)^T$$
$$= 3.520$$

E. 移情性

$$Q_5 = M \times (W_5 \times \mathbf{R}_5)^T$$

第七章　我国城市社区精神卫生服务质量的地区差异分析

$$= (1 \quad 2 \quad 3 \quad 4 \quad 5) \times \left((0.102 \quad 0.290 \quad 0.252 \quad 0.355) \times \begin{bmatrix} 0.000 & 0.014 & 0.091 & 0.236 & 0.659 \\ 0.067 & 0.178 & 0.311 & 0.356 & 0.089 \\ 0.000 & 0.050 & 0.077 & 0.268 & 0.605 \\ 0.000 & 0.100 & 0.300 & 0.600 & 0.000 \end{bmatrix} \right)^{\mathrm{T}}$$

$$= (1 \quad 2 \quad 3 \quad 4 \quad 5) \times (0.019 \quad 0.101 \quad 0.226 \quad 0.408 \quad 0.246)^{\mathrm{T}}$$

$$= 3.760$$

F. 经济性

$$Q_6 = M \times (W_6 \times \mathbf{R}_6)^{\mathrm{T}}$$

$$= (1 \quad 2 \quad 3 \quad 4 \quad 5) \times \left((0.102 \quad 0.290 \quad 0.252 \quad 0.355) \times \begin{bmatrix} 0.000 & 0.393 & 0.348 & 0.169 & 0.090 \\ 0.023 & 0.110 & 0.583 & 0.202 & 0.083 \\ 0.000 & 0.127 & 0.395 & 0.209 & 0.268 \\ 0.014 & 0.032 & 0.046 & 0.907 & 0.000 \end{bmatrix} \right)^{\mathrm{T}}$$

$$= (1 \quad 2 \quad 3 \quad 4 \quad 5) \times (0.012 \quad 0.116 \quad 0.321 \quad 0.451 \quad 0.101)^{\mathrm{T}}$$

$$= 3.516$$

G. 总体

$$Q_\text{总} = M \times (W \times \mathbf{R})^{\mathrm{T}}$$

$$= (1 \quad 2 \quad 3 \quad 4 \quad 5) \times \left((0.101 \quad 0.147 \quad 0.177 \quad 0.173 \quad 0.188 \quad 0.214) \times \right.$$

$$= \begin{pmatrix} 0.011 & 0.118 & 0.188 & 0.452 & 0.232 \\ 0.001 & 0.029 & 0.129 & 0.436 & 0.405 \\ 0.000 & 0.038 & 0.071 & 0.414 & 0.478 \\ 0.000 & 0.108 & 0.382 & 0.393 & 0.117 \\ 0.019 & 0.101 & 0.226 & 0.408 & 0.246 \\ 0.012 & 0.116 & 0.321 & 0.451 & 0.101 \end{pmatrix}^T$$

$$= (1 \quad 2 \quad 3 \quad 4 \quad 5) \times (0.007 \quad 0.085 \quad 0.228 \quad 0.424 \quad 0.256)^T$$

$$= 3.836$$

最后,根据各维度得分情况和李克特量表的 5 级打分规则(5 分为好,4 分为比较好,3 分为一般,2 分为比较差,1 分为差),得到评价结果如表 7-29 所示。

表 7-29 广西城市社区精神卫生服务质量综合得分

评价	有形性	可靠性	响应性	保证性	移情性	经济性	总体
得分(分)	3.779	4.215	4.335	3.520	3.760	3.516	3.836
评语	一般	比较好	比较好	一般	一般	一般	一般

表 7-29 显示,广西城市社区精神卫生服务质量的总体得分为 3.836 分,六个维度的质量从高到低排列依次为响应性(4.335 分)、可靠性(4.215 分)、有形性(3.779 分)、移情性(3.760 分)、保证性(3.520 分)和经济性(3.516 分)。除可靠性和响应性维度的质量比较好外,其他维度的质量一般。

总之,三个地区的城市社区精神卫生服务质量均有很大的提升空间,需要有针对性地做出调整。其中,上海地区应进一步提高精神卫生服务人员的薪酬福利,同时社区精神卫生服务机构应为职工提供更丰富的技能培训,并为职工提供更大的个人能力发挥空间。广西和湖南地区应根据当地实际,调整完善精神卫生政策和医保报销政策,进一步提高医保报销比例,降低患者的疾病负担。

第八章 我国城市社区精神卫生服务质量的相关影响因素分析

一 精神卫生医疗服务构成要素对我国城市社区精神卫生服务质量的影响

精神卫生医疗服务构成要素在很大程度上决定了精神卫生服务质量，其主要包括人力、物力、财力、信息等资源要素。其中物力资源是基础，人力资源是关键，财力和信息资源则是助推剂。调查表明，我国城市社区精神卫生服务质量之所以长期在低位徘徊，既与这些资源要素的配置不充分不均衡有着很大的关联，又与这些资源要素的本身缺陷有关。

（一）精神卫生服务物力资源

精神卫生服务物力资源，是精神卫生服务活动所需的建筑物（如业务用房）、诊疗与康复设备（如医用设备、器具、材料等）等有形物质的总称，对精神卫生服务质量起基础作用。对我国东、中、西部地区的抽样调查结果却表明：匮乏且配置不均衡的精神卫生服务物力资源在一定程度上影响调查地区城市社区精神卫生服务质量。

首先，从精神卫生服务活动所需的诊疗与康复设备看，调查地区的诊疗与康复设备不仅远远满足不了精神卫生服务活动的需求，也无法促进精神卫生服务质量的进一步提升。如器质性精神疾病诊察所需要的CT扫描仪、核磁共振扫描仪，以及常见精神疾病检查所需要的全自动生化仪等稍微高端、精密的医用设备，除经济发达的上海地区有少量配备外，经济欠发达地区的湖南和经济相对落后的广西则几乎为零。有研究表明，湖南能提供 X 线计算机断层扫描服务的基层医疗卫生机构（包括社区卫生服务中心、乡镇卫生院、村卫生室等）不到 10%[①]，可提供 CT 扫描服务和核磁共振扫描服务的基层医疗卫生机构几乎没有，有的社区卫生服务中心甚至连简单的影像服务（如 B 超）和一般的生化检测服务都不能提供。广西不仅没有配备高精尖医疗设备，10~50 万元的医疗设备也很少配备。三个地区的调查结果与牛亚东等学者的研究结果惊人一致——我国基层医疗卫生机构尤其是社区卫生服务机构存在医用设备供应不足的问题[②]。

医疗设备不足，可能使基层医疗卫生机构难以留住高层次人才，进而影响精神卫生服务质量，这可从三地患者选择的首诊医疗机构比例以及选择诊疗机构最看重的因素中窥见。据对三地患者选择首诊医疗机构及选择原因的调查表明，仅有 12.00% 的患者把能提供精神卫生服务的社区/乡镇医疗卫生服务机构或精神卫生服务中心作为首诊机构，首选原因在于距离近，其他 88.00% 的患者选择其他精神卫生服务机构的原因在于他们更注重机构的声望/技术/设备。在他们看来，精神卫生服务机构没有良好的医疗设备，没有专业人才和先进技术，就很难有高的服务质量（如误诊情况时有发生，长期治疗不见好转等）。所以，他们更愿意选择设备更齐全、专业人才更多、技术能力更强的县级及以上医疗卫生服务机构。

其次，从精神卫生服务活动所需的建筑物看，因经济情况、患病率、人口密度等的不同，各地区的社区卫生服务机构在医用建筑物的面积上存在较大差异。以调查地区为例，地区经济越发达，城市社区卫生服务机构及其开展精神卫生服务活动所使用的面积越大，治疗环境越好。广

---

① 常海月，湛欢，周良荣. 基于 TOPSIS 法的湖南省基层医疗机构医疗服务能力评价研究[J]. 中国初级卫生保健，2021, 35（9）.
② 牛亚冬，张研，叶婷，张亮. 我国基层医疗卫生机构医疗服务能力发展与现状[J]. 中国医院管理，2018, 38（6）.

西作为我国一个经济相对落后的地区，5个调查点的平均建筑面积只有1983.66平方米，且每个调查点用于开展精神卫生服务活动的业务用房[①]面积不足9平方米。与经济欠发达的湖南和经济发达的上海相比较，广西的城市社区卫生服务机构的建筑面积分别低3500平方米和7200平方米左右，开展精神卫生服务活动的业务用房面积虽与湖南地区调查点的平均业务用房面积相差不大，但与上海地区调查点的平均业务用房面积相差较多（约80平方米）[②]。

尽管访谈时有机构管理者认为，影响医疗服务质量的关键在于专业人才和专业技术，机构的建筑面积对医疗服务质量的影响十分有限，但本研究并不完全赞同这一观点。调查表明，活动场所的建筑面积与精神卫生服务质量虽然不存在直接关联，但前者间接影响了后者。因此，为精神卫生专业人才创造一个能充分发挥其医疗水平和能力的空间，从而吸引更多优秀人才加入到城市社区精神卫生服务的医疗队伍中来是十分必要的，这对提高城市社区精神卫生服务质量有重要的基础作用。

同时，精神卫生服务用房的建筑布局较为混乱。社区精神卫生服务机构的病房一般为多人间，不同疾病、不同年龄的患者混居，患者的隐私无法得到较好保护，且室内活动空间很小，患者很难有室外活动的机会。另外，鉴于精神疾病患者数量大幅增加，很多精神卫生服务机构进行了改扩建或增建，以解决病床数不够的难题，但是也造成了建筑布局的混乱。由于精神疾病的特殊性，病人需要较大的室外活动空间，但是大部分机构的绿地面积比综合医院的还要少。而且，医院的改扩建等占用了原有的绿地面积，导致绿地面积不足。

最后，从精神卫生服务活动所需要的床位资源看，在推崇精神疾病治疗"去院化"和社区化的今天，精神科床位资源与精神卫生服务质量的联系虽然不像"住院化"时期那般紧密，但患者在首选就诊机构时，

---

① 这里的精神卫生服务活动的业务用房面积，只包括门急诊用房、专职管理干部用房、康复用房的面积，不包括住院用房面积，因为该调查点不提供住院服务，湖南的情况同广西。

② 上海地区的业务用房面积包括了住院用房面积。

仍把病床数量作为衡量机构实力的一个重要因素之一。基于此，本研究认为精神科床位的设置与精神卫生服务的结构质量存在一定的关联。然而，我国社区卫生服务机构的精神科床位设置远远满足不了精神卫生服务的需求。调查显示，上海城市社区卫生服务机构提供的精神科床位不足2.5张/万人，湖南和广西平均不足1.5张/万人。这与我国学者马宁等人通过研究得出的结论——最低配置1.97张/万人，中等配置4.64张/万人和高配置8.56张/万人相比较[1]，差距十分明显；与2011年的日本、韩国及新加坡的精神病床位配置（分别为29.3张/万人、19.4张/万人、7.8张/1万人）[2]相比，则差距巨大；即使与世界人均床位水平4.36张/万人和中高等收入国家的人均床位水平7.7张/万人相比[3]，也仍然存在较大的差距。这种差距既反映了我国城市社区精神卫生服务的结构质量还存在一定的缺陷，同时也表明精神科床位配置不足是我国城市社区精神卫生服务质量长期在低位徘徊的重要原因之一。

当然，这里需指出的是，精神卫生服务仪器设备的配置不是越多越好，有学者曾专门对我国基层医疗卫生机构的医疗资源进行了调查，结果表明，基层医疗卫生机构的医疗资源尤其是设施设备资源存在大量闲置现象[4]。本研究的调查结果也表明，社区卫生服务机构医疗资源的利用率确实不够高。以床位为例，调查地区的床位的实际利用率不到70%，有少部分设有精神病床位的社区卫生服务机构，其有效利用率则低至30%左右。在世界卫生组织提倡精神卫生服务社区化、居家化的今天，本研究认为，无论是病床还是其他精神卫生医疗服务设施设备，均应根据需求来设置，唯有如此，才能有效解决医疗资源的利用率问题。

---

[1] 马宁，严俊，马弘，等.中国精神科床位资源的理论配置[J].中国心理卫生杂志，2014，28（1）.
[2] 杨咪.重庆市精神卫生专业机构服务供给能力研究[D].重庆：重庆医科大学，2017.
[3] 陈艳，邬力祥，刘飞跃.公共卫生服务均等化理念下精神卫生资源空间配置的公平性[J].求索，2015，278（10）.
[4] 刘笑，闵锐.基层医疗卫生机构医疗服务能力态势分析及提升对策研究[J].中国医院，2020，24（7）.

（二）精神卫生服务人力资源

精神卫生服务人力资源既是城市社区精神卫生服务资源中最为关键的战略性资源，也是精神卫生服务的第一资源，对精神卫生服务质量起决定性作用。然而，就我国现状而言，除精神病专科医院和综合性医院的精神科配有精神卫生专业人才外，其他提供精神卫生服务的医疗机构尤其是社区卫生服务机构很少甚至没有配备精神卫生专业人才。数据表明，截至2016年底，我国仅有精神科执业（助理）医师27733人，精神科护士57591人，心理治疗师5000余人[1]。截至2019年底，我国精神科执业（助理）医师下降到20000人[2]，下降幅度达到27.88%[3]。这一数据与2005年世界卫生组织公布的精神科执业医师和精神科护士的全球平均水平（每10万人拥有4.15名精神科执业医师、12.97名精神科护士）相比，仍有一定差距。即使加上在城市社区卫生服务机构中从事精神卫生服务监管工作的专职人员、从事精神（心理）门诊的兼职医师[4]（90%以上为全科医师）和精神科护士，也远远满足不了目前我国约2.5亿精神障碍患者的需求。因为截至2019年底，我国全科医师总计365082人，而全科医学专业的人数和取得全科医生培训合格证的人数仅有210622人和154460人。假设每个社区卫生服务机构均设置了精神（心理）科，每个社区卫生服务机构服务的人口在4万人左右，那么，根据《全国精神卫生工作规划（2015—2020年）》中精神科执业（助理）医师的配置均数3.3名计算，那么，2020年仅社区卫生服务机构的精神科执业（助理）医师就需要115542.9名[5]。从该推算数据看，我国社区精

---

[1] 中国精神卫生医护人员短缺[J].人才资源开发，2017（11）.
[2] 国家卫生健康委员会.2020年中国卫生健康统计年鉴[M].北京：人民卫生出版社，2020.
[3] 这里的精神科执业（助理）医师数量的下降幅度，仅指精神病专科医院和综合性医院中精神科的执业（助理）医师数量的下降幅度，不包括本研究所指的在社区卫生服务机构中从事精神卫生服务监管工作的专职人员和兼职人员。
[4] 在社区卫生服务机构从事精神（心理）诊疗的兼职医师，指没有精神类疾病专业学历背景但有其他疾病类专业学习背景，且取得相应执业资格的医师，如全科医师、心理咨询师等。
[5] 国家卫生健康委员会.2020年中国卫生健康统计年鉴[M].北京：人民卫生出版社，2020.

神卫生专业人才与国家的有关要求确实存在很大差距。这与我们的调查结果基本一致。

本研究认为,精神卫生专业人才的数量尽管不能直接反映精神卫生服务的质量,但间接对精神卫生服务质量产生影响。当然,本研究也赞同人们的那种认知,即精神卫生服务的质量,仅靠人的量是很难解决的,还必须从质——服务能力和职业道德入手。众所周知,医护行业是一个技术含量高、专业性极强、职业素养要求高的行业,无论是专职监管人员还是执业医护人员,首先要秉承救死扶伤、以人为本的崇高理念,否则,其言行就有可能偏离法律和道德的轨道。基于此,本研究认为,精神卫生专业人才的职业道德是精神卫生服务高质量发展的重要前提。

尽管精神卫生专业人才的职业道德水准对精神卫生服务质量起重要作用,但它并不是精神卫生服务质量的决定因素。精神卫生服务质量的关键影响因素还是专业人才的能力。一般认为,精神卫生专业人才的能力主要包括专业技术能力、人际沟通能力、组织计划能力等。其中,专业技术能力可以从其学历学位、职称、科研成果、临床实践等方面来反映。从学历学位看,调查地区城市社区卫生服务机构从事精神卫生医疗服务的(专兼职)精神科执业(助理)医护人员基本上没有硕士研究生及以上的学历,拥有本科学历的专业人才也不是很多,大多为大专学历及以下。从职称结构看,调查地区精神卫生专业人才的高、中、初级职称结构呈现中间大两头小的特征,其中拥有高级职称的专业人才占比不到10%,拥有中级职称的专业人才占比超过50%,拥有初级职称的专业人才则占40%。

(三) 精神卫生医疗信息资源

精神卫生医疗信息资源在很大程度上也影响社区精神卫生服务的质量。但是,该资源在传统的社区精神卫生服务活动过程中常被忽视。究其原因,主要在于人们对该资源的内涵、作用以及应用方式不十分清楚,因此,在阐述精神卫生医疗信息资源对精神卫生服务质量的影响之前,先简单阐述医疗信息资源的定义。

信息资源（Information Resources）作为一个舶来语，最早出现在20世纪70年代奥罗尔科（J. Ourke）发表在《专业图书馆》（*Special library*）上的论文 *Information Resources in Canada* 中，后被广泛应用于社会科学和自然科学的各个领域。精神卫生医疗信息资源作为信息资源的亚种，其概念与信息资源一样，有广义和狭义之分。广义的精神卫生医疗信息资源指与精神卫生医疗服务活动相关的各种要素，包括精神卫生医疗信息、精神卫生医疗信息技术以及相应的精神卫生医疗设备、精神卫生医疗资金和精神卫生服务人员等。狭义的精神卫生医疗信息资源则是指经过加工处理、对医疗服务活动有用的一切信息或数据，涉及精神卫生医疗服务活动过程中产生、获取、处理、存储、传输和使用的一切医疗信息或数据。当然，这里需要指出的是，这些信息或数据如果要在精神卫生医疗服务活动中得到快速有效的应用，则需要一个载体来承载这些信息或数据，这个载体即我们今天统称的精神卫生医疗信息系统。为方便使用，人们根据任务分工的不同而把其划分为精神卫生医疗财务信息系统、精神卫生医疗人事信息系统、精神卫生医疗营销信息系统、精神卫生医疗管理信息系统等。有学者在对医疗信息系统进行研究后认为，医疗信息系统是缓解医疗费用压力、改善医疗质量的重要技术工具[1]。理由在于医疗信息系统可以通过整合多元数据为医务人员提供医疗决策辅助信息，提高医务人员参与医疗服务的主动性，进而影响医疗质量[2]。也正是因为精神卫生信息系统具有这种作用，我国医疗卫生领域均在大力推广使用这一系统。

然而，调查地区的调查结果表明，除上海安装并使用医院管理信息系统（Hospital Information System，HIS）、实验室信息管理系统（Laboratory Information Management System，LIS）、医学影像管理系统（Picture

---

[1] Premkumar G, Ramamurthy K. The role of interorganizational and organizational factors on the decision mode for adoption of interorganizational systems [J]. Decision Sciences, 1995, 26 (3).

[2] Nanji K C, Seger D L, Slight S P, et al. Medication-Related clinical decision support alert overrides in inpatients [J]. Journal of the American Medical Informatics Association Jamia, 2018, 25 (5).

Archiving and Communication System，PACS）和电子病历系统（Electronic Medical Record System，EMRS）四大信息系统的城市社区卫生服务机构达100%外，湖南和广西城市社区卫生服务机构安装并使用四大信息系统的只有45%左右。这与精神卫生服务质量满意度调查分析结果相互印证。以健康档案管理为例，健康档案作为全面、综合、连续的健康资料，是医疗卫生服务机构为居民提供高质量医疗服务的有效工具[①]。为居民建立纸质的或电子化的精神健康档案既是国家的要求，也是提供精神卫生服务活动的城市社区精神卫生服务机构应肩负的职责。然而，就该项服务的满意度调查结果看，却没有达到政策的预期效果。主要表现为两个方面：一是精神健康档案还没有做到应建尽建，即存在漏建现象；二是已建档的档案大多为纸质档案，电子建档率低。众所周知，纸质档案最大的缺陷在于不易存储和查找，除此之外，纸质档案还存在大量书写记录不规范现象，这会影响医生对患者病情的判断。因此，建立健全社区居民精神健康档案尤其是电子化精神健康档案，提高社区精神卫生服务质量，是当前及今后社区精神卫生服务工作应重点关注的问题之一。

（四）精神卫生服务财力资源

精神卫生服务财力资源是精神卫生服务活动得以开展、精神卫生服务质量得到保障的又一关键要素。没有足够的财力支持，精神卫生服务活动难以大规模、高质量开展。因此，精神卫生服务财力资源与精神卫生服务质量息息相关。但是，由于精神卫生服务具有典型的公共产品特性，市场几乎不愿意生产和提供。鉴于精神卫生服务的这一特性，我国政府主动且积极地承担起了基本精神卫生服务供给的职责。然而，我国政府对精神卫生服务的公共财政投入却远远满足不了精神卫生服务的需求。以2019年为例，我国的卫生总费用达65841.39亿元，占GDP的6.64%，其中政府在卫生方面的支出只有18016.95亿元，占卫生总费用的27.36%，其他均为社会支出和个人现金支出，分别占卫生总费用的

---

① 姜中石，尤莉莉，杨思琪，等．我国居民健康档案的建立及利用情况：基于东中西三省份的需方调查［J］．中国全科医学，2022，25（13）．

44.27%和28.36%[1]。这与西方发达国家政府提供70%~80%的卫生经费相比较[2]，差距巨大。这里需要指出的是，该统计数据是政府对整个卫生领域的财政投入，不是指针对精神卫生服务的投入。相对其他卫生领域而言，精神卫生服务作为一个受众面较小的领域，政府财政在该领域尤其是社区精神卫生服务领域[3]上的投入则几乎可以忽略。以三个地区的调查点为例，上海、湖南、广西在社区精神卫生服务的财政投入上没有太大差异，投入量较少，每个社区卫生服务机构平均每年约15万~20万元的投入，还不足以支持社区精神卫生服务工作的开展，即使有社区卫生服务机构提供精神卫生服务，也大多因诊疗环境一般、专用医疗设备缺失等导致服务质量较低。

二　社会保障构成要素对我国城市社区精神卫生服务质量的影响

精神卫生问题不同于一般的医疗卫生问题，已成为我国重大的公共卫生问题和突出的社会问题，因此，学界和实践界普遍认为，单纯依赖医疗技术还不足以有效解决这一问题，还需要整个社会系统的支持。何为社会支持？虽然不同的学者因研究视角不同给出的定义不同，但大体可以分为客观、实际获得的支持和个体感知、体验到的情感支持两大类[4]。本研究拟从前者出发，将社会支持定义为社会个体在无法独自解决问题时其他社会个体、组织等所采取的各种帮助行为的总和。由此引申出精神卫生服务所需的社会保障要素主要包括精神卫生政策法规、精神卫生服务监管、精神卫生文化等几个方面，它们在不同层面对精神卫生服务质量产生影响。

---

[1] 国家统计局.2020中国统计年鉴［M］.北京：中国统计出版社，2020.
[2] 卫生部疾病预防控制局.精神卫生政策研究报告汇编［M］.北京：人民卫生出版社，2008.
[3] 这里的社区精神卫生服务领域，不包括社区所在的精神病专科医院和综合医院的精神科，仅指提供精神卫生服务的基层（社区、乡镇）医疗卫生服务机构。
[4] 陆紫欣.社会支持、心理韧性对中职生安全感的影响及干预研究［D］.淮北：淮北师范大学，2022.

(一) 精神卫生政策法规

1. 精神卫生政策

精神卫生政策作为解决精神卫生问题的行动准则，主要指国家或政府通过配置精神卫生服务资源，以预防精神类疾病，促进、保护或恢复国民精神（心理）健康而采取的一系列规定和行动。它包括精神卫生财政投入政策、精神卫生工作规划等。近十年来，我国较重要的精神卫生政策有《国务院办公厅关于转发卫生计生委等部门全国精神卫生工作规划（2015—2020年）的通知》（国办发〔2015〕44号）、《关于加强心理健康服务的指导意见》（国卫疾控发〔2016〕77号）、《严重精神障碍管理治疗工作规范（2018年版）》（国卫疾控发〔2018〕13号）、《健康中国行动——儿童青少年心理健康行动方案（2019—2022年）》（卫疾控发〔2019〕63号）等。这些政策文件不仅肯定了精神卫生的重要性，确定了政府领导、部门合作及社会团体参与的工作机制，而且提出了具体工作方向与目标（包括普通人群心理健康知识和精神疾病预防知识知晓率、在校学生心理保健知识知晓率、青少年心理行为问题和精神疾病总患病率、老年性痴呆和抑郁等精神疾病的常见症状和预防知识知晓率、精神分裂症的治疗率、精神疾病防治康复工作人口覆盖率、精神卫生专业人才培训率、精神卫生服务体系和网络等），制定了具体的干预措施（包括工作机制、队伍建设、财政支持等）。

除国家层面的精神卫生政策外，各地方政府也纷纷出台一系列的精神卫生政策。诚然，国家层面和地方层面出台的一系列精神卫生政策，为有效解决精神卫生服务供需矛盾、提高精神卫生服务质量、促进精神卫生事业可持续发展等提供了强有力的保障。但是，从政策本身和政策执行的质量来看，还有待进一步完善和提升。以上海、湖南、广西三个地区的地方精神卫生政策为例，三个地区的政策差异对精神卫生服务质量产生了重要影响，这种影响分别体现在精神卫生服务专业人力、物力和财力支持方面。

第一，在人力支持方面，上海地区制定有专门的精神科专业人才培养、评价、薪资等政策，并规定了具体的指标任务和目标，如《上海市精神卫生体系建设发展规划（2020—2030年）》明确提出，到2025年，实现精神科执业（助理）医师数达到4.8人/10万人、二级以上精神专科医院开设儿童青少年心理门诊比例达到80%的目标。然而，需要注意的是，这是2025年要实现的目标。也就是说，目前上海地区的精神卫生专业人才至少要低于4.8人/10万人。这就意味着上海地区的精神卫生服务需求不仅得不到满足，而且精神卫生服务的质量也不能用"高""好"等形容词来定性。对上海城市社区精神卫生服务质量的系统评估结果（见第六章）则恰恰证明了上述推论的成立。这可能与上海的精神卫生专业人才的早期政策有关，换言之，上海地区早期的精神卫生专业人才政策在一定程度上影响了上海地区精神卫生服务质量。湖南和广西同样在相关的政策、规划中就精神卫生专业人才问题有所提及，但如何引进、培养和留住、分配精神卫生专业人才的问题则似乎被忽略。调查结果显示，两个地区均有90%的社区卫生服务机构没有配备精神卫生专业人才。事实证明，两个地区的精神卫生服务质量一般（具体评价过程见第六章）与缺少专门的精神卫生专业人才配置政策有很大关系，两个地区的人才政策还需要进一步完善。

第二，在物力支持方面，三个地区均按国家有关精神卫生政策[①]要求，出台了各自的精神卫生物力配置政策，但是，从调查的情况看，三个地区均没有把政策落到实处。例如，城市社区卫生服务机构开展精神卫生服务活动的业务用房面积（即普通诊室）低于国家规定的最低标准、没有设置专用心理治疗室和心理测量室，也缺少用于开展心理治疗的沙盘治疗室、生物反馈治疗室、催眠治疗室等，多数机构缺少催眠床、沙盘治疗仪、生物反馈治疗仪、便携式电休克治疗仪、音乐治疗仪等专用设备。由此可见，有关精神卫生物力配置政策执行不力也在很大程度上影响了精神卫生服务质量。

---

① 如《精神专科医院建设标准》（建标〔2016〕267号）、《城市社区卫生服务中心、站基本标准》（卫医发〔2006〕240号）、《城市社区卫生服务机构设置和编制标准指导意见》（中央编办发〔2006〕96号）、《全国基层医疗卫生机构信息化建设标准与规范（试行）》（国卫规划函〔2019〕87号）等。

第三，在财力支持方面，我国各地已根据国家的有关政策要求，把精神疾病纳入基本医疗保险的范畴，尤其是重性精神疾病，有些地方已把其列入大病保险的范畴。但就医疗费用报销的规定，各地区之间存在一定的差异，这在一定程度上影响了人们对精神卫生服务经济维度质量的评价。在三个调查地区中，湖南地区规定，对处于精神疾病急性期的患者，其诊治费用按统筹区的支付方式执行；基于次均费用考核下的按项目付费结算方式的精神疾病诊疗费用，则全省执行统一的次均费用考核标准（见表8-1）；对处于精神疾病慢性期的患者，其诊疗康复费用则按付费的医保结算方式，全省执行统一的支付标准。支付标准根据医疗机构级别、住院天数（为同一医疗机构连续住院天数）分级分段制定，不设起付线，城镇职工标准内不设个人自付比例，城乡居民标准内个人自付比例为10%（见表8-2）。

表8-1 湖南地区精神疾病急性期次均费用考核标准

单位：元

考核标准	一级定点医疗机构	二级定点医疗机构	三级定点医疗机构
	6000	10000	15000

表8-2 湖南地区精神疾病慢性期按床日付费医保支付标准

单位：元/天

医疗机构	第一阶段（180天及以内）	第二阶段（180天以上）
三级定点医疗机构	180	160
二级定点医疗机构	140	130
一级定点医疗机构	110	100

广西地区与湖南地区在医保报销比例上则存在较大的差异，其没有对精神疾病的医保报销比例进行专门的规定，而是统一按照职工医保、城乡居民大病保险以及其他社会医疗保险的报销规定进行规定，其中，城乡居民大病医疗保险的起付线设定为8000元，费用在8000元至5万元（含5万元），医保支付60%，在5万~10万元（含10万元），医保支付70%，10万元以上的部分，医保支付80%。报销额度累进结算，年

度大病保险最高支付限额为50万元。除此之外，其还针对门诊的精神疾病，制定了特别的医疗费用补助政策，具体补助标准见表8-3。

表8-3 广西地区门诊精神疾病基金支付限额

疾病名称	费用（元/人·年）
严重精神障碍	3500
癫痫	3500
脑瘫	4000

上海地区精神疾病的医疗费用报销比例与前述两个地区相近，但其在职工医保最高支付限额上有所突破，达到了55万元，居民的住院报销比例则提高到了75%，居民大病保险再次报销比例提高到60%，其中低保低收入家庭提高至65%。

尽管三个地区有关精神疾病医疗费用报销的政策规定在整体设计上的质量还不错，居民对其的满意度评价也较高，但是，相关政策规定也隐藏着一些风险，即诱导性医疗、过度医疗和依赖性医疗等行为导致的质量风险。

2. 精神卫生法律法规

我国的精神卫生立法历经了一个漫长的过程。新中国成立前，精神卫生问题并没有得到应有的重视，直到20世纪80年代，精神卫生立法问题才开始正式进入人们的视野，但当时可资借鉴的文献资料太少，直至20世纪90年代初，我国精神卫生法才有了一个相对完整的框架。在该框架下，上海、北京、浙江、江苏、湖北、广东等地先后出台了一些地方性的精神卫生法规。在这些法规的支持下，2012年10月26日，我国第一部《精神卫生法》审议通过，并于2018年修订实施，其主要内容涉及9个方面：精神障碍患者权益保护、精神卫生工作相关主体应肩负的责任、心理健康促进和精神预防制度建立和完善、精神障碍诊断和治疗机构相关要求、精神疾病患者的送治权、精神障碍患者住院医疗制度规范、精神障碍的康复制度、精神卫生保障体系建构和精神卫生相关法律责任。虽然该法有利于发展精神卫生事业、规范精神卫生服务和维护精神障碍患者的合法权益,但该法还存在一些问题需要进一步探讨。如该法强调的"自愿原则"(即自愿治疗原则),从人权的角度看,该原则在理论上完全正确,但是在现实中则因规定的模糊性导致人们很难把握"自愿"与"非自愿"的界限,从而导致纠纷的产生。因为在现实生活中,精神障碍患者在发病期间的意识是不清楚的,所以他们会本能地抗拒诊治,很少有患者自愿接受住院治疗。另外,如果按第44条的规定"自愿住院的精神障碍患者可以随时要求出院,医疗机构应当同意",那么,患者出院后产生的不良社会后果由谁来承担?有学者认为这是一个值得深思的问题[①]。再如,关于社区康复机构的"场所"和"条件"的规定,也因目前我国该类机构和专业人才等的缺乏而导致这一规定实施的结果质量没有很高。尽管如此,该法的颁布和实施,对于解决精神障碍预防不力、患者权益得不到应有的保障(如有效诊治与康复)等问题,以及对于提高人们的身心健康水平、推进精神卫生事业的高质量发展等具有十分重要的意义和作用。

基于国家层面的《精神卫生法》的颁布和实施,我国各地亦在该法的指引下出台了一系列的精神卫生法规,如2016年9月甘肃省第十二届人民代表大会常务委员会第二十六次会议通过的《甘肃省精神卫生条例》、2019年3月山东省第十三届人民代表大会常务委员会第十一次会议通过的《山东省精神卫生条例》、2019年9月浙江省第十三届人民代表大会常务委员会第十四次会议通过的《浙江省精神卫生条例》、2022年5月江苏省第十三届人民代表大会常务委员会第三十次会议通过的《江苏省精神卫生条例》、2022年6月辽宁省第十三届人民代表大会常务委员会第三十四次会议通过的《辽宁省精神卫生条例》等。

各地方颁布并实施的精神卫生法规,虽然均有各自的特色,亦均对各地的精神障碍患者的权益保护和精神卫生服务工作的高质量发展起着

---

① 汪红霞.《精神卫生法》弊端分析与完善[J].贵阳学院学报(社会科学版),2018,13(4):75-79.

重要的推动作用，但是，各地方在贯彻落实这些法规时存在一定的差异，即使是同一地区，也同样如此。以调查地区的精神卫生法规落实情况为例，在湖南地区5个调查点中，仅有一个调查点做到了100%的落实，有2个调查点的平均落实率则没有超过50%（见表8-4）。广西地区的5个调查点的平均落实情况相对于湖南地区而言要稍好些，但也只达到了62.22%，见表8-5。上海地区的调查点的落实情况在三个调查地区中最好，平均落实率达到了77.78%（见表8-6），这可能与上海地区最早出台并实施我国第一部地方性精神卫生法规有关。

表8-4 湖南城市社区卫生服务中心落实精神卫生相关法规的情况

项目	青山铺镇卫生院	湘龙街道社区卫生服务中心	安沙镇卫生院	黄兴镇仙人卫生院	星沙街道社区卫生服务中心
是否实行人员聘任制	是	是	是	是	是
是否实行岗位绩效工资制	是	是	是	是	是
是否公布医疗服务项目及收费标准	是	是	是	是	是
是否实行信息公开制度	是	是	是	是	是
是否参与同级医疗机构检查互认制度	是	是	是	否	否
是否为2019年中央和地方预算内专项资金项目建设单位	是	是	否	否	否
是否试行"临床路径"	是	是	否	否	否
是否设立药事服务费	是	否	否	否	否
是否实行药品购销差别定价	是	否	否	否	否

表8-5 广西城市社区卫生服务中心落实精神卫生相关法规的情况

项目	胜利街道宏力社区卫生服务中心	五里亭街道社区卫生服务中心	鹅山街道社区卫生服务中心	胜利街道社区卫生服务中心	天马街道社区卫生服务中心
是否实行人员聘任制	是	否	是	是	是
是否实行岗位绩效工资制	是	是	是	是	是

续表

项目	胜利街道宏力社区卫生服务中心	五里亭街道社区卫生服务中心	鹅山街道社区卫生服务中心	胜利街道社区卫生服务中心	天马街道社区卫生服务中心
是否公布医疗服务项目及收费标准	是	是	是	是	是
是否实行信息公开制度	是	是	是	是	是
是否参与同级医疗机构检查互认制度	是	否	是	否	否
是否为2019年中央和地方预算内专项资金项目建设单位	否	是	是	否	是
是否试行"临床路径"	否	是	否	否	是
是否设立药事服务费	是	否	否	是	否
是否实行药品购销差别定价	否	否	否	否	否

表8-6 上海城市社区卫生服务中心落实精神卫生相关法规的情况

项目	九亭镇社区卫生服务中心	石湖荡镇社区卫生服务中心
是否实行人员聘任制	是	是
是否实行岗位绩效工资制	是	是
是否公布医疗服务项目及收费标准	是	是
是否实行信息公开制度	是	是
是否参与同级医疗机构检查互认制度	是	是
是否为2019年中央和地方预算内专项资金项目建设单位	是	否
是否试行"临床路径"	是	否
是否设立药事服务费	是	否
是否实行药品购销差别定价	是	否

(二) 精神卫生文化

精神卫生文化是根据研究需要而提出的一个概念，在广义上指人们在长期的精神卫生服务活动中所创造和积淀的物质文化与精神文化的总和；在狭义上，指精神卫生心态文化（亦称之为社会意识）的总和。精神卫生心态文化，是指包含价值观念、道德规范、心理素质、精神面貌、行为准则、审美观念等在内的相对完整的综合体，尽管在不同的历史阶段表现出不同的特征或发挥不一样的作用，但仍然掩盖不了其是精神卫生文化的核心这一客观事实。因此，本研究主要围绕狭义上的精神卫生文化进行阐释。

1. 精神卫生服务提供者的价值理念

当精神卫生问题成为重大的公共卫生问题和突出的社会问题时，精神卫生服务的服务（产品）属性也随之发生了改变，从早期的纯私人产品属性转变成准公共产品属性。在市场机制下，作为准公共产品的精神卫生服务的生产和提供则有可能存在市场失灵。此时，只能由具有强大公权力和雄厚资金实力的政府通过公共政策来干预这类产品或服务的生产和提供。简言之，在市场体制还不完善的前提下，政府应成为这类服务（产品）生产与提供的主导者。

但这里需要指出的是，即使政府成为精神卫生服务（产品）生产与提供的主导者，由于其在不同历史时期的价值理念可能存在不一致的情况，因此，其干预行为所产生的效果也必然存在一定的差异。如在精神疾病治疗与康复模式的选择上，20世纪60年代以前的政府所遵循的理念是隔离式治疗与康复（即住院治疗与康复）是治疗精神疾病、帮助精神障碍患者回归社会的最佳途径。因此，诸多国家开始兴建大型的公立精神病专科医院，并在20世纪40年代至50年代达到顶峰。然而，随着精神病专科医院及患者数量的增多，这种隔离式治疗与康复模式的弊端——服务效率与服务质量低下、患者权益被侵犯等亦随之放大，呼吁"解放"精神障碍患者、恢复患者权利、给予患者基本尊重与关怀的声音也越来越强烈①。尤其是以保障精神障碍患者权利为目标的"去机构化"（deinstitutionalisation）运动的兴起和发展，在一定程度上"推动"政府转变传统的精神卫生服务理念，促进精神卫生服务模式的创新。

所谓"去机构化"，是指将精神障碍患者从大型封闭的精神病专科医院和大型综合性医院的精神科室等机构向相对开放的社区转移的过程，从而形成一种以社区为主、家庭为辅的治疗与康复模式。在"去机构化"支持者看来，这种方式不仅可以解决大型机构中暴露出的非人性化问题，更好地保护患者的权益，而且可以使患者直接参与到正常的社会生活之中从而获得最大限度的帮助，加速患者康复和回归社会的进程。但需要指出的是，"去机构化"只是与"院舍化"或"住院化"相对的一个概念，其核心思想是把对精神障碍患者的制约降到最小，将患者及其家人对于生活环境的诉求与社区结合起来，它允许患者生活在相对开放的社区之中。这并不意味着对提供精神卫生服务的医疗卫生机构的全面否定，也不是说这些机构非得解体才能使患者从被管制中完全解救出来，其真正的目的在于减弱"院舍化"模式为患者带来的"病耻感"，为患者提供一个不被歧视或排斥的生活环境，提高患者的自尊和自我认同等。

尽管在理论上"去机构化"的精神卫生服务模式对于精神障碍患者的权益保护是一种巨大的进步，对于患者的康复和社会回归亦有着重大的推动作用，但是，在现实中，由于缺乏相应的条件（如人才、设备和场所等），这种方式的推广效果欠佳。以美国为例，"去机构化"使美国精神病院数量大减，大量精神障碍患者流落街头。以我国调查地区为例，上海地区作为我国最早开办精神病人社区康复日间照料机构的城市之一，尽管其在保障患者人权、增加患者服药依从性等方面均有所改善，但这些改善并不是特别明显。这可能与患者病情、服务机构专业人才的道德水准、机构的性质以及患者所在区域的精神卫生文化有着较大的关联。

---

① 乔若杨，李响. 精神卫生领域"去机构化"运动的实践路径与反思 [J]. 残疾人发展理论研究，2018，2（1）：29-34.

2. 精神卫生服务需求主体的文化素养

在工业革命开启之前，人类社会长期污名化精神类疾病。即使在医学技术获得极大发展、医学模式进化到"生物-心理-社会"模式、人类文明进化到一个全新高度的现代社会，这一现象虽有所改善，但精神障碍人群的自卑感或者说是病耻感、社会对精神障碍人群的歧视依然存在。以三个调查地区为例，湖南地区的调查样本中，认为对精神障碍人群有着严重歧视的比例为35.71%，但社区居民对歧视持不满意态度的样本量却只占有效样本总量的4.41%；广西地区认为对精神障碍人群存在严重歧视的样本占有效样本总量的53.02%，社区居民对歧视持不满意态度的样本也仅占24.45%；上海地区虽然有55.46%的样本认为对精神障碍人群有歧视现象，但社区居民对歧视持不满意态度的样本只占有效样本总量的32.88%。这在某一程度上折射出三个地区的精神卫生文化——对精神障碍人群歧视既不存在伦理道德上的问题，更不存在违法违规的问题。这不仅与高士元[1]、王乃信[2]等学者的调查结果相互印证，而且说明我国城市居民目前的精神卫生文化素养并没有随着社会文明的进步而获得明显的提高。这既可能与大多数民众对精神卫生知识不了解有关，也可能与大多数人对歧视行为所产生的巨大负面影响的认识不足有关。

有研究表明，"患者的医疗质量与隐私共享态度的感知有着密切的联系"[3]，即患者极为看重自身的隐私权，假设精神卫生服务机构及其服务人员侵犯了患者的隐私权，那么，患者就会认为精神卫生服务质量差。还有研究表明，患者的医疗信息必须获得保护，否则就可能损害患者名

---

[1] 高士元，费立鹏，王向群，等. 精神分裂症病人及家属受歧视状况[J]. 中国心理卫生杂志，2005(2)：82-85. 调查结果指出，42%的病人报告他们受到了单位不公正对待，受到同事或同学歧视，被邻居看不起，并导致恋爱或婚姻失败。56%的家属报告为避免歧视而将病人患精神病的事对外保密。全部4组受试中85%以上的人相信歧视会降低病人的自信心，75%以上的人相信歧视使病人的家庭成员减少了他们应有的社交活动。

[2] 王乃信，徐方忠，石其昌. 浙江省居民对精神疾病的认识和态度调查[J]. 浙江预防医学，2005(6)：13-14+21. 调查结果指出，对于精神病患者的贬低和歧视是一个非常普遍的社会问题，不少精神卫生专业人员对精神病人持有歧视等消极态度。

[3] Nelson Shen, Thérèse Bernier, Lydia Sequeira, et al. Understanding the patient privacy perspective on health information exchange: A systematic review [J]. Int J Med Inform, 2019, 125.

誉权、滋生违法犯罪活动和妨害公共安全。因为患者的医疗信息不仅具有人格尊严和自由价值，还有一定的商业价值和公共管理价值[①]。根据本研究的调查结果，调查地区患者及家庭对隐私保护和人格尊重等方面的满意度虽然达到了80%左右，但还有需要改进的地方，尤其是经济发达、居民文化素养水平比较高的上海地区（63.21%），更需要所有的社会主体在该方面付出更多的努力。

总之，影响精神卫生服务质量的因素有很多，涉及政策法规、技术、环境、经济、文化等多个方面，其中，政策法规因素是精神卫生服务高质量发展的重要保障，技术因素是精神卫生服务高质量发展的关键要素，环境因素是精神卫生服务高质量发展的催化剂，经济和文化则是精神卫生服务高质量发展的重要基础。因此，提高城市社区精神卫生服务质量需在全方位考虑各影响因素作用的基础上，进一步完善制度规范和加快技术创新，实现管理体系和管理能力现代化。

---

① 方仪静．个人医疗信息的隐私权保护路径探究［D］．南京：南京师范大学，2021．

第九章 提升我国城市社区精神卫生服务质量的对策与路径

一 建立城市社区精神卫生服务长效筹资机制

精神卫生领域筹资不足是各国面临的共同难题。2000年世界卫生组织提出卫生领域筹资问题任重道远，卫生资金管理功能主要集中于资金筹集、风险承担及服务购买三个方面[①]。有研究显示，社会保险、税收、私人保险、个人支付及社会捐赠等其他渠道是卫生领域筹集资金的五大主要来源。而一个合理健全的筹资系统，其资金应主要来自税收或社会保险[②]。将税收作为主要精神卫生服务筹资途径的国家占比62.8%，17.8%的国家以个人支付为主要筹资途径，14.4%的国家以社会保险为主要筹资途径，而仅有少量的国家以私人保险和国外援助作为精神卫生资金主要来源，分别占1.7%和3.3%[③]。精神卫生工作经费被纳入公共预算，按规定比例从政府财政支出中拨付的做法，已被多数发达国家或地区采用，政府卫生支出约占总经费的70%~80%[④][⑤]，而这一数据在我

[①] 袁素维，马进.国际精神卫生筹资现状及对我国的启示 [J].中国卫生政策研究，2014，7 (5).
[②] 许可，刘培龙.从国际经验看卫生筹资和社会健康保障 [J].中国卫生政策研究，2010，3 (12).
[③] Word Health Organization. Mental Health Atlas [M].2011.
[④] Ahola K, Virtanen M, Honkonen T, et al. Common mental disorders and subsequent work disability: A population-based Health 2000 Study [J]. Journal of Affective Disorders, 2011, 134 (1-3).
[⑤] Tomas Toft, Marianne Rosendal, Eva Ørnbøl, Frede Olesen, Lisbeth Frostholm, Per Fink. Training general practitioners in the treatment of functional somatic symptoms: Effects on patient health in a cluster-randomised controlled trial (the Functional Illness in Primary Care study) [J]. Psychotherapy And psychosomatics, 2010, 79 (4).

国经济发达的上海地区仅为 21.37%[①]。

本研究认为可从以下两个方面入手来化解我国精神卫生服务的筹资困境。

（一）加强政府财政直接投入力度

1. 明确政府职责，强化精神卫生服务供给

我国主要采取社会医疗保障模式，采用强制性社会保险的原则和方法筹集、分配医疗保险资金。在这种模式下，民众不缴费就不能享受医保的福利，具有明显的排他性，但是未出现拥挤的情况下，医保不具有竞争性，参保人员都可以享受此服务。依据萨缪尔森的定义，医保属于准公共产品，因为它具有非竞争性和排他性。公共产品理论中政府职能包括提供纯公共产品，而准公共产品是由政府、市场共同提供。精神卫生服务作为医疗保障服务的内容之一，需要政府的大力支持。

2. 加大对精神卫生服务的财政投入力度

（1）加大专项资金投入，保障精神卫生服务供给

设立专项转移支付资金，尽可能地缩小不同地区间、不同人群间获得精神卫生服务的差异，提升经济不发达地区或贫困人群卫生服务的可及性与公平性。研究指出，针对不同的发展水平，东、中、西部地区各级政府的拨付比例可在 5∶4∶1、6∶3∶1、7∶2∶1 中选择[②]。根据经济发展水平，超出基本精神卫生服务部分的费用由发达省份当地财政、医疗保险和个人解决。这样通过设置不同的拨付比例可以达到提升地区间公平性的效果，从而建立起全国一盘棋的精神卫生服务供给体系。关于基本精神卫生服务的标准，《柳叶刀》杂志的相关专家组认为：关于基本精神卫生服务，低收入国家应将精神分裂症、双相障碍、抑郁和有害饮酒等纳入其中。国家经费投入标准为：首期按每人 0.3~0.5 美元/年，以后每

[①] 陈洋，詹国芳，张云婷，等. 上海市 19 个区县精神卫生服务筹资状况调查 [J]. 上海交通大学学报（医学版），2010，30（8）.

[②] 石光，崔泽，栗克清，张勇. 中国精神卫生服务投放研究（三）[J]. 上海精神医学，2004（1）.

年可增加 0.1~0.25 美元，10 年内低收入国家达到每人每年 2 美元、中低收入国家达到每人每年 3~4 美元水平[①]。

（2）加大对基层社区的投入力度，提高资源使用效率

WHO 不主张建造大型的精神病医院，而是主张强化基层社区卫生服务的供给，因为基层社区卫生服务供给好，能使患者节省复诊的时间和交通费用。现如今，我国大型医院医疗资源紧张，基层社区医院可能存在医疗资源闲置现象，造成资源浪费。所以应该加大对基层社区的投入力度，引导优质的资源、人才到基层社区去，建立起稳固的基层社区卫生服务网络，逐步将精神卫生患者转移到基层医疗卫生机构来，促进其重新回归社会。而对于急性患者也应通过调整保险支付政策，缩短平均住院日，从而形成高效的服务体系以及上下联动、双向转诊等机制，提高精神卫生服务的可及性以及资源的使用效率。目前社区卫生服务中心的药物目录基本是使用国家基本药物目录，而国家基本药物目录中精神类药品种类屈指可数，精神科医生更是少之又少。这对于构建双向转诊机制是非常不利的因素。

3. 明确地方政府的责任范围，制订供需方补偿方案

我国目前各地卫生投入以地方政府为承担主体，统计数据显示，90% 以上的卫生事业费用来自地方财政[②]。但是各地方政府的财力不一样，最终导致各地方的医疗服务水平差异巨大。有研究表明[③]，我国精神卫生床位资源的区域公平性很差，床位资源明显向东部地区集聚，广大中西部地区有许多地市级和县级床位"空白区"（即辖区内精神科床位数为 0）。

一方面，建立以政府投入为主的多渠道、多方位、多层次的筹资模式[④]。制定专门预算，鼓励社会团体或个人资助贫困患者，正确地引导社

---

① 张明园. 全球化和中国的精神卫生及其政策 [J]. 上海精神医学，2009，21 (1).
② 孙燕铭. 当前卫生资源配置状况及政府责任的思考 [J]. 华东经济管理，2006 (6).
③ 陈艳，邬力祥，刘飞跃. 公共卫生服务均等化理念下精神卫生资源空间配置的公平性 [J]. 求索，2015 (10).
④ 卫生部，民政部，公安部，中国残疾人联合会. 中国精神卫生工作规划（2002—2010 年）[J]. 上海精神医学，2003 (2).

会资源精准投入精神卫生服务需要的地方。另一方面，针对地方服务水平差异，从供需两方面进行精神卫生服务补偿[1]。对需求方的补偿：①严重危害公共安全的精神障碍患者，由社区负责监管；②为患者免费提供药物和检查；③精神病院或卫生院对无监护人或发病的患者提供免费医疗。对供应方的补偿：①日常的精神卫生健康教育、疾病预防宣传等工作由政府负责开展，提高国民对精神疾病的认知水平；②政府通过购买的方式为精神卫生服务机构提供资金，保障其运营。

（二）发挥慈善捐赠的补充作用

慈善捐赠是许多国家精神卫生资金的重要来源，也是共同富裕背景下实现三次分配的重要环节。不同慈善捐赠途径影响企业经济价值和社会价值的最终实现。

沈涌涛等[2]将企业慈善捐赠分为同群捐赠和非同群捐赠，并指出企业慈善捐赠决策存在显著的同群效应，而同群捐赠会提升企业的社会资本与企业品牌形象，缓解企业融资约束。同时，企业的慈善捐赠行为会形成广告效应和降低信息不对称，从而缓解企业融资约束。马颖莉和庹幸[3]的研究表明，慈善捐赠与技术创新显著正相关。因此，应鼓励企业结合自身发展需求和能力，开展相应捐赠工作，为精神卫生事业的发展做贡献。

同时，进一步完善与慈善捐赠相关的优惠政策。英国慈善捐赠的税收激励政策具有鲜明的特点。"赠予援助"方式采用税收返还的形式，对慈善机构与捐赠者具有双向激励作用。非货币性资产捐赠的税收政策既充分体现激励性，又注重规范性，并具有较强的可操作性。对于获得利益回报的捐赠，只要通过两项限额检验，就可获得税收优

---

[1] 张君闻. 中国精神卫生防治财政保障机制研究[D]. 上海：上海交通大学，2008.
[2] 沈涌涛，谭良锋，曾子轩，周孝华. 企业慈善捐赠中同群效应及其对融资约束的影响——基于A股上市公司的实证研究[J]. 海南大学学报（人文社会科学版），2022，40（6）.
[3] 马颖莉，庹幸. 慈善捐赠与技术创新关系研究——基于A股上市公司实证数据[J]. 科技和产业，2022，22（8）.

惠。工资单捐赠计划方便捐赠者进行定期、多次捐赠，并为其及时获得税收优惠提供便利。参考英国经验，建议我国进一步完善细化非货币性资产捐赠相关税收政策，适度认可小额利益回报的捐赠，并采取多种便利措施让捐赠者享受税收优惠政策[①]。

由此可见，通过完善城市社区精神卫生服务长效筹资机制，不仅能缓解目前的困境，更有利于企业、社会的发展。未来可以尝试各类创新型的共赢方案，形成有效的可持续的模式，以解决社会精神卫生领域资金不足的难题。

二　健全城市社区精神卫生服务人才队伍建设机制

加强精神卫生服务人才队伍建设是精神卫生事业高质量发展的核心，但如何加强精神卫生服务人才队伍建设，进而提升城市社区精神卫生服务水平，保障健康中国战略的顺利推进等仍然是一个值得探讨的话题。据前述分析，我们认为可以从以下几个方面入手开展相关工作。

（一）调整和优化我国城市社区精神卫生服务人才队伍结构

1. 加大政策的扶持力度，做大做强专业人才队伍底盘

目前我国各类医学院校每年输送的专业人才和在住院医师规范化培训基地接受培训且具有精神科执业资质的精神卫生专业人才不足3000人。因此，我国需要加大对精神卫生专业人才的培养力度，从政策制度上给予大力支持，尤其在扩大高校招生规模，鼓励开办精神医学、康复治疗学、心理学等精神卫生相关专业方面给予政策上的倾斜，同时，还要将定向社区精神卫生专业人才培养纳入精神医学教育范畴，引导更多优秀人才投身精神卫生服务。此外，还要加强精神卫生服务机构设施建设，为扩大精神科专业人才队伍提供必要的规培场地、设

---

① 许建标. 英国慈善捐赠的税收激励政策及其对我国的启示［J］.财政科学，2022（6）.

备等；加大精神科转岗医师培训力度，对愿意投身精神卫生事业的执业医师提供必要的培训；增加社区卫生服务中心编制，对合格的编外精神科医师通过面试、考察等公开方式招聘入编。专业医院帮扶社区，依托医联体"组团式"帮扶等形式，鼓励医院医师到社区精神卫生服务机构兼职或定期服务，增加居民对社区精神卫生服务机构的信任。调整专职精神卫生人才配置，除每个社区卫生服务中心至少配备1名专职精神科医师外，还要根据辖区精神障碍患者具体情况配置相应数量的专职精神卫生服务人才，以此做大做强专业人才队伍底盘。

2. 完善精神卫生服务机构从业人员资格认定制度，规范精神科从业人员管理

2014年7月，国家卫计委印发了《国家卫生计生委办公厅关于精神科从业医师执业注册有关事项的通知》（国卫办医函〔2014〕605号），对在医疗机构精神科从业的非精神卫生专业的临床类别医师变更为精神卫生专业执业范围或在县级综合医院精神科门诊以及在乡镇卫生院或社区卫生服务中心从事精神障碍诊疗工作的医师增加注册精神卫生专业执业范围的情况做出了相关规定。但从相关条款来看，仍然可适当放宽精神科执业医师的准入条件，尤其是对非精神卫生专业或精神病学专业的毕业生或从业成员，只要其通过培训且具备基本的精神卫生专业知识，就可以准许其进入该领域从事诊疗、护理、监管等方面工作。当然，放宽准入条件并不是放松对其的管理，而是对这部分人的管理更规范、更严格，如规定其定期参加规培与考核，定期接受上级部门监管，以及自觉接受新闻媒体和人民群众的监督等，以此增强其服务能力。

3. 调整城市社区精神卫生服务人才队伍的结构，提升整体服务水平

要继续加大对精神卫生执业医师的培养，落实《国务院办公厅关于深化医教协同 进一步推进医学教育改革与发展的意见》，将招生与需求和用人挂钩，探索建立以岗位需求为导向的人才供需平衡机制。根据需求确定精神医学本科专业招生规模，适当增加精神医学知识和技能培训在临床医学专业本科教育中的比重，增加相应课时、讨论、实践等。

加强精神科住院医师规范化培训，注重临床诊疗能力的培养，继续推进精神科医师转岗培训。加强继续医学教育培训，提升精神科医师临床技术能力与水平。探索建立精神卫生服务人员规范化培训与职称晋升的衔接机制，优化精神科专业技术人员岗位结构。着力打造精神卫生服务技术人员队伍，加强以精神科骨干医师为核心，以社区医务人员为主，志愿者、健康管理师等社会力量参与的精神卫生服务团队建设，逐步形成稳定、合理的精神科专业服务队伍，保障精神障碍患者的社区个性化诊疗和康复。

（二）注重复合型医学人才的培养，优化医学继续教育培训的内容结构

1. 平衡专业人才培养的类型，兼顾科研、临床人才的培养数量

一是将临床问题与教学相结合，鼓励学生通过社区实习、随访实习等将理论与实践问题相结合，通过病案讨论、问题讨论等方式激发学生的创新思维。二是注重学科前沿领域知识的传授，除了精神病学、心理学等传统知识，在教学中也应融入中医学、人工智能医疗应用、医疗大数据分析等前沿学科知识。三是注重多学科交叉的综合能力培养。未来的医疗将突破单一学科的范畴，心理治疗、药物治疗、数字化治疗等治疗方式的融合离不开具备多学科能力的顶尖复合型医学人才。与美国等发达国家相比，我国精神医学起步较晚，当前众多治疗方法和测量标准都是基于外国的研究，它们并不完全适用于我国，培养精神卫生科研人才有利于我国精神卫生服务能力的整体提升。

2. 优化医学继续教育培训的内容结构

一是进行知识和技能的培训，巩固和提升员工的执业知识和技能。对有能力和科研意愿的员工，着重培养其创新能力。开展多种形式的在职教育继续教育，给予不同人才继续深造的机会，拔高人才的能力和整体素质。二是培养良好的职业道德和价值观，增加员工对工作的认同感，让员工主动积极地服务患者。精神障碍患者与其他疾病患者不同，其捍卫自身权利的能力弱，因此，要有针对性地培养精神卫生

服务人员良好的工作态度和职业道德。三是培训要有目的性，注重实效，不能为了培训而培训。应根据患者需求和规划，确定培训的方向和内容，既要避免盲目培训造成的浪费，也要防止轻视培训的短视行为。有计划地培养和提升精神卫生专业人才素养是促进精神卫生事业发展的有效途径。

（三）建立和完善我国城市社区精神卫生服务人才竞争和激励机制

应科学运用激励理论，提高社区卫生服务人员的满意度，从而提升服务质量。具体来说，可从以下几个方面建立和完善我国城市社区精神卫生服务人才竞争和激励机制。

1. 提升待遇吸引人才

医疗行业风险高、劳动强度大，因此应适当提升工资水平以吸引人才。当前，医患关系紧张，医生的职业风险不断上升，医患纠纷频发，伤医事件时有发生。同时，繁重的工作任务和持续的学习要求进一步增加了医生的工作强度和工作压力。面对这些挑战，如果不能提高社区精神卫生服务人员的待遇和社会地位，必然会导致人才的流失。因此，有关部门应提升福利待遇，改善工作环境，确保社区能吸引和留住人才。

2. 激励个人发展

多措并举提升社区精神卫生医生的专业能力。首先，加强培训，通过系统化的精神卫生知识培训提升其服务能力。同时，为医生提供进修和深造的机会，选派优秀医生到上级医疗机构进修。其次，政府出资返聘经验丰富的退休医生到社区坐诊，既服务社区居民，又为社区医生提供学习与交流的机会。再次，针对社区精神卫生医生的迫切需求，可采取定向委托培养的方式，开展符合当地精神卫生特点、实用性强的继续教育活动。

3. 榜样激励

榜样是优秀精神的集中体现，具有强大的感召力。应深入发掘现实生活中各岗位中的先进人物和事迹，如对患者悉心照顾的护士、为医疗工作默默奉献的后勤保障人员等。通过每年开展评选活动，广泛宣传和学习这些先进个人和事迹，激励更多人投身于医疗事业，共同推动社区卫生服务的发展。

4. 奖罚激励

制定科学的奖励与惩罚机制。奖励旨在鼓励良好行为，通过对员工优秀表现的肯定，增强其工作积极性；惩罚则旨在减少错误行为，通过对不当行为的惩罚，避免类似情况再次发生。两者均具有激励作用，但惩罚可能损害员工自尊心，因此应优先使用奖励机制，慎用惩罚机制。具体而言，对于获得患者好评、服务态度好、社区健康状况保持良好的个人或集体，给予荣誉证书、奖金、晋升等奖励。对于屡次出现错误行为或态度问题的员工，视情节轻重采取警告、训诫、取消年终奖等惩罚措施。通过科学合理的奖惩机制，营造积极向上的工作氛围，推动社区卫生服务质量的持续提升。

5. 培养良好单位文化

社区卫生服务机构可邀请员工及其家属参加年终答谢会、节日庆典等，感谢员工及其家属对社区精神卫生工作的支持。通过这些举措增强员工归属感和工作责任感，也让员工家属分享员工的工作成就，增强员工的工作积极性。

三　优化城市社区精神卫生服务供给机制

当前，城市社区精神卫生服务存在供需结构失衡、供给水平较低、机构分布不均等问题，应从以下几方面入手，优化城市社区精神卫生服务供给机制。

（一）强化需求导向意识，建立便捷畅通的表达机制

居民的精神卫生服务需求是城市社区精神卫生服务供给的基础，有效的服务供给应依据居民的需求展开。可通过以下举措完善城市社区精神卫生服务需求表达机制。

1. 强化社区居民的主体地位，培育社区居民积极表达精神卫生服务需求的意识

一是提高居民的权利意识。要加强相关法律法规和政策的宣传，运用公众号推文、短视频等方式多渠道地对多个年龄段的居民进行相关知识的宣传，提高居民的权利意识，确保居民正确表达精神卫生服务需求，维护自身权益。二是推动居民需求表达的理性化。精神障碍患者的特殊性使其表达自身权利的能力不同，要站在病人的角度考虑表达的方式，建立理性化的需求表达方式，健全精神卫生服务需求表达机制。

2. 针对精神卫生服务特点，拓宽需求表达平台或表达渠道

发挥基层组织作用，对难以表达自身需求的精神障碍患者，基层组织要善于发现问题，代为表达；积极发挥社区力量，探索需求表达的非正式渠道，同时整合多方社会力量，鼓励志愿者团体等社会组织充分发挥信息传递作用，助力精神卫生事业的发展。

3. 多措并举，提升精神卫生服务信息可及性

人们对精神卫生服务的需求可以间接地通过其对精神卫生服务信息重要性的认识来判断。有研究表明，居民对信息重要性的认识远超调查者的预期，然而相关信息的可及性低使得精神卫生服务信息很少被了解，难以得到有效利用[1]。为此，我们建议采取以下举措提升精神卫生服务信息可及性。

一是政府以及相关部门加强精神卫生的宣传和教育。建设以专科医院为依托、社区精神卫生服务机构为基础的宣传教育网络，定期在社区开展精神卫生相关的公共教育和宣传活动。二是通过媒体普及精神卫生知识。有调查指出，71%的人通过各种媒体渠道了解精神卫生知识[2]。网络的普及大大提高了媒体的影响力，使其天然成为普及精神卫生知识的

---

[1] 韩慧琴，曾勇，刘彩萍，等. 昆明市社区居民精神卫生服务需求调查与分析[J]. 中国健康心理学杂志，2008 (11).

[2] 吴均林，周指明，巫云辉，朱岩. 社区心理卫生服务需求调查[J]. 中华医院管理杂志，2004 (11).

重要渠道。因此，可以借助媒体，宣传精神卫生知识，提高居民对精神卫生知识的知晓率。

4. 引入市场机制

根据社区精神障碍患者多元化的需求，合理引入社会力量，尝试探索新型社区精神卫生服务供给和管理模式。将市场机制引入社区精神卫生服务的供给，提高社区精神卫生服务的效率和质量。应创建综合政府、市场、社会三方资源的供给机制，整合各方优势，形成合力，不断探索最优方案，从而满足民众日益增长的社区精神卫生服务需求。

（二）建立科学性与吸引力并重的城市社区精神卫生宣传机制

城市社区精神卫生服务信息对于城市精神卫生服务水平至关重要。精神卫生服务信息包含两个层面：一是与精神卫生相关的法律法规、政务服务、医疗服务等信息，旨在为民众提供与精神卫生相关的行政及服务渠道的必要信息；二是精神卫生和心理健康相关的社区科普，旨在以科普的形式，丰富社区居民的精神卫生知识储备。而要将这两个层面的信息有效传递给民众，使其深入了解国家的精神卫生政策和转变对精神疾病的看法，并给予精神障碍患者应有的尊重与理解，进而预防精神疾病的发生和促进患者回归社会，就需要建立科学性与吸引力并重的城市社区精神卫生宣传机制。

首先，精神卫生的宣传普及应重视新媒体在社区的应用。相比电视、广播和报纸等传统媒体，以微信公众号、短视频平台为代表的新媒体对精神卫生知识的传播速度更快、更加便捷、更有效率。此外，新媒体的表现形式多种多样，能够吸引不同年龄段和不同受教育程度的群体，从而扩大精神卫生知识的普及范围，提升公众的接受度。而传统媒体与新兴媒体的融合发展，可以使大众通过不同平台获取精神卫生知识，实现各类媒体的优势互补。

其次，精神卫生知识的宣传普及要重视互动性。精神卫生和心理健康的社区科普尤为重要，其宣传不应局限于单向的知识灌输，而应聚焦于民众关心的问题并予以回应，实现答疑解惑。无论是线上的视频科普、知识宣讲,还是线下讲座、图片展览,都应该提供专家或学者与民众沟通互动的途径,如设置现场或线上的直接提问答疑环节,或者通过留言、评论与讨论等形式回应民众关切。

最后,精神卫生的宣传需兼顾吸引力与准确性。在科普内容创作过程中,既要注重以通俗易懂的方式传递精神卫生知识,便于民众理解与学习;又要增强内容的吸引力,如结合热点问题或采用有趣的形式,激发民众主动学习的兴趣。同时,宣传形式应多样化,以满足不同受众的需求。然而,在追求吸引力的同时,必须确保内容的科学性,避免为追求趣味性或流量而牺牲科学性。科普内容应以专家观点和专业期刊为核心来源,确保信息的权威与可信。

(三) 完善公众参与的反馈及纠偏机制

反馈及纠偏机制是完善社区精神卫生服务决策的重要途径。政策的制定与执行往往需要根据实际情况进行动态调整,而通过社区居民的反馈,可以更全面地了解政策执行的效果与存在的问题,从而有针对性地改善精神卫生服务。基于公众的反馈及纠偏机制应遵循以下原则。

一是包容性。民众的文化程度和专业素质各异,其在表达诉求时可能情绪较为激动。各级领导及工作人员应理性对待,冷静分析问题根源,耐心沟通,并依法依规处理问题。二是及时性。若民众反映的问题得不到及时回应,不仅会挫伤其积极性,还可能导致问题恶化。因此,应及时处理社区民众反馈的信息,并在相关决策中体现反馈信息的处理结果。三是畅通性。民众与行政机构之间的沟通渠道必须畅通。应为民众提供便捷、有效的意见反映渠道,而行政机关也需通过相应渠道将处理结果反馈给民众,避免反馈及纠偏机制流于形式。四是透明性。民众参与的具体程序应严格按照《政府信息公开条例》的相关规定,确保公开透明。参与的范围、方式、要求、意见采纳标准、处理流程和时间等,都应明确公开,使民众能够清晰了解意见是否被传达和采纳。

四 加强和完善城市社区精神卫生服务的设施建设

随着精神卫生服务模式从以医院为中心的封闭式管理向社区康复转变，城市社区精神卫生工作日益受到重视，已成为国家精神卫生服务体系的重要组成部分。优质的社区精神卫生服务不仅能有效减轻精神障碍患者寻求帮助时的耻辱感，还能降低侵害人权的可能性，从而显著提升患者及其家属的生活质量。

（一）加大城市社区精神卫生服务设施的投入力度

精神卫生服务设施的完善需要财力支持。尽管精神卫生服务设施的财力来源是多个方面的，但作为具有公共产品属性的精神卫生服务，其主要依赖政府的财政支持，因此，需要政府加大对城市社区精神卫生服务设施的投入力度。

一方面，按照"填平补齐"的原则，分期分批逐步完善精神卫生服务机构的设备配置，进一步缩小县级及以下机构与省、市级机构的差异。另一方面，进一步提高精神卫生服务机构设备经费中政府财政投入的比例。我国政府财政投入比例远不及75%，应加大投入力度，完善城市社区精神卫生服务设施，进一步提升精神卫生服务质量。

（二）鼓励社会资本参与精神卫生服务工作

随着政府购买服务在推动社会公共事业发展中的作用不断深化，引入社会组织补充服务已成为当代公共服务的重要机制。通过整合社会资源，让优质的公共资源"流动起来""活跃起来"，能够更有效地覆盖有需求的群体，提升服务的可及性与公平性。拓展社会办医空间，各地在新增或调整医疗卫生资源时，要将社会办医疗机构列为首要考虑对象。在场地提供方面，当地政府应为其提供与公立医疗机构同等的优惠政策和补贴，鼓励社会力量在精神卫生等短缺领域开办非营利性医疗机构。这不仅有利于突破精神卫生服务资源严重不足的困境，也是提供专业、多元精神健康服务的极优选择[1]。

(三) 完善设备配置，提高设施利用率

社区精神卫生服务机构的精神科治疗设备要基本能够满足患者需求。一方面，应根据相关规定和要求，配备检验检查、治疗、康复所需的常规类设备，以保障精神卫生服务的正常开展。另一方面，应根据辖区患者需求逐步完善设备配置。例如，社区精神卫生服务机构，应该补足影像类、检验类等设备，以提高对患者首诊的检查、检验水平，确保医疗服务质量和效率。同时，配置精神科治疗和康复设备，为社区承接上级医院康复患者提供必备基础设施。对重大型设备，允许其在一定区域内流动使用，以提高我国城市社区精神卫生服务设施的利用率。

(四) 健全精神卫生服务信息系统，提高精神卫生服务的可及性

第一，使用电子病历，提升服务质量。电子病历系统有优越的信息整合能力，病人的过往病史、用药禁忌、检查结果等一目了然，可有效提高医护人员的工作效率，强化质量控制[2]。同时，精神障碍患者的病史长，病历书写量较大，而电子病历可以明显降低医生书写病历的工作负担，使其将更多时间用于患者治疗[3]。

第二，建立电子健康档案，降低病人负担。电子健康档案与传统健康档案相比降低了人力成本，提升了使用效率，有助于双向转诊[4]。电子健康档案既可以避免重复收费，也有利于医生在诊疗精神障碍患者疾病的同时提供康复指导，从多个方面降低病人疾病负担[5]。电子健康档

---

[1] 卢艳，唐锦津，熊伊然，赵姣文.上海市嘉定区政府购买社会组织精神卫生服务的实践探索 [J].中国医疗管理科学，2022，12 (2).
[2] 张国荣，钟初雷，黎海源.电子病历系统的建立及临床信息整合 [J].中华医院管理杂志，2005 (12).
[3] 苏亮，徐一峰，杨卫敏，等.精神卫生专科医院电子病历情况调查 [J].临床精神医学杂志，2011，21 (3).
[4] 沈伟珍，龚幼龙，王光荣，等.居民电子健康档案的建立与作用 [J].中华医院管理杂志，2006 (8).
[5] 董兰，张功法.电子健康档案对社区严重精神障碍患者管理效果探讨 [J].精神医学杂志，2016，29 (1).

案已经逐渐成为医疗服务的核心要素，社区精神卫生服务机构的信息化建设应将电子健康档案列为重点，以更好地实现其价值。

第三，加强区域医疗卫生信息化建设。区域医疗卫生信息化是指在一定区域内，在标准化建设成果和数据共享的基础上，为医患、健康管理机构、药品供应商等提供数据存储、传递的数字化平台，以支持医疗卫生和健康保健工作的高效开展。构建区域医疗卫生信息系统的目的是整合区域的卫生资源，从而实现如双向转诊等跨区域、跨部门的信息收集、传输和应用，最大限度地利用有限的卫生医疗资源，提升医疗服务能级，缓解医疗卫生资源不均衡的问题。

五 强化城市社区精神卫生服务文化建设

社区精神卫生服务文化是社区精神卫生服务机构工作人员在长期医疗实践中逐渐形成的一种无形的精神，它包括机构人员共同的信念和价值取向、规章制度和管理风格、技术水平和行为作风等，反映机构人员整体的精神风貌[1][2]。良好的文化是社区精神卫生服务机构生存和发展的力量源泉[3]，社区精神卫生服务文化建设的出发点和落脚点是提高社区精神卫生服务水平，满足社区居民的精神卫生需求。

然而，就目前我国城市社区精神卫生服务文化来看，还存在以下几个方面的问题。一是社区居民的信任尚未建立。一方面，随着自媒体等新兴媒体的兴起，极少数医务人员的错误言行很容易就被广泛传播，破坏患者与医生之间的信任；而部分媒体为了追求经济效益，存在罔顾事实片面报道的行为，进而加深了这种不信任[4]。另一方面，随着城市发展和人口流动的加速，曾经以单位为中心的单位办社区、熟人社会等已

---

[1] 宋炜，许苹，张鹭鹭，等.构建医院文化培育医院核心竞争力 [J].中华医院管理杂志，2003（1）.
[2] 刘虹群.发挥医院文化功能促进社区卫生服务 [J].现代医院，2006（10）.
[3] 黄焱.浅谈加强社区卫生文化建设的重要性 [J].学理论，2010（33）.
[4] 叶红，赵东城，贾先果.论媒体在医患纠纷报道中的责任担当——以"八毛钱事件"为例 [J].新闻世界，2012（3）.

经被住宅小区所替代,人与人的联系不再如以前那样紧密,在一定程度上降低了社区居民对社区卫生服务机构的信任[①]。在缺乏信任的情况下,患者首先考虑去名声好设备先进的大医院而非基层医疗卫生机构。二是强调以病人为中心的社区精神卫生服务宗旨没有完全落地。政府在精神卫生工作中起统筹领导作用,这使得其对精神卫生服务文化建设的影响很大。实践中政府的关注点与社区精神卫生服务机构会有不同,这将大大影响社区精神卫生服务机构的文化建设。街道管理方将精神障碍患者视为"不安定"因素,认为康复机构应注重安全与管理,"把病人管起来";而精防工作者注重病人康复,希望病人能够通过职业康复、教育康复等手段接触社会,逐渐恢复生活能力,这种矛盾导致诸多康复手段无法施行[②]。基于此,本书认为应建立一种积极向上的社区精神卫生服务文化来解决上述矛盾,具体措施如下。

(一) 发挥党在文化建设中的引领作用,让文化建设有方向

文化建设要坚持弘扬主旋律,社区精神卫生服务文化建设要坚持党的引领作用,将社会主义核心价值观作为文化建设的中心思想。对于文化建设中面临的困难,党员应发挥先锋模范作用,弘扬职业精神,赢取社区居民的信任。发挥党员的协调领导作用,充分考虑各方合理诉求,通过民主协商、科学教育等方式推动康复机构融入社区。发挥党员的建设作用,构建完善的社区精神卫生服务文化建设机制,将责任落实到位,树立明确的建设目标和具体实施路径,让文化建设有方向、有规划、有成效。

(二) 发挥公立医院的牵头作用,将优秀文化传递到社区

以信任为基础的协调机制是我国纵向医联体的重要整合机制[③]。《国

---

① 黄奕祥.社区卫生服务可持续发展面临的信任困境及其对策 [J].中国卫生事业管理,2009,26 (1).
② 杨锃,陈婷婷.多重制度逻辑下的社区精神康复机构研究——兼论本土精神卫生公共性建设的可能路径 [J].社会科学战线,2017 (3).
③ 匡莉,甘远洪,吴颖芳."纵向整合"的医疗服务提供体系及其整合机制研究 [J].中国卫生事业管理,2012,29 (8).

务院办公厅关于推动公立医院高质量发展的意见》中强调要发挥公立医院在城市医疗集团中的牵头作用，带动基层医疗卫生机构提升服务能力和管理水平。公立医院良好的文化是其核心竞争力[1]，公立医院应将社区精神卫生服务机构当作自身的延伸，对社区精神卫生服务机构的制度建设、人员培训、发展方向等进行帮扶，将优秀文化传导到基层，发挥优秀文化对基层人员价值观的导向作用、对行为的约束作用、对人心的凝聚作用、对基层氛围的协调作用[2]。

（三）政府转变对精神卫生工作的管理观念，共同营造良好的精神卫生服务文化

政府应充分认识到精神卫生工作从管控到预防的转变。如果政府要求将精神障碍患者隔离在康复机构中，精神障碍患者不过是机械地从一家医院转移到另一家医院，没有真正实现"去机构化"，这不仅不利于患者康复，也使居民失去了真正接触、认识、理解精神障碍患者的机会，无法提升对精神卫生的认知。政府应摒弃传统的管理式思维，通过鼓励社区康复中心与社区居民的良性互动，宣传精神卫生知识和预防手段，构建和谐友爱的康复环境。同时，鼓励志愿者、社工、心理咨询师等社会力量参与，共同营造良好的精神卫生服务文化。

六　健全城市社区精神卫生服务制度建设

社区精神卫生服务体系的发展离不开好的制度，应通过持续加强和完善制度建设来保障社区精神卫生事业的健康发展。制度建设不是一蹴而就的，也不是一成不变的，而是通过不断实践，逐渐摸索出成熟的制度体系[3]。

---

[1] 宋炜，许苹，张鹭鹭，等.构建医院文化培育医院核心竞争力［J］.中华医院管理杂志，2003（1）.
[2] 刘虹群.发挥医院文化功能促进社区卫生服务［J］.现代医院，2006（10）.
[3] 莫纪宏.从制度、制度化到制度体系构建——制度发展的内在逻辑［J］.西北大学学报（哲学社会科学版），2020，50（3）.

（一）加强党的领导和明确政府职责

1. 加强党的领导

坚持党的领导是社区精神卫生工作的根本保证，习近平总书记在党的二十大报告中指出，要"重视心理健康和精神卫生"，并且要求发展壮大医疗卫生队伍，把工作重点放在农村和社区。坚持党的领导，就要坚定落实党中央决策，让精神卫生事业的发展服务于人民的身心健康。

2. 明确政府职责

社区精神卫生服务机构是政府履行公共服务职能的重要载体，社区精神卫生服务机构的设立和相关经费的投入是政府的重要职责[①]。第一，政府要科学合理设立社区精神卫生服务机构。我国东部地区人口密集而且人口流动频繁，西部地区地广人稀，政府应根据人口和地理特性等合理规划社区精神卫生服务机构的布局，并根据实际及时调整机构设置，保障人民群众对精神卫生服务的可及性。第二，政府要保障对社区精神卫生服务机构的经费投入。应设立专项资金，保障社区精神卫生服务机构平稳运营；出台相应优惠政策，鼓励社会资本参与社区精神卫生建设；打造多元化社区精神卫生服务渠道，利用好心理服务机构和志愿者组织等社会力量，真正实现"政府主导、部门合作、社会参与"的工作机制。第三，政府应完善管理体制和法律规范。对隶属于不同管理主体的社区精神卫生服务机构实行分类管理，明确医院对社区的指导责任，完善社区精神卫生服务标准化建设，制定绩效考评制度，依据实践经验不断完善体制和法律规范。

（二）完善社区精神卫生服务人力资源保障制度

实施稳定可持续的用人政策是解决精神卫生人力资源问题的有效途径[②]。一是坚持"强基层"的原则，对社区精神卫生服务人员给予适当

[①] 刘利群. 我国社区卫生服务发展现状及面临的挑战［J］.中国护理管理，2011，11（12）.

[②] 孙永发，惠文，吴华章. 精神卫生人力资源存在的问题及其政策分析［J］.卫生经济研究，2012（2）.

补贴并定期调整补贴标准,改善用人机制和职称评定体系,提高基层的编制比例和待遇,明确晋升渠道,让社区留得住人才。二是完善制度,引导专业人才向基层倾斜,对累计参与一定年限的基层精神卫生服务的专业人才适当给予职称评定、职业发展、教育培训等方面的优惠政策,吸引专业人才主动服务于基层。三是制定长期的人才培养制度。基于社会需求,针对性培养精神卫生服务人员,探索按需定招等方式,保证精神卫生服务人才队伍的结构合理和规模适宜。四是建立全国统一的医疗卫生服务人员分配制度,根据地方特点、人口和医疗信息数据,合理配置医疗卫生服务人员。

(三) 完善精神障碍患者就业制度

借鉴国外就业政策,结合实际情况和成功案例,建立健全精神障碍患者就业制度。针对精神障碍患者的特点,制定个性化的康复和技能培训模式,保障康复人员顺利就业。实施常态化激励机制和政策优惠,鼓励企业聘用康复患者,鼓励康复机构与企业联合培养,提升精神障碍患者工作能力,增加精神障碍患者的就业机会。

(四) 完善分级诊疗制度

要加强基层的精神卫生诊疗能力,引导民众选择社区精神卫生服务机构进行首诊[①]。第一,鼓励著名医师、专家定期到基层坐诊,吸引患者到社区精神卫生服务机构就医,同时也为基层医师学习交流提供机会。第二,强化医院与社区的联动。优化制度,引导医院科学地将患者向社区转诊,同时社区在建议患者转诊时也应提供相应辅助材料,提高转诊效率。

(五) 加强数字化和相应规范制度建设

必须建立统一的医疗数据采集、储存、传输、应用等技术标准,使病人医疗信息在各层级医疗机构无障碍传输。医院与社区转诊平台

---

① 王勇,宋立升,姚培芬,等.上海精神卫生分级诊疗探索与思考[J].中国医院,2017,21(5).

的信息共享，助力双向转诊，真正实现医院与社区一体化。相关部门应推进和探索相应技术标准的建立和人才队伍的培养，建立健全医疗信息安全制度，支持数字技术在社区精神卫生服务领域发挥更大的作用。

附　录

社区精神卫生服务质量调查问卷
（精神卫生专业人才）

编码＿＿＿＿＿＿＿

A. 专业人才基本情况

1. 您的性别　　　　　　　　　　　　　　　□男　□女
2. 您的出生日期（年/月/日）＿＿＿＿＿＿＿
3. 您的文化程度

    □高中（中专）及以下　□大专　□本科　□硕士及以上

4. 您本科/大专所学的专业

    □临床　□护理　□预防　□医技类专业（检验/影像等）
    □其他＿＿＿＿＿＿＿

5. 您硕士/博士研究生所学的专业

    □临床　□护理　□预防　□医技类专业（检验/影像等）
    □其他＿＿＿＿＿＿＿

6. 您开始从事精神卫生相关工作的时间（年/月）＿＿＿＿＿＿＿
7. 您是否具有精神科用药的处方权？

    □有　□没有

8. 您每周平均随访多少患者？

    □1~5次　□6~10次　□11~20次　□21~30次　□30次以上

9. 您的职称是　　　　　　　　　　□初级　□中级　□高级

10. 您过去一年的年薪是

　　　　□3万元以下　□3万~5万元　□5万~8万元　□8万~12万元

　　　　　　　　　　　　　　　　　　　　　　　　□12万元以上

11. 您知道《精神卫生法》开始实施的时间是

　　　　　　□2013年5月1日　□2012年10月26日　□2011年6月

　　　　　　　　　　　　　　　　　　　　　　　　□不清楚

12. 您当前采用的精神疾病的诊断标准是

　　　　　　□CCMD-2-R　□CCMD-3　□ICD-10　□不清楚

　　　　　　　　　　　　　　　　　　　　　　　　□不参与诊断

13. 过去5年内您接受过几次精神卫生服务知识培训？

　　　　　　　　□没有接受过　□1~4次　□5~10次　□10次以上

14. 您接受过的精神卫生服务知识培训的形式是（可多选）

　　　　　　　　　　　　　□公开演讲/讲座　□单位内部培训

　　　　　　　　　　　□专题讨论/案例讨论　□网上视频课件学习

15. 您上次接受精神卫生服务知识培训的时间是

　　　　　　　　□3个月内　□3~6个月　□6~12个月　□12个月以上

16. 给您提供过精神卫生服务知识培训的单位是（可多选）

　　　　　　　　　　　　□本单位　□平级其他单位　□上级单位

　　　　　　　　　　　　　　　　　　　　　　　　□其他＿＿＿＿＿＿

B. 专业人才满意度

	非常满意	比较满意	一般	不太满意	非常不满意
1. 您认为您所在机构的薪酬水平如何？	□	□	□	□	□
2. 您认为您所在机构的福利种类和程度如何？	□	□	□	□	□

3. 您认为您的工作内容与个人兴趣结合程度如何？ □ □ □ □ □
4. 您对工作中个人能力的充分发挥是否满意？ □ □ □ □ □
5. 您对您的工作强度和工作压力是否满意？ □ □ □ □ □
6. 您认为您所在机构的科室设置的合理性是否满意？ □ □ □ □ □
7. 您对您所在机构的科研环境是否满意？ □ □ □ □ □
8. 您对您所在机构所提供的培训制度和培训机会是否满意？ □ □ □ □ □
9. 您对您所在机构的绩效考核制度、职位/职称晋升制度是否满意？ □ □ □ □ □
10. 您对您所在的机构对患者的人文关怀（如尊重、理解、保护隐私等）是否满意？ □ □ □ □ □
11. 您对机构领导的管理的人性化是否满意？ □ □ □ □ □
12. 您对您所在机构的人际关系融洽程度是否满意？

13. 您对您所在机构的每日工作时间是否满意？
    □非常满意（<8 小时） □比较满意（8 小时） □一般（9 小时）
        □不太满意（10 小时） □非常不满意（>10 小时）

	非常满意	比较满意	一般	不太满意	非常不满意
14. 您对您所在机构的宣传与实际一致的程度是否满意？	□	□	□	□	□
15. 您对精神卫生疾病应全部纳入医保范畴是否满意？	□	□	□	□	□

16. 您对国家和地方的精神卫生服务政策法规是 ☐ ☐ ☐ ☐ ☐
    否满意？

C. 开放性问题

1. 您认为当前影响您工作质量的是哪些因素？

2. 您最想接受哪方面的知识培训？

3. 在对患者及家属的健康教育中，您认为最大的问题是什么？

"本次调查到此结束，感谢您的支持与关心！"

访问员签名：
访问时间　　年　月　日

社区精神卫生服务质量调查问卷
（社区居民）

编码_____

A. 居民基本情况

1. 性别　　　　　　　　　　　　　　　　□男　□女
2. 出生日期（年/月/日）_____
3. 文化程度
　　　　　　□小学及以下　□初中　□高中/中专　□大专
　　　　　　□本科　□硕士及以上
4. 职业
　　　　□工人　□科技人员　□农民　□教师　□保育员及保姆
　　　　□餐饮食品业人员　□商业服务业人员　□医务人员　□牧民/渔民
　　　　□干部　□离退休人员　□在家待业
　　　　□其他_____
5. 过去一年家庭人均月收入
　　　　□1000元及以下　□1001~3000元　□3001~5000元
　　　　□5001~10000元　□10001元及以上

B. 社区精神卫生服务满意度

	非常满意	比较满意	一般	不太满意	非常不满意
1. 您对社区提供的精神卫生/心理健康等健康教育是否满意？	□	□	□	□	□

2. 您对社区提供的精神卫生健康教育资料的形式（印刷资料、音像资料）是否满意？ □ □ □ □ □

3. 您对社区提供的精神卫生健康教育资料的可及性是否满意？ □ □ □ □ □

4. 您对社区设置的精神卫生健康教育宣传栏（内容、形式、数量等）是否满意？ □ □ □ □ □

5. 您对社区举办的精神卫生健康知识讲座（内容、次数等）是否满意？ □ □ □ □ □

6. 您对社区所实行的普及精神卫生相关知识等方面是否满意？ □ □ □ □ □

7. 您对国家及政府所提供的精神卫生服务及重视情况是否满意？ □ □ □ □ □

8. 您对社会上对于精神障碍患者的歧视情况是否满意？ □ □ □ □ □

9. 您对于现行的精神卫生相关的医疗保险政策是否有了解？ □ □ □ □ □

C. 开放性问题

1. 您认为社会外界对于精神障碍患者有歧视吗？具体体现在哪些方面？

2. 您对精神卫生服务政策法规有何期望？

3. 您对当地政府有何期望?

"本次调查到此结束,感谢您的支持与关心!"

访问员签名:_____ 访问时间_____年_____月____日

社区精神卫生服务质量调查问卷
（患者）

编码_____

本次调查地点_____ 患者本人作答（ ） 患者家属代答（ ）

A. 患者基本情况

1. 性别　　　　　　　　　　　　　　　　　　□男　□女
2. 出生日期（年/月/日）_____
3. 婚姻状况　　　　　　　□未婚　□已婚　□离婚　□丧偶
4. 文化程度

　　　　□小学及以下　□初中　□高中/中专　□大专　□本科
　　　　　　　　　　　　　　　　　　　　　　□硕士及以上

5. 职业

　　　　□工人　□科技人员　□农民　□教师　□保育员及保姆
　　　　□餐饮食品业人员　□商业服务业人员　□医务人员　□牧民/渔民
　　　　　　　　　　□干部　□离退休人员　□在家待业
　　　　　　　　　　　　　　　　　　　　　　□其他_____

6. 过去一年家庭人均月收入

　　　　□1000元及以下　□1001~3000元　□3001~5000元
　　　　　　　□5001~10000元　□10001元及以上

B. 患者就诊情况

1. 就诊情况　　　　□首次就诊　□多次就诊（复发/复治/复诊）
2. 首次就诊的医疗机构_____
3. 就诊疾病（按医院开具的诊断书）_____

4. 疾病诊断的时间（年/月/日）及机构_____

5. 您的医疗保险类型是（若非单一类型，可多选）

　　□城镇职工基本医疗保险　□城镇居民医疗保险　□劳务工医疗保险

　　　　□新型农村合作医疗　□商业医疗保险　□全公费医疗

　　　　□全自费医疗　□没有任何保险　□其他_____

6. 您首选的就诊医疗机构是

　　□一级医疗卫生服务中心/医院（社区/乡镇等基层医院精神科或精神病专科医院）

　　□二级综合性医院精神科/精神病专科医院（县/区级医院）

　　□三级综合性医院精神科（省/地级市及全国性医院精神科或精神病专科医院）

7. 您选择就诊机构的最重要的原因是（最多选3项）

　　□距离近　□收费合理　□知名度高（技术水平高、设备条件好）

　　□医院环境好　□服务态度好　□医保定点机构　□有熟人

　　　　□他人推荐　□保密性强

　　□排队等候时间（挂号、候诊、检查、取结果、取药等）短

　　□医疗服务流程合理、便捷　□其他_____

C. 社区精神卫生服务满意度

	非常满意	比较满意	一般	不太满意	非常不满意
1. 您对社区为您提供的免费健康检查是否满意？	□	□	□	□	□
2. 您对社区为您建立的居民精神健康档案是否满意？	□	□	□	□	□
3. 您对社区在保护您的隐私、尊严等方面是否满意？	□	□	□	□	□

	非常满意	比较满意	一般	不太满意	非常不满意
4. 您对社区提供的随访形式（门诊就诊、家庭访视、电话追踪）是否满意？	□	□	□	□	□
5. 您对社区提供的随访次数是否满意？	□	□	□	□	□
6. 您对社区提供的随访内容（危险性评估、精神状况检查、询问和评估患者的躯体疾病、社会功能情况等）是否满意？	□	□	□	□	□
7. 您对社区提供的用药建议是否满意？	□	□	□	□	□
8. 您对社区为您提供的康复指导（社会功能康复训练、职业训练）是否满意？	□	□	□	□	□
9. 您对社区为您家属提供的心理支持及帮助是否满意？	□	□	□	□	□
10. 您对社区的精神卫生专业人才的服务态度、沟通等方面是否满意？	□	□	□	□	□
11. 您对您所接受的社区精神卫生服务的质量总体上是否满意？	□	□	□	□	□
12. 您对国家及政府所提供的精神卫生服务及重视情况是否满意？	□	□	□	□	□

	90%以上	70%~90%	30%~69%	30%以下	0
13. 您在就诊期间，医疗保险的报销比例是多少？	□	□	□	□	□

	非常满意	比较满意	一般	不太满意	非常不满意
14. 您对医疗保险的报销比例及其他政策是否满意？	□	□	□	□	□

D. 开放性问题

1. 您认为社会各界对您具有歧视吗？具体体现在哪些方面？

2. 您对于社区所提供的精神卫生服务中的政策法规等有何体会？有何期望？

3. 您对当地的社区精神卫生服务有何体会？有何期望？

4. 您对当地政府有何期望？

"本次调查到此结束，感谢您的支持与关心，祝您早日康复！"

访问员签名：

访问时间　　年　　月　　日

参考文献

[1]〔美〕奥尔森.四国精神卫生服务体系比较——英国、挪威、加拿大和美国[M].石光,栗克清,译.北京:人民卫生出版社,2008.

[2](唐)韩愈.昌黎先生集[M].北京:国家图书馆出版社,2019.

[3]《供给侧结构性改革研究的基本理论与政策框架》课题组,马晓河,郭丽岩,付保宗,等.推进供给侧结构性改革的基本理论与政策框架[J].宏观经济研究,2017(3):3-15+157.

[4]1990年—1995年第八个总体工作规划 全球中期规划10 保护和促进精神卫生[J].中国心理卫生杂志,1989(4):168-175.

[5]常海月,湛欢,周良荣.基于TOPSIS法的湖南省基层医疗机构医疗服务能力评价研究[J].中国初级卫生保健,2021,35(9):10-12.

[6]陈彬,张仁川,陈纯.心理社会干预对慢性精神分裂症社会功能康复的效果[J].福建医药杂志,2004,26(2):63-65.

[7]陈春梅,马宁,朱益.上海市社区精神卫生人力资源调查[J].预防医学,2019,31(5):534-536.

[8]陈春梅,王彦凤,蔡军,等.上海市社区精神康复机构资源及其服务现状调查[J].医学与社会,2021,34(2):42-45+67.

[9]陈刚伟.放松治疗技术对康复期精神分裂症的康复影响[J].医学信息,2011,24(6):3382-3383.

[10]陈贺龙,胡斌,陈宪生,等.2002年江西省精神疾病患病率调查[J].中华精神科杂志,2004,(3):52-55.

[11]陈鹏.社会转型与城市社区的重建[J].重庆社会科学,2011(7):

36-42.

[12] 陈卫.国际视野下的中国人口老龄化［J］.北京大学学报（哲学社会科学版），2016，53（6）：82-92.

[13] 陈曦.北京市常见精神障碍流行病学调查［D］.北京：北京大学，2011.

[14] 陈艳，邬力祥，刘飞跃.公共卫生服务均等化理念下精神卫生资源空间配置的公平性［J］.求索，2015，278（10）：24-28.

[15] 陈洋，詹国芳，张云婷，等.上海市19个区县精神卫生服务筹资状况调查［J］.上海交通大学学报（医学版），2010，30（8）：932-936.

[16] 陈洋，詹国芳，赵明，等.上海市政府精神卫生投入影响因素的计量分析［J］.上海交通大学学报（医学版），2010，30（8）：925-928.

[17] 陈玉，胡宇.公众精神疾病病耻感相关研究进展［J］.中国健康心理学杂志，2020，28（2）：308-312.

[18] 陈云，李振波，梁月竹，等.严重精神障碍患者免费服药参与情况及财政投入分析［J］.中国全科医学，2016，19（16）：1879-1881.

[19] 陈智慧，熊端华.2020年福建省普通人群精神卫生知识知晓现状调查［J］.预防医学论坛，2022，28（2）：100-103.

[20] 陈梓朗，肖箜南，蔡守彬，冯锦红.社区综合康复模式对慢性精神分裂症患者的疗效评估［J］.临床医学工程，2016，23（7）：899-900.

[21] 崔凤琢.社区精神病患者家庭护理干预的效果评价［J］.临床护理杂志，2005，4（6）：9-10.

[22] 单丽艳，张丽华，康贝贝.认知行为疗法的研究进展［J］.黑龙江医药科学，2011，34（5）：41-42.

[23] 狄晓康，肖水源.我国大陆地区六部地方性精神卫生条例内容的评估［J］.中国心理卫生杂志，2012，26（1）：1-5.

[24] 狄晓康.我国专门性精神卫生立法内容的综合评价［D］.长沙：中南大学，2013.

[25] 丁巍.加快精神卫生立法的步伐［J］.中国人大，2006（20）：23-24.

[26] 丁玥，张红，白月玲，等.现代医院健康照顾的科学模式——个案

管理模式［J］.当代医学，2009（3）：91-92+149.

［27］丁姿.我国医疗服务供给方式的变迁与改革路径［J］.宏观经济管理，2016（3）：36-40.

［28］董芬，王勍，张维波.宁波市某区严重精神障碍患者社区健康管理人力资源现况调查［J］.中国农村卫生事业管理，2018，38（1）：12-14.

［29］董兰，张功法.电子健康档案对社区严重精神障碍患者管理效果探讨［J］.精神医学杂志，2016，29（1）：39-42.

［30］方仪静.个人医疗信息的隐私权保护路径探究［D］.南京：南京师范大学，2021.

［31］方圆.上海市精神卫生专科类医院医疗服务规范性研究［D］.上海：华东师范大学，2018.

［32］高慧，闫妍，张樑.改良主动性社区治疗模式［J］.中国健康心理学杂志，2015，23（9）：1300-1303.

［33］高士元，费立鹏，王向群，等.精神分裂症病人及家属受歧视状况［J］.中国心理卫生杂志，2005（2）：82-85.

［34］郭田荣，赵金英.重症精神病患者男女同病区的护理管理及效果分析［J］.护理进修杂志，2010，25（12）：1075-1076.

［35］国家统计局.2020中国统计年鉴［M］.北京：中国统计出版社，2020.

［36］国家卫生健康委员会.2020年中国卫生健康统计年鉴［M］.北京：人民卫生出版社，2020.

［37］国家卫生健康委员会.中国卫生健康统计年鉴（2020）［M］.北京：中国协和医科大学出版社，2020.

［38］国家卫生健康委员会.中国卫生健康统计年鉴（2021）［M］.北京：中国协和医科大学出版社，2021.

［39］韩慧琴，曾勇，刘彩萍，等.昆明市社区居民精神卫生服务需求调查与分析［J］.中国健康心理学杂志，2008（11）：1258-1260.

［40］韩经纶，董军.顾客感知服务质量评价与管理［M］.天津：南开大

学出版社，2006.

[41] 郝伟，陈晓岗.精神卫生：新理解，新希望——世界卫生组织2001年报告简介［J］.国外医学（精神病学分册），2002（1）：1-5.

[42] 何建军.社区医疗服务质量管理评价研究［D］.长沙：中南大学，2009.

[43] 何丽婵，苏珊娜，谢灵玉，等.工作式管理对恢复期流浪精神病病人康复效果的影响［J］.护理研究，2016，30（17）：2146-2148.

[44] 何梅，杨冰香，陈晓莉.依从性治疗对精神疾病患者服药依从性及临床效果的系统评价［J］.中国循证医学杂志，2016，16（2）183-190.

[45] 何文姬.公共卫生政策视角下上海市精神卫生问题研究［D］.上海：上海交通大学，2008.

[46] 何香娟.开放式管理对慢性精神分裂症患者康复疗效的影响［J］.护理与康复，2010，1（5）：437-438.

[47] 洪旭，杨莉.厦门市基层重性精神病健康管理人员现况调查［J］.中国心理卫生杂志，2016，30（10）：761-765.

[48] 侯凤莲，梁翠娥.森田疗法对社交恐怖症的康复效果评价［J］.齐鲁护理杂志.2006，12（5）：799-780.

[49] 侯立文.上海市残疾人失业状况调查分析及对策研究［J］.社会福利（理论版），2017（10）：56-60+55.

[50] 黄腾腾.基于模糊理论的隐框玻璃幕墙安全性综合评估［D］.杭州：浙江大学，2019.

[51] 黄宣银，王荣科，向虎，等.四川省精神卫生服务机构现况调查［J］.四川精神卫生，2009，22（2）：81-84.

[52] 黄焱.浅谈加强社区卫生文化建设的重要性［J］.学理论，2010（33）：97-98.

[53] 黄奕祥.社区卫生服务可持续发展面临的信任困境及其对策［J］.中国卫生事业管理，2009，26（1）：14-15+25.

[54] 黄永梅，梁润娣，柯咏坚，等.社会工作介入重性精神病个案管理

的效果研究［J］.中国全科医学，2016，19（16）：1876-1878.

［55］黄悦勤教授团队发布"中国精神障碍患病率：流行病学现况研究"成果［J］.北京大学学报（医学版），2019，51（2）：368.

［56］纪淑娇.厦门市社区精神卫生工作人力资源调查分析［J］.中国民康医学，2015，27（7）：101-102.

［57］贾洁，王司阳，张静萍.湟水流域西宁段主要水质参数的时空分布特征及污染评价［J］.中国农村水利水电，2022（8）：6-13.

［58］江长旺，朱春燕，陶云海，等.社区精神分裂症患者暴力行为家庭干预效果评价［J］.中国公共卫生，2014，309（5）544-547.

［59］姜红燕.具有中国特色的精神卫生服务工作和精神卫生法［J］.云南大学学报（社会科学版），2013，12（3）：88-91.

［60］姜中石，尤莉莉，杨思琪，等.我国居民健康档案的建立及利用情况：基于东中西三省份的需方调查［J］.中国全科医学，2022，25（13）：1539-1544.

［61］蒋锋.省级精神专科医院医疗质量综合评价指标体系研究［D］.北京：北京协和医学院，2019.

［62］金晶，王培涓，陈湘林，等.健全完善地市级精神卫生专科联盟运行的思考［J］.江苏卫生事业管理，2022，33（7）：850-853.

［63］匡莉，甘远洪，吴颖芳."纵向整合"的医疗服务提供体系及其整合机制研究［J］.中国卫生事业管理，2012，29（8）：564-566+602.

［64］李铁男.ISO8402-1994质量管理和质量保证——词汇［J］.工程质量管理与监测，1995（2）：38-41.

［65］李莹，贾金鼎，张明松.家庭心理干预对首发精神分裂症患者社会功能、家庭环境及复发率的影响［J］.中国临床康复，2004，8（2）：4184-4185.

［66］李莹.我国精神残疾人群的需求与社会政策分析［J］.社会保障研究，2012，15（1）：155-165.

［67］李玥.区县政府债务风险与评估研究［D］.成都：西南财经大学，2011.

[68] 梁珊珊，刘艳.发达国家社区精神卫生服务有效模式的特征及其启示［J］.中国初级卫生保健，2014，28（5）：6-8.

[69] 刘虹群.发挥医院文化功能 促进社区卫生服务［J］.现代医院，2006（10）：114-116.

[70] 刘晶.模糊综合评价法在信息安全风险评估领域的研究及应用［D］.北京：中国地质大学，2010.

[71] 刘视湘.社区心理学［M］.北京：开明出版社，2013.

[72] 刘笑，闵锐.基层医疗卫生机构医疗服务能力态势分析及提升对策研究［J］.中国医院，2020，24（7）：25-28.

[73] 卢艳，唐锦津，熊伊然，赵姣文.上海市嘉定区政府购买社会组织精神卫生服务的实践探索［J］.中国医疗管理科学，2022，12（2）：53-57.

[74] 陆紫欣.社会支持、心理韧性对中职生安全感的影响及干预研究［D］.淮北：淮北师范大学，2022.

[75] 罗浩.城市社区公共文化服务需求表达机制现状与创新研究［D］.武汉：武汉大学，2017.

[76] 罗永仕，付敏红.个案管理在养老机构痴呆老人社会工作中的应用——以广西社会福利院为例［J］.广西师范学院学报（哲学社会科学版），2015，36（4）：83-67.

[77] 马广奇.制度变迁理论：评述与启示［J］.生产力研究，2005（7）：225-227+230-243.

[78] 马弘，刘津，何燕玲，等.中国精神卫生服务模式改革的重要方向：686模式［J］.中国心理卫生杂志，2011，25（10）：725-728.

[79] 马宁，严俊，马弘，于欣，郭岩.中国精神科床位资源的理论配置［J］.中国心理卫生杂志，2014，28（1）：8-14.

[80] 马唯裕.齐齐哈尔市精神卫生服务利用现状及发展对策的研究［D］.长春：长春中医药大学，2019.

[81] 马颖莉，庾幸.慈善捐赠与技术创新关系研究——基于A股上市公司实证数据［J］.科技和产业，2022，22（8）：12-16.

[82] 毛富强, 曾艳. 1988—2012 年中国森田疗法应用研究综述 [A]. 见：中国森田疗法学术大会暨天津市心理卫生协会学术年会：中国第九届森田疗法学术大会论文集 [C]. 2012.

[83] 孟艳君. 住院患者心理体验量表的研制与初步应用 [D]. 太原：山西医科大学, 2020.

[84] 闵海瑛, 王玲, 施美丽, 沈燕敏, 张少君. 认知治疗技术在精神科临床心理护理中的运用及效果评价 [J]. 临床医学研究与实践, 2016, 1 (10): 116-117.

[85] 莫纪宏. 从制度、制度化到制度体系构建——制度发展的内在逻辑 [J]. 西北大学学报（哲学社会科学版）, 2020, 50 (3): 96-105.

[86] 倪丽丽, 郄茗, 周志宇. 基于老年可达性的社区卫生服务设施适老化布局研究——以天津市中心城区为例 [J]. 城市问题, 2022 (8): 42-51.

[87] 牛宏俐. 基于 SERVQUAL 的医疗服务质量评价模型研究 [D]. 武汉：华中科技大学, 2006.

[88] 牛亚冬, 张研, 叶婷, 张亮. 我国基层医疗卫生机构医疗服务能力发展与现状 [J]. 中国医院管理, 2018, 38 (6): 35-37+41.

[89] 潘锋. "中国脑计划"帮助更多人跨越心"坎"——访中国科学院院士、北京大学第六医院院长陆林教授 [J]. 中国医药导报, 2022, 19 (11): 1-3.

[90] 裴娜. 呼和浩特市精神卫生服务管理研究 [D]. 呼和浩特：内蒙古大学, 2012.

[91] 朴银实. JD 医院床位资源配置与使用效率提升策略研究 [D]. 长春：吉林大学, 2018.

[92] 齐雪君, 曾庆枝, 缪菊明, 王静夷, 李晓萍, 蒋清, 蔡军, 何燕玲. 上海市居民精神卫生知识知晓度调查：2011—2013 年变化 [J]. 中国神经精神疾病杂志, 2018, 44 (10): 594-599.

[93] 乔若杨, 李响. 精神卫生领域"去机构化"运动的实践路径与反思 [J]. 残疾人发展理论研究, 2018, 2 (1): 29-34.

[94] 邱传谦, 曾昭祥, 李志成.医生实施家庭干预对社区精神分裂症患者社会功能及生活质量的影响: 半年随访评估 [J].中国临床康复, 2005 (12): 75-77.

[95] 申艳霞.钢架拱桥加固模糊综合评价分析 [J].工程技术研究, 2021, 6 (2): 17-18.

[96] 沈伟珍, 龚幼龙, 王光荣, 等.居民电子健康档案的建立与作用 [J].中华医院管理杂志, 2006 (8): 519-521.

[97] 沈涌涛, 谭良锋, 曾子轩, 周孝华.企业慈善捐赠中同群效应及其对融资约束的影响——基于A股上市公司的实证研究 [J].海南大学学报 (人文社会科学版), 2022, 40 (6): 148-158.

[98] 盛佃清.质量进步评价与政策研究 [D].太原: 山西大学, 2007.

[99] 石丹淅, 王琦.残疾人就业状况变动趋势分析 [J].残疾人研究, 2013 (4): 76-79.

[100] 石锦娟.陕西、河南、甘肃三省精神障碍流行病学调查及对比分析 [D].西安: 第四军医大学, 2015.

[101] 石其昌, 章健民, 徐方忠, 等.浙江省15岁及以上人群精神疾病流行病学调查 [J].中华预防医学杂志, 2005 (4): 229-236.

[102] 孙思伟, 朱大伟, 常春.2006年和2015年我国精神卫生人力资源配置的公平性比较 [J].中国卫生统计, 2021, 38 (6): 909-911+915.

[103] 孙亚梅, 杨小丽, 魏晶, 等.论精神障碍患者的社会保障及发展思路 [J].医学与哲学 (A), 2014, 35 (2): 18-20.

[104] 唐宏宇.《精神卫生法》实施3周年 [J].心理与健康, 2016 (4): 2.

[105] 习近平.决胜全面建成小康社会夺取新时代中国特色社会主义伟大胜利——在中国共产党第十九次代表大会上的报告 [N].人民日报, 2017-10-28 (1).

后 记

随着本书的最后一笔缓缓落下，我的心中充满了复杂的情感——既有完成这一专著的释然，也有对书中内容能否经得起时间检验的忐忑。回望这段写作历程，所有的付出都化作此刻手中的这份沉甸甸的果实。

本书的诞生，源于一个简单而又强烈的念头——突破精神卫生服务质量传统评价模式的束缚，并使评价科学化、合理化和效用化。这个念头如同种子，在时间的滋养下逐渐生根发芽，最终汇聚成眼前这本凝聚了无数心血的著作。当然，写作之路从不是一帆风顺的。从选题的确定、资料收集、文献阅读，到框架的搭建、研究数据的收集和分析、初稿内容的反复推敲，再到多次的修改与完善，每一个环节都充满了挑战。书中的每一个字都体现了对真理的不懈追求和对知识的无限敬畏。在这个过程中，我也深刻体会到了"书山有路勤为径，学海无涯苦作舟"的真谛。

虽然本书的完成过程有点曲折（受疫情影响，延后了完成时间），但书稿获国家社科基金结题鉴定良好等次。故在此对本书完成提供资助的国家哲学社会科学规划办、湖南省哲学社会科学规划办、长沙学院、湖南省卫生经济与信息学会等单位表示感谢！对项目调查提供帮助的长沙县疾控中心以及长沙市、上海市和柳州市等地区的社区卫生服务中心等单位表示感谢！对项目研究依托单位——长沙学院的团队成员陈艳、陈赛君、郭生豫、刘娟、全春光、李海波、汤进华、何安康等老师和纪娜娜、徐祥飞等同学表示感谢，他们孜孜不倦的努力才使此著作得以顺利编纂完成！除此之外，还要特别感谢我的妻子和儿子，他们的理解与支持是我最坚实的后盾！感谢我的同事与朋友，他们的鼓励与建议让我不断前行！更要感谢那些在相关领域默默奉献的研究者与前辈，是他们的智慧与成果为我提供了宝贵的参考与借鉴。

  知识的探索永无止境，而每一次的尝试与突破都是对自我的一次超越。展望未来，我将继续在学术道路上砥砺前行，用更加严谨的态度和更加深邃的视角去洞察世界、传递智慧。我也热切期待与业界同仁进行交流与合作，共同为精神卫生事业的发展出力！

图书在版编目(CIP)数据

中国城市社区精神卫生服务质量评价 / 刘飞跃著.
北京：社会科学文献出版社，2025.2. -- ISBN 978-7-5228-4475-6

Ⅰ. R749；R197.1
中国国家版本馆 CIP 数据核字第 202448097X 号

中国城市社区精神卫生服务质量评价

| 著　　者 / 刘飞跃 |

| 出 版 人 / 冀祥德 |
| 组稿编辑 / 陈凤玲 |
| 责任编辑 / 李真巧 |
| 责任印制 / 岳　阳 |

| 出　　版 / 社会科学文献出版社·经济与管理分社（010）59367226 |
| 地址：北京市北三环中路甲29号院华龙大厦　邮编：100029 |
| 网址：www.ssap.com.cn |
| 发　　行 / 社会科学文献出版社（010）59367028 |
| 印　　装 / 三河市尚艺印装有限公司 |

| 规　　格 / 开本：787mm×1092mm　1/16 |
| 　　　　　　印张：17.25　字数：257千字 |
| 版　　次 / 2025年2月第1版　2025年2月第1次印刷 |
| 书　　号 / ISBN 978-7-5228-4475-6 |
| 定　　价 / 108.00元 |

读者服务电话：4008918866

▲ 版权所有 翻印必究